Earlon »Bucky« Bronco zählt die Stunden bis zum Ende. Seit dem Tod seiner Frau Maybell fristet er ein Leben zwischen Bett und Walmart-Apotheke. Als er die Einladung erhält, an der englischen Küste ein Konzert zu geben, hält er das zunächst für einen Scherz. Schließlich hat er vor einem halben Jahrhundert das letzte Mal gesungen. Mit gemischten Gefühlen besteigt er zum ersten Mal in seinem Leben ein Flugzeug. Dass er in Scarborough empfangen wird wie der Auferstandene persönlich, ist das eine. Möwen, die es auf ihn abgesehen haben, das andere. Vor allem aber ist da Dinah, die von sich selbst behauptet, sein größter Fan zu sein. Dinah, die den Widrigkeiten des Lebens trotzt wie das alte Seebad den Gezeiten. Und die Bucky daran erinnert, dass ein Konzert nicht zu Ende ist, bevor die Zugabe gespielt wurde.
Benjamin Myers erzählt von zwei Gestrandeten, von einer schicksalhaften Begegnung vor tosender See. Vor allem aber zeigt er, dass es nie zu spät ist, eine helfende Hand zu ergreifen.

»Ein Buch voller Zuneigung, das Freude an seinen Hauptfiguren hat« THE GUARDIAN

Benjamin Myers

Strandgut

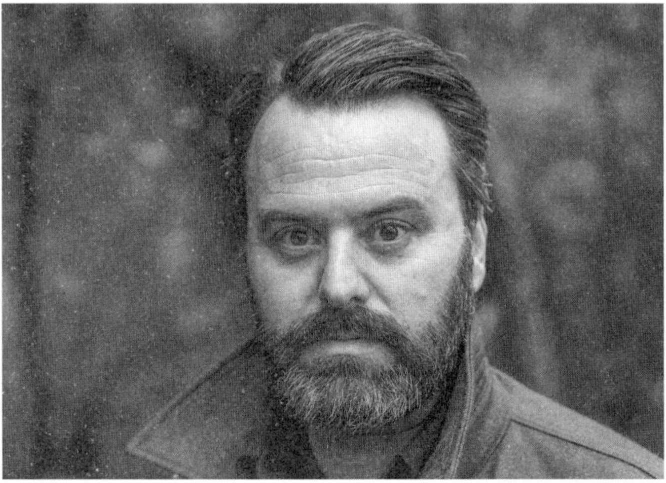

Benjamin Myers, geboren 1976, hat für seine literarischen Arbeiten mehrere Preise erhalten. Sein Roman ›Offene See‹ (DuMont 2020) stand wochenlang auf der SPIEGEL-Bestsellerliste und wurde mit dem Preis des unabhängigen Buchhandels als Lieblingsbuch des Jahres ausgezeichnet. 2021 erschien ›Der perfekte Kreis‹, 2022 ›Der längste, strahlendste Tag‹ und 2024 ›Cuddy – Echo der Zeit‹ (alle DuMont). Er lebt mit seiner Frau in Nordengland.

Werner Löcher-Lawrence, geboren 1956, ist als literarischer Agent und Übersetzer tätig. Zu den von ihm übersetzten Autor*innen zählen u. a. John Boyne, Meg Wolitzer, Patricia Duncker, Hisham Matar, Nathan Englander, Nathan Hill und Hilary Mantel.

Benjamin Myers

Strandgut

Roman

Aus dem Englischen
von Werner Löcher-Lawrence

DUMONT

Von Benjamin Myers sind bei DuMont außerdem erschienen:
Offene See
Der perfekte Kreis
Der längste, strahlendste Tag
Cuddy

MIX
Papier | Fördert gute Waldnutzung
FSC® C083411

Das bei der Produktion dieses Buches entstandene CO_2 wurde durch die Finanzierung von Klimaschutzprojekten kompensiert:
climate-id.com/17531-2110-1001/de

Die englische Originalausgabe erschien 2024 unter dem Titel ›Rare Singles‹ bei Bloomsbury, London.

3. Auflage 2025

Übersetzung: Werner Löcher-Lawrence
Umschlaggestaltung: Lübbeke Naumann Thoben, Köln
Umschlagabbildung: © Nicola Mosley
Satz: Angelika Kudella, Köln
Gesetzt aus der Crimson Pro
Druck und Verarbeitung: CPI books GmbH, Leck
Gedruckt auf säurefreiem und chlorfrei gebleichtem Papier
Printed in Germany
ISBN 978-3-7558-0037-8

www.dumont-buchverlag.de

Dieses
ist für
Jessica Woollard.

Der Rhythmus der Erinnerung
stellt die Zeit sich selbst voran und lässt uns eine
Küste vermissen, die noch kein Zuhause ist. Die Flut. Sie
ist ein
Sauerstoffgerät, das immer noch läuft. Sein ständiges
Summen.

Zaffar Kunial, Scarborough

Wellen von Energie gehen nach allen Richtungen durch die Menge, als hätte jemand einen Stein ins seichte Meerwasser geworfen.

Ihm ist heiß. Hautprickeln und Adrenalin. Leere Beine.

Überall um ihn herum, und in ihm, ist Elektrizität. Der Raum fühlt sich luftlos an, ein Vakuum. Alle Uhren schmelzen. Er hat das Gefühl, in sich selbst zu ertrinken.

Das Gleißen der auf die Bühne gerichteten Lichter vernebelt seinen Blick, aber wenn er von der Seitenbühne aus die Augen zusammenkneift, glaubt er, vertraute Gesichter in der ersten Reihe zu erkennen. Gesichter aus der Vergangenheit, Gesichter derer, die er geliebt und verloren hat. Alle Geister haben sich versammelt.

Bin ich schon tot?, fragte er sich. Oder träume ich nur?

TEIL EINS

Die goldene Stunde

Die frühe weiße Sonne schien durch die schiefen Fensterläden und ließ ihr kaltes Morgenlicht über den abgewetzten Teppich kriechen, um ihn zu wecken.

Bucky lag auf dem Rücken, und seine Hüften schmerzten. Schmerzten wie die Hölle. Mittlerweile brannten seine Gelenkpfannen eigentlich ständig, wild lodernd, besonders die rechte. Es war schrecklich, qualvoll, schlimm in der Nacht und noch schlimmer am Morgen.

Der Schmerz wurde nur größer, wenn er sich auf seine bessere Seite rollte, also blieb er regungslos liegen. Das Brüllen in seinen Gelenken war barbarisch, und er nahm es persönlich. Wenn allein der Gedanke, aus dem Bett zu kommen, schon monumental schien, war die Vorstellung, um die halbe Welt zu reisen, eine Abstraktion, mit der er sich nicht befassen konnte, bevor er nicht wenigstens gefrühstückt, seinen ersten Kaffee getrunken, lange und ausgiebig geduscht, seine Tabletten genommen und einen zweiten Kaffee in sich hineingeschüttet hatte. Dann, erst dann, mochte er in Betracht ziehen, seinen Korpus aus den vier Wänden des kleinen, müden Hauses hinauszubewegen, das er seit vierzig Jahren sein Zuhause nannte.

Er stand auf der Warteliste. Sie nannten es das Prozedere, und offenbar war es Teil dieses *Prozedere,* dir dein Bein abzusägen und es dann wieder anzubringen. Manchmal auch beide.

Verflucht.

Allein beim Gedanken daran wurde einem schwindelig.

Wenigstens lenkten ihn die Hüftschmerzen von der Pein und Plage mit dem rechten Knie, dem Pochen seiner deformierten Knöchel und den Problemen mit seinem unteren Rücken ab, der sich mit frustrierender Regelmäßigkeit verklemmte. War das Feuer in seinen Hüftgelenken besonders übel, degradierte es all die anderen langjährigen Gebrechen zu elenden, aber unbedeutenden, aushaltbaren Beschwerden, die ihn jede für sich an eine harte Zeit in seinem Leben erinnerten. Was immer er tat, irgendein Schmerz füllte jede wache Minute.

Großbritannien war weit weg, lag in fast unbegreiflicher Ferne. Ein uraltes, von Nebelschwaden durchzogenes Königreich. So kam es ihm vor. Er dachte an holde Maiden und Ritter auf Pferden. Ein tiefer, uralter Ozean trennte ihn davon.

Und dann war da noch die Geschichte mit der Krankenversicherung. Wobei die Geschichte war, dass er keine hatte. Konnte er sich nicht leisten. Er konnte sich auch keine Reiseversicherung leisten, und es hieß, die wären da drüben medizinisch ganz anders aufgestellt. In England, so hatte er gelesen, durften alle, ob reich oder arm, in die gleichen Krankenhäuser. Umsonst. *Umsonst*. Sozialismus sagten sie hier dazu, eine derartige Menschlichkeit und Fairness wurde hier als das Böse gebrandmarkt, ihre Vertreter zu Vaterlandsverrätern und unpatriotischen Staatsfeinden erklärt. Wer hier nicht für sich selbst sorgen konnte, galt als mehr oder weniger wertlos, aber das Gute war, dass es jeder nach oben schaffen konnte, wenn er sich nur richtig reinkniete und einen Haufen Kohle machte. Das war der hausgemachte Mythos, den sie den amerikanischen Traum nannten. Bucky nannte das Bullshit.

Er für seinen Teil musste ein Rezept einlösen.

Süße Erleichterung von seinem Schmerz war ihm immer nur in dem kurzen Zeitfenster vergönnt, wenn die letzte Tablette an Wirkung verlor und die nächste ihre Kraft entfaltete, doch dieser Zustand währte nicht lange, es war nur ein kurzes Aussetzen des fortdauernden Loderns tief in seinen Knochen. Er nannte dieses Zeitfenster die goldene Stunde.

In dieser goldenen Stunde war alles so, wie es einmal zu sein pflegte, als er jung und stark gewesen war, als die Hoffnung noch nicht komplett erodiert war und er nichts weiter brauchte als die Liebe einer anständigen Frau, um auch schwere Zeiten zu überstehen. Lange schon hatte er begriffen, dass das mehr bedeutete als Essen, Geld, Ansehen, Musik und Besitz, und mit Maybellene hatte er die Richtige gefunden. Es war eine Auszeichnung, sie zu kennen und mit ihr zusammen zu sein, bis zum Ende, bis die Räder nicht mehr weiterwollten, genau wie in dem Song. Seine Hüftschmerzen waren nichts verglichen mit dem Verlust seiner Frau und dem völligen Fehlen von Liebe in seinem Leben, das ihn in den Monaten nach ihrem Tod in einen schwarzen Strudel gerissen hatte. Dass Maybellene, die ihn verstanden und akzeptiert hatte, nicht mehr war, hatte auch Bucky weniger werden lassen, als wäre er ohne ihre Augen, die ihn betrachteten, ohne ihr tadelndes Lachen irgendwie weniger sichtbar. Geschrumpft war er und gealtert. An manchen Tagen fühlte es sich an, als verbliche er.

Auch fast ein Jahr nach ihrem Tod wurde es nicht leichter. Wenn überhaupt, schien die Last noch schwerer zu werden, jetzt, wo es wieder Herbst wurde, was ihn an jene finsteren letzten Tage erinnerte. Der Kalender war eine einzige verfluchte Erinnerung an Maybellenes rapiden Verfall.

»Verflucht«, sagte er zur Decke.

*

In der Apotheke hatte sich eine Schlange gebildet, und er fühlte das schmerzhafte Ziehen der Schwerkraft an seinem Körper. Manchmal kriegt es dich einfach, dachte er, ganz gleich, wie hart du dagegen ankämpfst. Manchmal zieht es dich einfach runter. Alt zu werden war eindeutig eine einzige große Scheiße. Ein Trauerspiel, und an manchen Tagen konnte ein Mann schon ins Grübeln kommen, was denn überhaupt noch der Sinn des Ganzen war. Es war so schwer, positiv zu denken, wenn es sich anfühlte, als wäre die Sonne ein für alle Mal verloschen.

Auf der Ladentheke stand ein altmodisches Glas mit Lakritzstangen. Raymond hatte heute Dienst, und Bucky nahm sich eine. Raymond war der Sohn einer Frau, mit der er in die Schule gegangen war. In jüngeren Jahren war Ray ein guter Footballspieler gewesen, mit fünfzehn schon gebaut wie ein Kleiderschrank, aber dann doch nicht so gut, dass es gereicht hätte. In jeder Stadt gab es ein paar gescheiterte Quarterbacks auf College-Niveau. Raymond hatte jedoch die richtigen Eltern und genug Grips, um sich von seinem Misserfolg nicht aufs falsche Gleis Richtung Verbitterung und Bedauern führen zu lassen – sich der *Hätte-wäre-sollte*-Fraktion anzuschließen, die er, Earlon »Bucky« Bronco, nur allzu gut kannte. Bucky steckte sich eine Lakritzstange in den Mund und lutschte daran. Nein, Ray hatte studiert und sich den Pillen verschrieben. Er hatte es richtiggemacht. Kluger Junge, Ray. Hatte einen klaren Kopf. Einen Plan. Und einen Abschluss.

Raymond war Apotheker bei Walgreens, seit Bucky hierhergehumpelt kam, weil seine Knochen ihn im Stich ließen. Das mussten jetzt etwa sieben Jahre sein. Höflich war er auch. Hatte sich immer nach Maybell erkundigt, wenn Bucky ihre Medikamente abholte. »Miss« hatte er sie immer genannt. Respektvoll.

»Und wie geht's Miss Maybell?«

»Gut, mein Junge. Es geht ihr gut.«

»Sagen Sie ihr, dass ich nach ihr gefragt habe.«

Bucky arbeitete etwas Speichel in seine Lakritzstange. In letzter Zeit hatte sich der Ton bei Walgreens verändert. Die Schlangen waren länger, die Leute verstohlener. Auch jünger. Meist herrschte jetzt eine andere Energie vor. Einige von den Kids, die er sah, klapperten förmlich beim Gehen.

Verflucht.

Er sah sie da draußen, wie sie nervös hin und her hasteten und wuselten, immer auf was aus, auf der Suche nach neuen Tabletten mit neuen Namen. Ein paar von ihnen schienen ständig Flachbildschirmfernseher oder Koffer voller alter CDs mit sich herumzuschleppen oder ein winziges rosa Kinderfahrrad vor sich her zu schieben. Das, was die meisten Leute nicht kapierten, war, dass high zu werden und zu bleiben ein Fulltime-Job war. Die Arbeit eines Junkies.

Bucky rollte die Lakritzstange von einer Seite des Mundes in die andere. Er konnte diese Kids nicht verurteilen, ein, zwei von ihnen waren schon mal seine Rettung gewesen, als er ein paar Schlaglöcher mitgenommen hatte und selbst knapp dran gewesen war. Alle hier trugen ihre unausgesprochenen Traumata wie kleine Rucksäcke voller Steine auf dem Rücken. So war es nun mal. Es war Teil des Überlebens auf diesem endlosen Trip, den sie Amerika nannten, und es schien, als wären alle von irgendwas abhängig. Dass einiges davon legal und anderes nicht legal war, tat kaum was zur Sache.

In mancher Hinsicht war es heute wahrscheinlich härter als zu der Zeit, da er selbst so ein junges Greenhorn gewesen war. Das Leben war heute schneller, der Einsatz höher. Die Gefängnisse standen kurz vor dem Platzen. Vor ein paar Tagen hatte er in den Nachrichten gehört, ein großer Prozentsatz seiner Landsleute glaube, dass es in den nächsten ein, zwei Jahrzehnten wieder zu einem Bürgerkrieg kommen könnte. Bucky wusste nichts dagegen zu sagen.

Früher war das Straßenleben unauffälliger, man flog tiefer unterm Radar. Ein paar Drinks hier, was Nettes zu rauchen da und *tanzen*. Tanzen war alles gewesen. Hartes Zeug gab es kaum. Wer da drauf war, tanzte nicht. Ein paar Pillen, okay, die passten in die Soul-Szene, die brachten dich dahin, wo du sein musstest. Und Koks, damals, als er jung war? Vergiss es. Koks war was für die da oben, für die Stars. Außer Reichweite. Da hätte man gleich Kaviar schnupfen können. Später in den Siebzigern, klar. Aber nicht davor, nicht in den Sechzigern. Keine Pülverchen. Die Sache war, dass diese Dinge damals in seinen unschuldigen Jugendjahren selten ein Leben derart bestimmt hatten. So was machte man mal am Wochenende. Kein Grund, deswegen der Mutter die Perlenkette zu klauen.

Wenigstens dienten seine Tabletten heute einem Zweck. Sie brachten ihn auf die Beine und hielten ihn in Bewegung. Ja, Sir. Mobil, ja. Es funktionierte. Sie schenkten ihm ein oder zwei goldene Stunden. Eine schimmernde Oase in der endlosen Wüste des Schmerzes. Ein wenig von etwas war nun mal besser als ein wenig von nichts.

*

Als Bucky an der Reihe war, gab er Raymond sein Rezept, der damit nach hinten ging, eine Minute später zurückkam und alles in die Kasse eingab. Er reichte die Papiertüte über die Theke.

»Das wär's, Bucky«, sagte er. »Das bringt Sie, wohin immer Sie gehen.«

»Ich glaube, nach England.«

»Wie war das?«

»Ich sagte, nach England.«

Raymond neigte überrascht den Kopf vor, zog das Kinn an den Hals und machte ein übertrieben ungläubiges Gesicht.

»Eng-land?«

»Ja, du weißt schon. Könige und Königinnen. Landhäuser und Gurkensandwiches auf dem Rasen. Teetassen. Ich bin eingeladen.«

»Sie sind beim König eingeladen?«

Bucky schüttelte den Kopf.

»Ähm. Nein, Junge.«

Raymond pfiff durch die Zähne, griff nach dem Rezept und las es noch einmal, jetzt vor dem neuen Hintergrund von Buckys so beiläufiger wie unerwarteter Enthüllung. Er hob den Blick.

»Fühlen Sie sich okay, Bucky?«

»Ich überlebe mehr, als dass ich lebe, aber abgesehen von meinen Hüften und dem Rest geht's mir gut. Gut genug. Und ich gehe wirklich nach England.«

»Warum wollen Sie so was in Ihrem Alter noch machen?«

»In meinem Alter?«

»Ich will Sie nicht beleidigen, Buck.«

»Machen wir nicht alle weiter bis zum Schluss? Wie ich sagte, ich bin eingeladen. Ich soll singen.«

»Singen?«

»Ja.«

»*Singen*, Buck?«

»Wenn du es zweimal sagst, ändert das nichts, Raymond. Ja, ein paar meiner alten Songs von damals. Scheint so, dass die da drüben sie mögen. Die haben mich für dieses Festival oder was auch immer eingeplant. Ein ganzes Wochenende Musik, wie es aussieht.«

Hinter ihm in der Schlange kam unruhiges Gemurmel auf, aber Raymond warf den Leuten einen mahnenden Blick zu und schenkte ihnen weiter keine Beachtung. Er arbeitete nach seiner eigenen Uhr.

»Na dann! Bucky Bronco auf einem Festival in London: *Aufgepasst!*«

»Nicht in London.«

»Nein? Wo denn?«

»Sie sagen, die Stadt heißt Scarborough.«

»Scar-boro? Sind Sie sicher, Buck? Ich habe noch nie von einem *Scarboro* in England gehört. Ich glaube, es gibt eins in Illinois. Richtung Westen raus, auf halbem Weg ins Nichts. Kennen Sie es?«

»Ich glaube nicht, dass ich das tue, Raymond.«

»Farmland, wenn ich mich recht erinnere. Getreide und Schweine. Weit hinter Shabbona. Kennen Sie Shabbona?«

»Ich glaube nicht, dass ich das tue, Raymond«, sagte Bucky wieder.

»Ja«, fuhr der jüngere Mann fort, den die Unzufriedenheit der rastlos von einem Bein aufs andere tretenden Kundschaft ungerührt ließ. Er hatte eine gewisse Macht über sie. »Es liegt drüben im DeKalb County. Aus der Erinnerung würde ich sagen, irgendwo zwischen Sterling und Aurora, direkt am 30er.«

»Scarboro?«

»Im Moment rede ich von Shabbona, Bucky. Shabbona im DeKalb County. Nicht viel los da, außer flachen Feldern und einem hohen Himmel. Ich kenne es nur, weil ein Cousin zwei Sommer draußen in Amboy gearbeitet hat, und am Wochenende sind wir ein bisschen rumgefahren. Ich erinnere mich noch an all die Ortsschilder.«

Bucky hörte das ungeduldige, missbilligende Gemurmel hinter sich. Unter trockenen Gaumen schnalzten Zungen. Ein Husten, ein Fußscharren. Jemand fluchte.

»Klar«, schnaufte Raymond, »Amboy selbst liegt im Lee County, nicht im DeKalb. Wissen Sie, wer in Amboy gewohnt hat? Charles Dickens' Bruder, ob Sie's glauben oder nicht.«

»Ich kenne Shabbona und Amboy nicht«, sagte Bucky. »Und Scarboro in Illinois auch nicht. Über Dickens weiß ich nur wenig. Aber es ist eine absolute Tatsache, dass ich morgen nach Scarborough aufbreche, nach England, und ich denke, es schreibt sich auch anders, als du denkst, Raymond.«

Der Apotheker beugte sich vor und sagte, ein Auge geschlossen, mit verschwörerischer Stimme: »Bezahlen die Ihnen was?«

»Sie bezahlen mich *gut*.«

»Sagen Sie mir, was heutzutage als gut gilt, Bucky.«

Bucky warf einen Blick über seine Schulter und sah wieder nach vorn.

»Mehr als ich seit einer langen gottgefälligen Weile in der Hand gehalten habe. Dazu die Reisekosten. *Und* das Hotel.«

»Oh, ein Hotel, Bucky?«

»Ja, Sir, in der Tat.«

»So was wie ein Four Seasons oder Hilton Business?«

»Ich nehme an, dass es etwas in der Art ist, ja.«

Selbst Bucky wurde langsam ungeduldig, aber Raymond neigte dazu, sich in Gesprächen zu verlieren, wenn ihm danach war. Fasziniert von der plötzlichen Möglichkeit, an einem Kontakt mit der weiten Welt teilzuhaben, beugte er sich noch etwas weiter vor. Seit sein Footballerleben in ein geruhsameres Dasein übergegangen war, hatte er ein paar Pfund zugelegt, bot jedoch immer noch einen imposanten Anblick. Das war es vielleicht, was ihm neben seiner Ausbildung den Job in diesem Viertel verschafft hatte. So nett er war, sah Raymond nicht wie einer aus, mit dem sich ein dahergelaufener Möchtegern-Gangster, Hobby-Trickser oder selbst ernannter Drugstore-Cowboy gerne anlegen würde. Angesichts der Lage in einer der unruhigeren Gegenden der Stadt hatte seine Einstellung durch Walgreens sicher strategischen Charakter.

»Sind Sie sicher, dass es Ihnen gut geht, Buck?«

»So sicher, wie du Raymond Burke heißt.«

Raymond verengte die Augen ein wenig. Bucky machte es ihm aus Spaß nach.

»Gibt es da was Vernünftiges zu essen?«

»Also das weiß ich nicht«, gab Bucky zu. »Aber sie haben das Sandwich erfunden, und ich denke, ich werde nicht verhungern. Ein paar Pfund weniger wären sowieso nicht schlecht.«

Raymond senkte die Stimme.

»Dürfen Sie auch den Zimmerservice nutzen?«

Bucky hob flehend die Hände und zuckte mit den Schultern.

Hinter ihm sagte jemand: »Entschuldigen Sie, entschuldigen Sie«, aber Ray überhörte es. Die Ungeduld seiner Kunden war eine Konstante. Er hatte hier schon Fäuste gesehen. Gezogene Messer. Ein kleiner Ausfall wie dieser war also nicht der Rede wert. Es war normal. Ein weiterer Tag an der Front.

»Das ist doch keine von diesen Betrugsmaschen aus dem Internet, oder, Bucky?«

Bucky schüttelte den Kopf.

»Verflucht, nein. Ich habe mit einer am Telefon gesprochen. Einer Frau. Um ehrlich zu sein, war ihr Akzent ein bisschen zu stark, um wirklich zu verstehen, was sie von mir wollte, aber ich glaube, ich habe das Wesentliche mitgeschnitten. Im Übrigen überweisen sie die Hälfte des Honorars vorab, und wer hätte schon von Internetbetrügern gehört, die einen *bezahlen*?«

Hinter ihm drängte jemand: »Nun *komm* schon, Mann.«

Die Brauen zusammengezogen und die Lippen leicht geschürzt schickte Raymond einen strengen Blick in Richtung des Kunden, um ihn zum Schweigen zu bringen. Es funktionierte.

»Hast du ihnen deine Kontodaten gegeben?«

»Aber klar.«

Jetzt war es an Raymond, den Kopf zu schütteln, wobei er sich zurücklehnte und langsam und gedehnt ausatmete. Bucky sah einen Funken Befriedigung in den Augen des jungen Mannes, doch bevor Raymond ihm mit einer Ermahnung kommen konnte, fuhr er ihm in die Parade.

»Ich hab meinen Kontostand heute Morgen gecheckt«, sagte er und wischte sich mit dem Rücken der Hand beiläufig eine fiktive Fluse vom Kragen.

Nun lehnte sich Bucky vor und senkte die Stimme.

»Zweieinhalbtausend Dollar.«

Raymonds Augen weiteten sich, und er sagte viel zu laut: »Die zahlen dir *zweieinhalbtausend Dollar*?«

Bucky spürte, wie sich die Ohren von einem Dutzend hoffnungsloser Junkies gleichzeitig spitzten.

»Heilige Maria, dreh die Lautstärke eine Nummer runter, okay?«, flüsterte er. »Insgesamt zahlen sie fünf.«

»Fünftausend Dollar, um Bucky Bronco singen zu hören? Verdammt, wenn das mit rechten Dingen zugeht, freue ich mich für Sie, aber wirklich. Ich meine, ich würde es schon für die Gurken-Sandwiches machen, Mann.«

»Ja, ich denke, das würdest du wohl. Aber du hattest keinen internationalen Hit, der es über den Atlantik geschafft hat, oder, Ray?«

»Und Sie hatten einen?«

Aus der Schlange kam weiteres Gemurmel, dann eine Stimme: »Yo, wir *sterben* hier hinten.«

»Nun, wie sich herausstellt, ja, irgendwie schon«, sagte Bucky mit einem Lächeln. »Scheint so, dass der alte Bucky Bronco noch für die eine oder andere Überraschung gut ist.«

*

Er war zum ersten Mal im O'Hare. Es roch nach Zucker und Parfüm, Öl und Salz. Es roch nach Erwartung. Körper rieben an ihm, und in der Luft lag eine spürbare Spannung. Draußen drängten sich die Flugzeuge in einer endlosen Warteschlange, um zu starten.

Bucky saß mit seinem Kaffee da und sah zu, wie sie die Startbahn entlangdröhnten und aufstiegen, die spitzen Nasen gen Himmel gerichtet, jedes einzelne abhängig vom Können derer, die sie flogen. Der Gedanke, dass einer der Piloten gerade an diesem Morgen die Scheidungspapiere bekommen oder gestern Nacht zu viele Cocktails getrunken haben könnte, machte ihn nervös. Verflucht. Sein Leben so in die Hände eines Fremden zu legen war nicht normal.

Die Luft im Flugzeug war anders. Sie fühlte sich irgendwie

schwerer an. Er saß bei der Toilette und konnte die beißenden Chemikalien riechen. Er sah zu, wie die Wolken um die Spitzen der Tragflächen wirbelten, und fragte sich, wie viele von den Passagieren wussten, wie Fliegen überhaupt funktionierte. Er sicher nicht.

Das Licht im Flugzeug war gedämpft, und die Sitze waren angenehm nach hinten gelehnt. Kleine Bildschirme in den Kopfstützen boten eine Auswahl von Filmen, aber Bucky kam nicht dahinter, wie sie funktionierten, und so blätterte er durch die Zeitschrift der Fluglinie. Sie war voller Artikel über Hotels mit Infinity-Pools ganz ohne Ränder, deutsche Bierfeste und die besten Läden in Katalonien, um Chorizos zu kaufen. Hauptsächlich blickte er jedoch aus dem Fenster und sah zu, wie erst Illinois und dann der mittlere Westen unter ihm verschwand.

Eine Flugbegleiterin bot ihm eine kleine Flasche Wein an mit einem Lächeln, dachte er, das ihn selbst ein Todesurteil akzeptieren lassen würde. Er lehnte ab, doch als er sah, dass andere Passagiere zugriffen, ohne dafür zahlen zu müssen, rief Bucky die Frau zurück und nahm den Wein doch an. »Danke, Sweetie.«

Mit einem Zwinkern gab sie ihm noch eine zweite Flasche: »Nur für den Fall.«

Seine Hüften schmerzten von der Herumsteherei am Check-in, und weil er im Flughafen so weit hatte gehen müssen, und so drückte er eine Tablette aus der Packung, schluckte sie mit seinem Rest Wein und wartete auf das sanft betäubende Summen der goldenen Stunde. Er war jetzt in den Wolken, dann darüber, und alles war weiß, alles Licht. Der Wein war warm, ging aber leicht herunter, und Bucky begann sich wohlzufühlen. Seine Lider wurden schwer, und das Sirren der Triebwerke wurde zu einer seltsam mechanischen Musik.

Hier bin ich, dachte er. Einmal näher am Himmel als an der Hölle.

Bucky musste eine Weile geschlafen haben, denn als er die Augen öffnete und nach unten sah, hatten sie die Landmasse mit allem, was er kannte, Amerika, wo er seine gesamten siebzig und noch etwas Jahre verbracht hatte, hinter sich gelassen, und da war nichts mehr als eine endlose Finsternis. Eine Karte auf dem kleinen Bildschirm vor ihm zeigte die Position des Flugzeugs über dem Atlantik an, und die schwarze, wassergefüllte Leere unter ihm war so riesig und indifferent, dass er spürte, wie sein Herz ängstlich zu beben begann. Im Wasser dort unten lag eine andere Welt, ein Dasein der Tiefe, von dem so viel noch unerforscht war. Er hatte genug Sendungen auf National Geographic darüber gesehen. Da unten gab es kurzsichtige Fische, die in völliger Dunkelheit existierten, und knochenlose, fremdartig aussehende Wesen, die Stromstöße austeilten. Es gab auch Öllecks, geplünderte, zerstörte Meeresböden und winzige, für das menschliche Auge nicht erkennbare Plastikteilchen, die aus den Ökosystemen des Meereslebens, wie auch aus dem der Vögel, nicht mehr herauszukriegen waren. Auch dazu hatte er Dokumentationen gesehen. Der Mensch hatte die Welt vergiftet und verdorben, noch bevor er sie ganz verstand.

Verflucht.

Und jetzt war er, Bucky Bronco, hier oben, weit über den Vögeln, höher als die Wolken, zu denen er sein Leben lang hinaufgestarrt hatte, höher, als ein Mensch wirklich sein sollte, den Bauch voller Wein, Tabletten und Erdnüsse, und er fühlte sich so allein wie ein hilflos dahintreibender Astronaut, während das Flugzeug der Rundung der Erde folgte. Er wünschte nur, Bell wäre an seiner Seite, um den unerwarteten

Lauf der Dinge mitzuerleben. Sie hatte nie in einem Flugzeug gesessen.

Dann wurde es auch im Flugzeug dunkel, es wurde Nacht, und das Summen der Triebwerke, im Zusammenklang mit dem Wein und den Tabletten, und auch der Höhe und dem weichen Nachtlicht, schickte ihn zurück in den rauen, süßlichen Treibsand eines zweiten merkwürdigen Schlafes.

In Dublin, in Irland, wechselten sie das Flugzeug. Sie hatten einen kurzen Aufenthalt, aber Bucky war zu müde, um irgendetwas zu unternehmen, und trotz der Opioide brannten seine Hüftgelenke, als wäre geschmolzenes Metall in sie hineingegossen worden. Es war eine andauernde Qual, an die er sich nie würde gewöhnen können, und so schlurfte er verschlafen zum Gate, setzte sich auf den zum Eingang nächsten Platz, trank etwas Wasser und wartete darauf, dass sein Anschlussflug aufgerufen wurde. Als es so weit war, stellte er sich in die Schlange, gelangte ins Flugzeug, auf seinen Platz und nahm eine weitere Tablette. Er trieb zwischen Wachen und Schlafen hin und her, schreckte zweimal durch Turbulenzen hoch und sagte beim zweiten Mal: *»Erbarmen!«*, mit lauter Stimme, wie es ihm vorkam, doch als er sich umsah, schien keiner der anderen Passagiere mit ihren Schlafmasken etwas gehört zu haben. Vielleicht hatte sie ja das kurze Rumpeln des Flugzeugs abgelenkt, oder sein Flehen war rein innerlich gewesen, Teil seines mäandernden Traumzustands.

Er war im Dunkeln aufgebrochen und kam im Dunkeln an, und hinter ihm lagen rund 6150 Kilometer betäubter Unsicherheit. Er betrat ein anderes Land, einen anderen Kontinent, zum ersten Mal.

*

England.

Bucky folgte den übrigen Passagieren aus dem Flugzeug, durch den Zoll und zur Gepäckausgabe. Der Flughafen war grau, die Decke niedrig. Er konnte sehen, dass der anbrechende Tag draußen ebenfalls grau zu werden versprach, und auch der englische Himmel hing tief. Schwer drückte er nach unten. Es war kaum zu glauben, dass es derselbe Himmel war, der auch über seinem kleinen Haus hing, über Chicago, Illinois, Amerika und allen anderen Ländern überall. Aber es war auch tröstlich.

Ein Rad seines neuen Koffers blockierte immer wieder, als er ihn an einem Schild mit der Aufschrift *Willkommen im Leeds Bradford – Yorkshires Flughafen* vorbeizog, und erst da wurde ihm klar, dass er in Yorkshire war, das, wie er wusste, für seine Desserts berühmt war.

Bucky ging langsam durch die Ankunftshalle und dann hinaus in die große Flughafenhalle, wo eine kleine Gruppe im Halbkreis stehender Leute, die noch den Schlaf in den Augen trugen, vielleicht auch den fehlenden Schlaf, auf ihre Liebsten wartete, die mit diesem frühen Flug und einem anderen ebenfalls gerade gelandeten aus Reykjavik angekommen waren.

An der Seite stand eine Frau und ließ den Blick nervös über die nach und nach hereinkommenden gähnenden Geschäftsleute, Alleinreisenden und Eltern mit verschlafenen, noch im Pyjama steckenden Kindern auf dem Arm gleiten. Sie hielt gut sichtbar ein Blatt Papier vor sich, auf dem stand: EARLON ›BUCKY‹ BRONCO: KING OF SOUL. Sie sah ihn zuerst, sah einen großen alten Mann, der leicht hinkte, was er mit einem locker wiegenden Schlurfen zu verbergen suchte. Er hatte schwermütige Augen, und sein großer Körper trug zu viel Gewicht mit sich, hauptsächlich um die Taille herum. Dennoch strahlte seine Haltung eine gewisse Würde aus. Fast schon etwas Majestätisches. Buckys müde Augen sahen zuerst das Schild, dann sie. Sie lächelte.

Sie war ein ganzes Stück jünger als er, vielleicht zwanzig Jahre. Um die fünfzig, nahm er an, wobei seine Fähigkeit, das Alter von Leuten einzuschätzen, mit der Zeit immer mehr nachgelassen hatte. Es gab eigentlich nur noch die Jungen, die Mittelalten – zu denen dieser Tage alle zwischen dreißig und sechzig zu zählen schienen – und die Alten. Die Frau ihm gegenüber befand sich noch im weiten Feld des Mittelbereichs. Sie hatte gelebt, das konnte man sehen, aber das Leben hatte sie nicht niedergerungen. Er sah Stärke in ihr und, als er näher kam, dass sie schöne tiefgrüne Augen hatte. Ihr dunkles Haar glänzte im grellweißen Licht rötlichbraun, und sie hatte eine große, edle Nase. Sie war beeindruckend. Und als sie ihr Gewicht beiläufig von einem Bein auf das andere verlagerte, registrierte er ungewollt, dass unter ihrem Mantel eine hübsche, füllige Figur verborgen war. Bucky erwiderte ihr Lächeln und trat auf sie zu.

»Dinah?«, fragte er.

»Willkommen in Yorkshire, Mr Bronco.«

»Sieht ganz so aus, in Gottes Namen. Danke, Sweetie. Aber wissen Sie, sagen Sie doch Bucky zu mir, oder Earlon, wenn Sie mögen. Mich hat seit langer Zeit schon keiner mehr Mister genannt. Bucky ist das Beste, denke ich.«

»Okay.«

Er streckte ihr seine Hand entgegen, und sie schüttelte sie. Er sah, wie überrascht sie auf die Größe seiner Hand reagierte, die ihre völlig umschloss, und auf seine großen, knorrigen Knöchel. Es war, als fühlte sich diese alltägliche Begrüßungsform komisch und unangenehm für sie an, wobei er hoffte, dass sie auch etwas Wärme darin spürte. Dinah ihrerseits konnte sich nicht erinnern, wann ihr ein Mann zuletzt so förmlich die Hand gegeben hatte. Da, wo sie sich bewegte, war es einfach nicht üblich. Umarmungen und Küsse, Schubser und Klapser waren das Normale, Händeschütteln war etwas für Vorstellungsgespräche, abgelehnte Darlehensanträge oder um zu sagen, Danke-aber-ich-verzichte, sonst kamen sie kaum vor.

»Wie war der Flug?«

Wie *war* der Flug?, fragte er sich selbst.

»Nun, vor allem lang, aber okay. Es gab Wein. Und ein paar Turbulenzen, würde ich sagen. Es fühlt sich merkwürdig an, von einem Tag in den anderen zu fliegen.«

»Ich kann Ihnen gar nicht sagen, wie sehr wir uns über Ihren Besuch freuen. *Der* Bucky Bronco, leibhaftig hier bei uns.«

»Leibhaftig, in der Tat. Es ist mir ein Vergnügen, Honey. Wie viel Uhr haben wir jetzt?«

Sie sah auf ihr Telefon.

»Kurz nach sieben.«

Bucky schüttelte den Kopf, verwirrt und leicht benebelt.

»Sieben Uhr morgens fühlt sich für mich im Moment ganz wie sieben Uhr abends an.«

Sie lächelte.

»Das glaube ich.«

»Wir haben also Freitag?«

»So ist es.«

Sie nickte zu seinem kleinen Koffer hin. »Möchten Sie, dass ich Ihren Koffer nehme, Bucky?«

»Was für eine Art Gentleman wäre ich, wenn ich mir von einer Lady das Gepäck abnehmen ließe? Nein, alles gut. Danke, Dinah.«

Sie stellte fest, dass sie sein Kompliment, sie eine Lady zu nennen, leicht rot werden ließ, auch wenn es wohl im Scherz gesagt war. Noch etwas Neues. Sie verbarg ihre Verlegenheit, indem sie Konversation machte.

»Haben Sie Hunger? Haben Sie was gegessen? Wir könnten etwas besorgen, um Ihnen über die Runden zu helfen. Ein Sandwich mit Speck, ein Pasty oder sonst etwas.«

Buckys Hüften schrien mittlerweile. Die goldene Stunde war zu schnell vergangen, dazu die Steherei am Gepäckband. Schmerz schoss ihm in die Beine.

»Ich denke, sie haben uns über dem Atlantik etwa ein halbes Dutzend Mal gefüttert, und dann noch mal beim kurzen Hüpfer von Dublin hierher. Alles gut. Ich könnte mich allerdings gut mal hinsetzen. Haben wir es weit von hier, Dinah?«

»Ich parke gleich draußen.«

Sie gingen zur Tür.

»Komisch, dass dazusitzen und nichts anderes zu tun, als den eigenen Augenlidern zuzusehen, so ermüdend sein kann«, sagte er.

Die Tür öffnete sich für sie und schloss sich hinter ihnen wieder, die Temperatur fiel, kühle Luft begrüßte sie, und Bucky hatte das Gefühl, von einer Welt in eine andere zu treten. Innerhalb eines Augenblicks machte sein Leben einen Satz nach vorn. Ins Unbekannte.

*

Ein öliges Nieseln füllte die stille, verwirrende Dunkelheit, dahinter drohte der Himmel mit Gewalt. Jenseits der hohen Laternen des fernen Parkplatzes lag nichts als der träge, in den erwachenden Tag hineinschlummernde Herbstmorgen. Ein Taxi löste sich vom Bordstein, eine synthetische Kirschdampfwolke aus dem geöffneten Fahrerfenster hinter sich zurücklassend.

Dinah blieb einen Moment stehen.

»Hören Sie, ich hoffe, es nervt Sie nicht, aber ich muss das gleich loswerden: *Until the Wheels Fall Off* ist so ungefähr mein liebster Song aller Zeiten.«

Bucky hob eine Braue.

»So ungefähr?«

»Okay, er ist es definitiv.«

»Ich mache nur Spaß. Es macht einen alten Mann glücklich, so was zu hören. Und es überrascht ihn.«

»Aber das müssen sie doch ständig hören.«

Bucky zog die Stirn kraus. Der Nieselregen fiel stetig und legte sich auf ihre Haare, die Tropfen glitzerten wie winzige Verzierungen, schimmernde Juwelen. Der Tag entschied noch, was er mit sich anfangen wollte.

»Nun, ich würde sagen, eigentlich fast nie.«

Als sie zu Dinahs Auto kamen, half sie ihm, seinen Koffer in den Kofferraum zu heben, und räumte den Beifahrersitz frei, auf dem eine Hundedecke, eine halb volle Flasche Cola und einige verkratzte CD-Hüllen lagen. Sie wischte Krümel und Sand herunter.

»Sie müssen einen Jetlag haben.«

»Da ich noch nie einen hatte, ist es schwer zu sagen. Aber ich fühle mich ein wenig … unübersichtlich, wenn das das richtige Wort dafür ist?«

»Wir haben ein Zimmer im Majestic für Sie gebucht. Es ist das älteste Hotel der Stadt.«

»Alles, was Majestic heißt, klingt so, als könnte ich es da aushalten.«

»Namen können trügerisch sein. Aber es war tatsächlich

mal majestätisch, und das zählt schon was. Ich glaube, Sie hatten gesagt, Sie wollten etwas vom alten England spüren?«

»Scheint mir genau richtig. Ist es weit?«

»Um diese Tageszeit braucht man etwa eine Stunde.«

Dinah ließ den Motor an, und die Musikanlage erwachte dröhnend zum Leben. *Until the Wheels Fall Off* ertönte.

»Gott!« Sie griff nach dem Lautstärkeknopf. »Wie peinlich.«

Da er nicht wusste, wie er reagieren sollte, entschied sich Bucky zu schweigen – und zu einem kleinen Lächeln.

Sie kämpfte mit dem Schaltknüppel, ließ den Motor aus Versehen einmal laut aufheulen, und dann fuhren sie hinaus in den nördlichen Morgen.

Bald waren sie auf dem Land und bewegten sich östlich in Richtung York. Auch wenn es noch früh sei, erklärte Dinah, nehme sie lieber Nebenstraßen als die Autobahn, die ihr zu eigentlich jeder Tageszeit Angst mache. Im Dunklen oder wenn es niesele, mache die Autobahn sie schläfrig, und sie bevorzuge die Aufmerksamkeit, die die sich windenden Nebenstraßen, Bahnübergänge und kleinen Umgehungen verlangten. Bucky hörte zu und nickte stumm.

Winzige Dörfer und noch winzigere Weiler zogen vorbei. Viele bestanden aus nicht mehr als ein paar Häusern, die sich an eine schmale Straße klammerten, vielleicht noch mit einem einsam in der klammen Landschaft dahockenden Bauernhof ein, zwei gepflügte Äcker entfernt. Andere hatten ein Village Green, einen Laden und einen Pub, und die meisten der abgelegenen Straßen, über die sie kamen, lagen noch in tiefem Schlummer, und es schien, als seien sie schon immer da gewesen und würden auch immer dableiben.

Die Zeit lüftete ihren Schleier, und Bucky verspürte ein erstes Entzücken, als er eine rote Telefonzelle sah.

»Sieh mal an«, sagte er. »Genau wie in *Mary Poppins* oder so.«

»Was?«, sagte Dinah.

»Die Telefonzelle. Genau wie im Film.«

»Oh, ja. Die meisten sind allerdings nicht mehr in Betrieb. Sie werden als Pissoirs benutzt, wobei einige auch zu Bibliotheken umgewandelt worden sind.«

»Zu Bibliotheken?«

»Nun ja, kleinere.«

»Ich habe ja gehört, dass die Engländer exzentrisch sind, aber das ist verrückt.«

Der Pendlerverkehr auf der Umgehungsstraße von York, es war der letzte Werktag der Woche, wurde dichter, und sie wichen auf eine andere Straße aus und fuhren weiter Richtung Osten. Am Himmel vor ihnen streckte die aufsteigende Sonne ihre glühenden Finger aus.

»Großer Gott, ist das ein schönes grünes Land«, sagte Bucky leise.

»Das sind die Wolds.«

»Die Wolds?«

»Fragen Sie mich nicht, was das bedeutet. Ich weiß nur, es ist altes Land. Das ganz alte England. Hier in der Gegend waren die Wikinger.«

»Ich verstehe, warum. Hier ist so viel Platz. Zu Hause, so nahe bei einem Flughafen oder einer Stadt, packen sie die Landschaft mit Einkaufszentren, Siedlungen, Drive-ins und Plakatwänden voll.«

»Ich schätze, Sie sind nicht mehr in Amerika.«

»Tja, verflucht, ich schätze, das bin ich nicht.«

Sie verstummten, aber für beide, Dinah wie Bucky, war es kein unbehagliches Schweigen, eher ein längerer angenehmer

Moment, der zur Tageszeit und zum Ende von Buckys langer Reise passte. Es vergingen ein paar Minuten, bevor sich Dinah schließlich räusperte.

»Hören Sie, ich versuche wirklich, cool zu bleiben, und Graham Carmichael – das ist der, der das Festival, den Weekender, organisiert, er sieht ein bisschen wie ein Homunkulus aus, sein Kopf ist zu groß für seinen Körper, wenn Sie verstehen, was ich meine, aber er ist schon ganz nett –, also Graham hat mich angefleht, mich nicht lächerlich zu machen, als ich ihm gesagt habe, dass ich Ihre Betreuerin sein wollte, sozusagen, aber ich bin einfach so begeistert, dass Sie hier sind. *Ehrlich, Bucky Bronco, Verflucht noch mal!*«

Dinah bremste sich und wurde rot.

»Entschuldigung, aber Mann, schließlich sitzt hier eine absolute Soul-Legende in meiner miesen kleinen Karre.«

Dinah holte eine Selbstgedrehte aus einer Packung unten bei der Handbremse und zündete sie sich an. Sie bot auch Bucky eine an.

»Nein, danke. Früher mal, aber nicht mehr. Oder sagen wir, keine Zigaretten, wobei die meisten anderen Sachen okay sind.«

»Wegen der Stimme?«

»So was in der Art.«

Sie öffnete das Fenster ein paar Zentimeter und versuchte, eine Lunge Rauch durch die Öffnung zu blasen, doch er kam gleich wieder herein.

»Ist mein letztes und einziges Laster«, sagte sie. »Abgesehen vom Alkohol und hin und wieder einem Spliff.«

»Einem Spliff?«

»Einem Joint. Gras.«

»Oh, ich sehe, wir verstehen uns.«

»Bucky Bronco«, sagte Dinah wieder und schüttelte ungläubig den Kopf. »*Until the Wheels Fall Off.* Ich kann Ihnen nicht sagen, wie viel mir dieses Lied bedeutet.«

»Das ist verrückt.«

»Ich meine ...«

Sie zog an ihrer Zigarette, schüttelte erneut den Kopf, stieß den Rauch aus dem Mundwinkel aus und wedelte mit der Hand durch die Wolke vor sich.

»Es kommt nicht oft vor, dass mir die Worte fehlen, aber, mein Gott. Dieser Song ist der Soundtrack meines Lebens, seit ich ihn zum ersten Mal gehört habe, als ich vierzehn oder fünfzehn war, und ich wette, es gab nicht eine Woche, in der ich ihn nicht gespielt habe. Nicht eine einzige Woche. Manchmal täglich.«

»Wollen Sie mich zum Besten halten?«

Dinah sah Bucky überrascht an.

»Natürlich nicht. *Natürlich nicht.* Warum sollte ich? Aber wie gesagt, das müssen Sie ständig hören.«

»Etwa einmal jedes halbe Jahrhundert.«

Sie lachte.

»Sweetie, ich mache keine Witze«, sagte Bucky. »Zu Hause ist der Song t-o-t, seit Jahrzehnten *tot.*«

»Was? Jetzt halten Sie mich zum Narren.«

»Ähm, nein. Ich meine, mir wurde gesagt, dass über die Jahre schon mal eine E-Mail kam, in der jemand wissen wollte, ob ich *der* Earlon ›Bucky‹ Bronco bin, der *Until the Wheels Fall Off* gesungen hat, aber ich hab mich nie viel mit Computern beschäftigt, und wer weiß, wer diese Leute sind oder was sie wollen. Meiner Erfahrung nach bringt es meistens nichts Gutes mit sich, wenn Unbekannte was wollen, und deshalb antworte ich nicht. Die meisten Leute aus der Vergangenheit sollten auch dort gelassen werden. Aber dann meldet ihr euch und fragt, ob ich herkommen und singen kann, und die Rede ist von Geld, einem Hotel, Spesen, das ganze Programm. Verflucht, ihr habt sogar von *Fans* gesprochen – also, da musste ich einfach kommen und sehen, was dahintersteckt.«

»Alle wissen, dass Sie eine Weile von der Bildfläche verschwunden sind, und in der Soul-Szene ist nicht mehr alles so, wie es mal war. Aber Sie leben doch immer noch von Ihren Auftritten, richtig?«

»Davon leben?«, fragte Bucky erstaunt. »Dass ich *immer noch* davon lebe? Oh, es tut mir leid, Ihnen das eröffnen zu müssen, Sweetie, aber ich habe nie auch nur einen Penny mit diesem Song verdient und auch mit keinem anderen. Nicht einen einzigen roten Cent.«

»Aber es ist ein Klassiker, Bucky, der die Tanzflächen füllt.«

»Nicht zu Hause, nein. Nirgends.«

»Bockmist«, sagte sie. »Entschuldigung, aber das ist totaler Bockmist.«

Bucky wiederholte das Wort und musste lächeln: *»Bockmist.«*

»Es war ein Riesenhit in der Northern-Soul-Szene, als ich eingestiegen bin«, fuhr Dinah fort. »Und das ist er für einige von uns immer noch. Ich habe ihn auf etlichen Hochzeiten gehört, und auf Colin Coverdales Beerdigung, nachdem er bei Driffield von einem Krankenwagen überfahren worden war. Stellen Sie sich das vor, von einem Krankenwagen getötet zu werden.«

Bucky seufzte tief und trübsinnig, den Blick auf die vorbeiziehenden Stoppelfelder und Höfe gerichtet.

»Ich meine, das ist toll zu hören, abgesehen natürlich von dem Krankenwagen und dem armen Colin ...?«

»Coverdale.«

»Ja, mein Mitgefühl gilt diesem Colin Coverdale, aber wissen Sie, ich habe den Song im Frühling 67 aufgenommen und noch einen Nachfolger später im Jahr …«

»*All the Way Through to the Morning.*«

Bucky warf Dinah einen Blick zu, die ihre Zigarette ausdrückte und durch die Öffnung des Fensters schnipste. Der Stummel traf auf die feuchte Straße und ließ kurz etwas glühende Asche hinter ihnen aufblitzen.

»Lieber Gott, Sie haben Ihre Hausaufgaben gemacht«, sagte er. »Kennen Sie den auch?«

»Aber klar doch, verdammt noch mal. Das ist der Heilige Gral des Northern Soul, eine Single, die kaum zu finden ist und noch dazu unbezahlbar. Sie ist sogar noch seltener als *Until the Wheels Fall Off.* Zwanzig Jahre lang hat sie nur in unseren Köpfen existiert, bis das Internet kam, und dann gab es sie online zu hören, was toll war, aber nicht dasselbe, wie eine Testpressung zu besitzen, das *echte* historische Artefakt. Nicht, dass ich mich an diesen Sachen beteilige, das überlasse ich den Besessenen. Den Männern mit ihren Tragetaschen und ihrem Schuppenhaar, Gott segne sie.«

»Mann«, sagte Bucky. »Das ist mir völlig neu, Sweet Pea. Und das alles wegen einem Stück Plastik, das nicht mal offiziell herausgekommen ist?«

»Sie wissen schon, dass die originalen Pressungen der *Wheels* auch nicht gerade leicht zu finden sind?«

»Weil die Single ein absoluter Rohrkrepierer war, Honey. Und im Gegensatz zu seinem Schöpfer konnte der Song nicht verhaftet werden. Jetzt wünschte ich, ich hätte noch ein Exemplar.«

»Sie haben kein Exemplar Ihrer eigenen Single?«

»Ähm. Nur so aus Interesse, was bringen die denn heute?«

»Schwer zu sagen. Muss etwa so teuer sein wie eine nie gespielte erste Pressung von Frank Wilsons *Do I Love You*. Ich erinnere mich, dass da eine vor ein paar Jahren für über zehn Riesen weggegangen ist. Oder waren es hundert? Ich hab's vergessen. Aber so oder so, ein Wahnsinnsgeld.«

»Moment mal, was? Bitte sagen Sie, dass Riesen nicht wie bei uns tausend Dollar sind?«

»Pfund, Bucky«, sagte Dinah. »Aber ja.«

»Verdammt«, sagte er, und dann noch mal: »*Verdammt*. Ich glaub's nicht. Zehn Riesen für eine kleine verkratzte Plastikscheibe? Wissen Sie, wie viele Stunden ich arbeiten muss, um so viel Kohle zu machen?«

»Es ist irre, oder?«

»Besonders weil ich damals mein einziges Exemplar verkauft habe.«

»Wie viel haben Sie dafür bekommen?«

»Ich weiß nicht mehr, aber höchstwahrscheinlich einen Hotdog und ein Bier.«

»Mein Gott, Bucky. Sie haben nur eine Single bekommen?«

»Verflucht, ich weiß es nicht mehr.«

»Aber was ist mit den Royalties?«

»Wie Könige und Königinnen, meinen Sie?«

»Ihre Anteile an den Verkäufen. Und wenn es im Radio und so gespielt wird. Zumindest da verdienen Sie doch heute mit?«

»Ich weiß, was Sie meinen, Honey.« Bucky seufzte wieder. »Aber was Sie verstehen müssen, Dinah, ist, dass sie mir damals, als ich siebzehn war, fünfundsiebzig Dollar dafür gezahlt haben, dass ich den Song an einem Nachmittag aufgenommen habe, und da waren wohl die Rechte einschließlich der für die B-Seite mit drin. Ich weiß es nicht mehr genau.«

»*The Bees & the Birds.*«

»Sie und Ihre Nachforschungen. Ich bin beeindruckt.«

»Fünfundsiebzig Dollar, Bucky. Das ist kaum eine angemessene Vergütung angesichts der enormen Langlebigkeit dieses Songs.«

»Wenigstens habe ich dann noch mal fünfundsiebzig für *All the Way Through to the Morning* gekriegt, wie ich mich erinnere.«

»Das ist Ausbeutung, nichts anderes.«

»Das ist es, aber das ist auch Amerika, was willst du machen? Ich war siebzehn. Fünfundsiebzig Dollar sind eine ordentliche Summe, wenn du jung bist und Hunger hast. Sind es immer noch. Das war eine Monatsmiete damals, vielleicht sogar zwei. Es war genug für einen Anzug und ein Paar Schuhe. Vielleicht auch für ein anständiges langes Wochenende, dass so unvergesslich war, dass du es bereits wieder vergessen hattest, als du am Montagnachmittag mit einem deformierten Grinsen aufgewacht bist.«

»Wofür haben Sie es ausgegeben?«

»Ich weiß es nicht mehr. Für eine dieser Sachen, nehme ich an. Nichts, was in meiner vagen Erinnerung überdauert hat.«

»Bucky, das ist eine Tragödie.«

Er zuckte mit den Schultern.

»Vielleicht. Vielleicht auch nicht. Hundertfünfzig Dollar für zwei Nachmittage Arbeit sind nicht so schlecht.«

»Doch, wenn jemand anders Hunderttausende Pfund damit verdient. Millionen, soweit wir wissen.«

Bucky fühlte sich auf eine Weise aufgedreht und müde wie seit jener Zeit nicht mehr, als er drei Jobs gleichzeitig hatte und mit vier Stunden Schlaf auskommen musste. Die Bewegung des Autos und die neuen Gedanken an die lange vergessene Vergangenheit ließen seine Lider schwer werden und die Zähne schmerzen.

»So ist das Leben, Sweetie. Und es ist das Beste, diese Dinge zu akzeptieren, wenn du jung bist. Von dem Moment an, in dem unsere Mütter uns auf die Welt bringen, stehen die Chancen schlecht für Leute wie mich. Ich hab den verdammten Song kein einziges Mal mehr gesungen.«

»Moment, wollen Sie damit sagen, dass Sie *Until the Wheels Fall Off* seit der Veröffentlichung nie wieder gesungen haben? *Kein einziges Mal?*«

»Genau. Weder den noch einen anderen Song, außer vielleicht für den Mond, wenn ich zu viel getrunken hatte und es keiner mitbekam.«

»Sie sagen, dass Sie nie irgendwo aufgetreten sind?«

Er schüttelte den Kopf.

»Es hat nie mehr jemand danach gefragt.«

Dinah konnte es nicht glauben.

»Das heißt, Augenblick mal, dass das jetzt Ihr erster Auftritt seitdem ist? Hier in Scarborough?«

Bucky wandte sich Dinah zu und sah sie an. Aus seinem Blick sprachen Abwehr und Abbitte. Sie wartete darauf, dass er zu lächeln oder zu lachen begann und sagte, das sei natürlich ein Scherz. Aber das tat er nicht. Es war keiner.

»Außer in der Kirche, ja. Da haben sie mich auch entdeckt. Haben mich in der Woche drauf ins Studio geholt, und wir haben *Wheels* und ein paar andere Songs aufgenommen. Abgesehen davon hat nie wieder jemand was von mir gewollt.«

*

Als das sanft hügelige Ackerland Kreisverkehren und Einkaufszentren wich, weiter östlich zur Küste hin Neubauviertel die Felder bedeckten und entlang der Vorstadtadern dicht an dicht hohe, schmale Unterkünfte aus rotem Ziegel standen, war es endgültig hell, und der morgendliche Verkehr des noch jungen Tages verstopfte den Zugang zur Stadt. Sie hielten, fuhren, hielten. Bucky sah die bleichen Gesichter der Leute auf dem Weg zur Arbeit und dachte, dass überall auf der Welt Menschen zu Orten fuhren, an denen sie nicht sein wollten, einfach nur, um zu essen, zu überleben und sich etwas Luft im täglichen Kampf zu verschaffen, der das Leben war.

»Willkommen in Scarbados«, sagte Dinah.

»Scarbados«, lachte Bucky. »Das gefällt mir.«

»Das ist unser nördlicher Humor. Warum etwas feiern, wenn man sich auch drüber lustig machen kann? Es gibt auch noch Ches Vegas anstatt Chesterfield, und Pontefract ist Ponte Carlo. Und vergessen wir Maccapulco nicht, statt Macclesfield – und oh, Hullywood statt Hull.«

Sie fuhren über eine grüne Ampel, Dinah bog nach rechts, und plötzlich, da unter ihnen, am Ende einer abschüssigen Straße, war das Meer, graubraun und weit, ruhig im weichen Morgenlicht.

»Oh«, sagte Bucky. »Es ist lange her, seit ich den Ozean gesehen habe. Sehr, sehr lange her.«

»Es ist eigentlich eher ein Meer.«

»Gibt's da einen Unterschied?«

»Nun, ich denke, das muss es schon, warum sollte man sonst zwei verschiedene Worte haben, wenn sie das Gleiche meinen?«

»Und wie heißt es?«

»Wie es heißt? Nordsee natürlich.«

»Verstehe. Was wartet auf der anderen Seite?«

Dinah zögerte einen Moment.

»Dänemark vielleicht. Oder Norwegen. Schweden? Eins von denen. Wahrscheinlich halten Sie mich jetzt für strunzdumm, weil ich es nicht genau sagen kann. Wie auch immer, wir kommen gerade rechtzeitig für ein morgendliches Bad.«

»Ein Bad?«

»Ja, schwimmen.«

»Das Hotel hat einen Pool?«

»Sozusagen. Er ist nicht geheizt, liegt aber gleich vor der Tür.«

»Ich glaube, ich kann nicht ganz folgen, Sweetie.«

»Sie sehen ihn vor sich«, sagte Dinah. »Die Nordsee. Das ist der Pool. Für alle absolut gratis.«

»Die Leute schwimmen in dieser erbärmlich aussehenden Suppe?«

»Das tun sie tatsächlich, mich eingeschlossen, die meiste Zeit meines langen, glorreichen Lebens schon.«

»Aber im Oktober? Ist es da nicht ...«

»Eiskalt? Nein, es ist komplett beheizt.«

Bucky sah Dinah an.

»Was zum Teufel?«

»Lassen Sie sich nicht verarschen, Bucky. Natürlich ist es eiskalt. So kalt wie die sprichwörtliche Hexentitte.«

»Dann müssen euch Scarbados-Leuten drei Gurken zu einem Glas fehlen.«

»Ich weiß zwar nicht, was das heißt, aber möglicherweise. Wobei es gesund ist.«

»Also das bezweifle ich doch sehr. Alles, was gesund sein soll, tut für gewöhnlich auf die eine oder andere Weise nur höllisch weh.«

»Nein, wirklich. Es ist bewiesen. Das kalte Wasser frisst ein paar von Ihren Fettzellen, ist gut fürs Herz und schrubbt ihre Haut mal richtig. Es lindert Leid und Schmerz, aber vielleicht sorgt die Kälte auch nur dafür, dass man das alles vergisst. Jedenfalls funktioniert es, und darauf kommt es an. Es ist ein echter Härtetest. Haben Sie irgendwelche Leiden, Bucky?«

»Leiden? Wie viel Zeit haben Sie? Ich würde sagen, dieses mitgenommene alte Kriegsschiff von einem Körper wird nur noch von Haut, Tabletten und Hoffnung zusammengehalten, und sonst von kaum mehr etwas. Verflucht. Alt werden ist so übel wie die Schweinepest.«

»Vielleicht sollten Sie es versuchen. Im Meer zu schwimmen kehrt den Alterungsprozess zwar nicht um, aber das Gefühl hinterher ist das beste überhaupt. Etwas von der Bewegung der Gezeiten überträgt sich auf Sie, verstehen Sie, was ich meine? In Ihnen fängt was an zu glühen. Es ist, als würden sie magnetisiert.«

»Und das macht ihr hier in England zum Spaß?«

»Machen Sie's nicht runter, bevor sie es probiert haben. Es könnte genau das richtige Elixier nach Ihrem langen Flug sein.«

»Ich denke, ich kann mir da ein anderes Elixier vorstellen, mit einem Schuss schottischem Whisky. Das würde mich glühen lassen. Ja, ich würde sagen, ich verschiebe das fürs Erste.«

*

Erneut verfielen sie in Schweigen, während der Verkehr um sie herum dichter wurde und sie sich nach und nach der Stadtmitte und damit auch weiter dem Meer näherten. Es war das Schweigen zweier Menschen, die sich bereits besser kannten als noch vor einer Stunde. Unter ihnen lag ein anderthalb Kilometer langer Streifen Sand, ein honigfarbener Halbmond mit frühmorgendlichen Spaziergängern, die ihre Hunde ausführten, und hier und da einem Schwimmer, der in seinen Neoprenanzug stieg oder ein Paddle-Board ins Wasser trug.

»Ein schöner Strand«, murmelte Bucky.

»Ja, das ist die South Bay. Es ist eine von zweien. Da drüben, hinter der Landzunge, liegt die nördliche. Was sonst. Die Stadt ist zweigeteilt. Sehen Sie die Burg dort oben?«

Dinah zeigte nach Norden auf eine steinerne Ruine, die dahockte wie ein Geier und unheilverheißend den Horizont beobachtete.

»Oh, sieh sich das einer an«, sagte Bucky. »Das ist ja echt Robin Hood. Oder Harry Potter. Wie alt ist das Ding?«

»Ich bin nicht sicher. Wahrscheinlich um die tausend Jahre. Allerdings glaube ich, da war vorher schon eine Wallburg.«

Bucky pfiff durch die Zähne.

»Ich denke, der älteste Bau in meiner Gegend ist Phat Phils freundlicher Hühnergrill, erbaut 1920 und noch was.«

»Ich gehe mit Ihnen da rauf, wenn Sie mögen. Sie haben reichlich freie Zeit.«

»Honey, mit meinen Hüften müssten Sie mich da rauffliegen oder mit dem Fallschirm abwerfen. Und ich denke, das ist beides nicht drin.«

Sie hielten an einer Kreuzung. Bucky sah ein Schild mit der Aufschrift *Niemals die Möwen füttern*, während eine Unmenge von ihnen furchtlos darüber kreiste. Ein Pick-up mit einem bunten Reklameschild auf der Ladefläche verkündete: *Der Zirkus kommt in die Stadt!*, und glitt an ihnen vorbei. Dann waren sie am Ziel.

Dinah machte den Motor aus und zog die Handbremse an.

»Ihr Zuhause fürs Wochenende.«

Vor ihnen ragte eine riesige steinerne Zitadelle mit einer reich geschmückten verwitterten Fassade auf. Beeindruckend, fast schon wie aus einem Schauerroman. Für Bucky sah das Ganze wie ein mächtiges Schiff aus, das die Segel setzte, um ein Imperium zu durchqueren. Gleich schon würden die Anker an ihren Ketten aus dem Fels gerissen und eine Champagnerflasche mit einem allmächtigen Schlag an dem alten Stein zerschellen. Runde Türme erhoben sich an den vier Ecken. Darunter rann der fettig grüne Schmier von Möwenexkrementen das Mauerwerk herab und sammelte sich in üppigen pudrigen Haufen auf den verschiedenen Simsen und Mauervorsprüngen. Bucky sah struppige Vogelnester, kleine, unordentliche Körbchen aus Dünengras, Zweigen und hier und da auch Plastikstrohhalmen, Bonbonpapier, Fetzen von Schiffstauen und allen möglichen anderen weggeworfenen Gegenständen. Hinter dem Fels mit dem Hotel war nichts mehr als die riesige Leere des Meeres, das sanft schaumige Wellen auf den Strand stieß.

»Das Majestic«, sagte Dinah.

»Zweifelsohne.«

Sie stiegen aus und gingen auf den Eingang zu. Bucky sah ein paar weiche Federn im Wind herantreiben.

»Sie sollten es von der anderen Seite sehen«, sagte Dinah. »Von da ist es noch beeindruckender. Es geht etliche Stockwerke in die Tiefe. Es gibt Ballsäle, Terrassen, alles Mögliche. Das Majestic war mal *der* Ort in Scarborough. Im ganzen Norden sogar.«

»›*War?*‹ Ich spüre, dass da noch ein ›aber‹ kommt.«

»Nun, heute ist es das ganz offensichtlich nicht mehr. Es ist ein bisschen heruntergekommen, fürchte ich, und nicht mehr das, was es einmal war. Es wird gerade so von der Erinnerung an seine einstige Pracht zusammengehalten. Wobei das tatsächlich ein gutes Motto für die Hälfte der Städte hier oben wäre. Vielleicht auch für England im Allgemeinen. *Es ist nicht mehr, was es einmal war.* Oder auch: *Geordneter Verfall.* Vielleicht war seine große Vergangenheit auch schon immer eine Illusion.«

»Verflucht, keiner von uns ist das, was er einmal war«, lächelte Bucky. »Wie es scheint, sind Amerika und England womöglich doch nicht so unterschiedlich. Und ich? Solange es ein Bett gibt und fließendes Wasser, leg ich mich überall schlafen. Ich bin kurz davor zusammenzuklappen.«

»Das glaube ich. Und ich komme zu spät zur Arbeit. Können Sie selbst einchecken?«

»Klar, Honey.«

»Ich dachte, vielleicht wollen Sie sich vom Jetlag erholen, und ich könnte am Abend kommen und Sie zum Tee einladen. Sagen wir, gegen sechs?«

»Das klingt gut, Dinah. Werden wir auch was essen?«

»Natürlich. Tee ist Abendessen.«

»Mein Fehler. Wollte nur sicher sein. Und danke fürs Abholen, ich weiß das zu schätzen.«

Bucky sah sich um, sah aufs Meer hinaus, nach Süden die Küste entlang und nach oben zur Kuppel des nächsten Eckturms des Majestic.

»Was für ein Leben«, sagte er. »Was für ein Leben.«

Er schüttelte ungläubig den Kopf und schleppte dann seinen Koffer und sich selbst in die Hotellobby.

*

Dinah eilte nach Hause. Es war gerade noch genug Zeit, um in ihre Jeans zu wechseln, den blauen Arbeitspullover mit dem passenden Namensschild anzuziehen und den Schongarer mit einer Packung Richmond-Würstchen, einer Dose Baked Beans, einer Dose Tomaten und einem Brühwürfel zu füllen.

»Hast ihn also getroffen, was?«

Seine monotone Stimme erschreckte sie.

»Herrgott, Russell.«

Ihr Mann stand nutzlos in der Tür, nur in seinen Boxershorts. Boxershorts, die sie ihm vier Premierminister früher gekauft hatte. Sein aufgeblähter Bauch hing schwer über den Bund. Wie immer fiel ihr sein hervorstehender Bauchnabel auf, der sie nicht zum ersten Mal abstieß und geradezu wütend machte, was sie natürlich nicht zeigte. Das tat sie nie. Verinnerlichung war ihre Spezialität, die vor sich hin schwelende Wut ihr natürlicher ehelicher Zustand.

»Er ist also hier«, sagte er wieder, »der Ami? Der Yank, der Tank?«

»Wenn du Earlon Bronco meinst, ja, er ist hier. Aber hör zu, dein Essen kocht bereits vor sich hin. Wenn du Kartoffeln willst, musst du dir selbst welche machen, oder du nimmst eine Dose aus dem Schrank.«

Russell kratzte sich am Bauch und hob das linke Bein. Er furzte. Dinah nahm sich zusammen, sie war darauf bedacht, nicht zusammenzuzucken oder irgendeine Reaktion zu zeigen. Die Befriedigung würde sie ihm nicht geben.

»Was ist das?«

»Eintopf.«

»Was für einer?«

»Würstchen.«

»Ich denke darüber nach, vegan zu werden«, sagte er.

»Nun, dann kannst du die Würstchen ja rausnehmen. Wo ist Lee?«

»In seiner Falle und wichst sich wahrscheinlich halb blind. Hast du Tabak?«

»Nein.«

»Lügnerin.«

Dinah seufzte, zog ihr Päckchen aus der hinteren Jeanstasche und warf es ihm durch die Küche zu. Russell fing es auf, drehte sich in schneller Folge fünf Zigaretten und warf es zurück: »Hier, ist fast leer«, aber sie hatte ihm bereits den Rücken gekehrt, und der Tabak fiel auf den Boden. Das bisschen, was noch drin war, flog aufs Linoleum. Sie ignorierte es, ignorierte ihn, steckte sich das Haar hoch und sah in den Spiegel. »Ist eine von denen für mich?«, sagte sie zu ihrem Spiegelbild.

»Damit muss ich den ganzen Tag auskommen.«

»Du könntest in Betracht ziehen, dir selbst welche zu kaufen.«

»Womit? Tabak wächst nicht auf den Bäumen, weißt du.«

»In einer Weise schon«, sagte sie, aber so leise, dass ihr Mann es nicht hörte.

Er steckte sich eine der Zigaretten am Herd an, blies den Rauch in die Luft und schaltete den Wasserkessel ein.

»Und wie ist er so, der Ami? Der Yank, der Tank?«

»Den Witz hast du schon gemacht, Russell. Er ist nett. Nicht ganz so, wie ich es erwartet hätte, aber nett.«

»Warum, was hast du erwartet? Einen jungen Hengst, der dich von den Beinen fegt?«

»So wie du einst, meinst du?

»Genau.«

»Und seitdem fege ich hinter dir her. Egal, ich bin spät dran und komm auch heute Abend erst spät zurück.«

»Vielleicht *ich* ja auch. Vielleicht habe ich ja eine heiße Verabredung mit einem Sherman. Einem Sherman-Tank. Tankee, Yankee.«

»Es dreimal zu sagen macht es nicht witziger.«

Russell lehnte sich an die Spüle und grub träge in seinen Shorts herum, eine weitere Mikro-Provokation, für die Dinah keine Zeit hatte.

»Du liebst mich wirklich«, sagte er.

Sie zog das Ladekabel aus ihrem Telefon, steckte es ein und ging.

*

In der Hotelhalle herrschte reger Betrieb, und Buckys Hüften schrien vor Schmerz. Vor allem sein rechtes Bein fühlte sich an, als stünde es unter Strom, und ganz gleich, wie sehr er sich mühte, sein Denken darauf einzustellen, war die stumme Qual doch etwas, woran er sich nicht gewöhnen konnte. Der Schmerz verschwand nie, löste sich höchstens etwas, um anschließend mit voller Kraft zurückzukehren. Sich hinzulegen, zu setzen oder aufzustehen, ganz gleich für wie lange, verschlimmerte das Ganze nur, was ihm die Laune vergällte. Er war noch nie ein guter Patient gewesen, doch seit ihm im letzten Jahr Maybells mitfühlendes Ohr geraubt worden war, hatte er Mühe, die kräftezehrende Verzweiflung zu kontrollieren, die auf den Schmerz so sicher folgte wie die Nacht auf den Tag. Er lebte nur für die goldenen Stunden.

Er stellte sich ans Ende der Schlange und bewegte sich von einem Bein aufs andere. Die beeindruckende Treppe vor ihm kündete von einem Glanz und einer Größe, die nicht zur Atmosphäre und den heutigen Gästen passte. Bucky wollte kein Urteil über die Leute fällen, gehörte er doch selbst dazu, aber

Verzweiflung hatte einen Geruch, und den nahm er wahr. Er war ihm mehr als vertraut. Dieses Hotel war einmal umwerfend gewesen, doch es hatte schon bessere Zeiten erlebt. Etwas stimmte nicht mehr. Es war, argwöhnte er, als würde es von seinem eigenen Nicht-mehr-so-Sein heimgesucht.

Draußen vor dem Eingang drückten sich mehrere rauchende und an E-Zigaretten saugende Leute neben einem großen Bus herum, hinter dessen Windschutzscheibe ein Din-A4-Blatt mit der Aufschrift »Mystery Tour« klebte. Auf dem Bürgersteig standen zwei große Türme ineinander gestapelter Stühle und etliche Tische, und an der Wand lehnte eine alte Matratze mit einem großen roten Fleck in der Mitte.

Ein Mann vor ihm, in Shorts, Unterhemd und Flipflops und mit einem unterhalb des Ellbogens amputierten Arm, machte der Frau hinter der Rezeption lautstark Vorhaltungen. Wann reduzierte sich das Leben, fragte sich Bucky, darauf, in einer Reihe von Schlangen zu stehen? Er stand in letzter Zeit immer nur noch an, und für gewöhnlich für etwas, das er eigentlich gar nicht wollte. Manchmal schien es, als wartete die ganze Welt voller Ungeduld – als würde alles durchkreuzt, alles verschoben. Die Gesellschaft wurde von solch feinen Fäden zusammengehalten. Der einarmige Mann wurde immer wütender. Er zeigte mit dem Stumpf auf die Empfangsdame und wackelte damit. Es dauerte etliche Minuten, bis Bucky schließlich eingecheckt war.

Der Aufzug war außer Betrieb, und so schleifte er seinen Koffer mit steifen Beinen die beeindruckende Freitreppe hinauf, über sich dramatische Bögen, deren falsche Blattgoldpatina einmal für den Wohlstand und die Allmacht des britischen Empires gestanden haben musste, aber von nichts mehr als Verfall zeugte. Seine Augen schmerzten vor Trockenheit. Zwei weitere Treppen folgten, und Bucky rang um Luft und musste all seine Kraft zusammennehmen. Er lehnte sich gegen den Handlauf und dachte an nichts als seine Tabletten, seine wunderbar verlässlichen Schmerztabletten und die kurze Entlastung von seiner Hinfälligkeit, die sie ihm bald schon verschaffen würden. Und vielleicht, dachte er, würde ihm ein heißes Bad und ein kleiner Whisky hinterher helfen, sich weiter zu akklimatisieren.

Während er nach Luft schnappte, flog plötzlich eine Tür auf, und zwei Jungen kamen den Flur herunter auf ihn zugeschossen. Einer rannte und dribbelte dabei gekonnt einen Ball vor sich her, der andere fuhr mit einem Roller, dessen kleine Räder eine Furche in den müden Hotelteppich schnitten. Die beiden waren jung, sieben oder acht, womöglich Brüder oder Cousins. Sie hatten eine dunkle, olivfarbene Haut, und als sie näher kamen, hörte er sie in einer fremden Sprache sprechen, die, wie er annahm, aber nur annahm, im Nahen Osten beheimatet war. Ihre großen braunen Augen schienen umso größer zu werden, als sie Bucky sahen, schwer und atemlos ans Geländer gelehnt, die geschwollenen Füße in einem alten Paar Nike Air Jordans, aus denen sie wie zwei Brotteige aus zwei Backformen hervorquollen.

Der Junge mit dem Roller bremste, blieb stehen und starrte stumm blinzelnd zu Bucky hin, bis der andere zu ihm trat. Keiner von beiden sagte etwas. Der Fußball war nur halb aufgepumpt. Bucky nickte ihnen zu.

»Ich würde euch Jungs ja ein Match anbieten, doch ich fürchte, ich bin im Moment nicht ganz fit. Ehrlich gesagt, bin ich völlig erschossen.«

Die Jungen sagten immer noch nichts. Ihre Blicke waren weder unhöflich noch aufdringlich, einfach neugierig, als stünden sie in einem Museum, und er wäre ein Ausstellungsstück – natürlich ein alter Klassiker von einem der großen Meister.

»Hey, wenn einer von euch einem alten Mann mit seinem Gepäck helfen würde, könnte ich ihm …«

Bucky befühlte die vielen Taschen seiner alten Jagdweste, die er seit Jahren trug, weil er in ihr alles mitnehmen konnte, was er brauchte, und checkte anschließend auch noch die Hosentaschen. Da waren Schlüssel, etwas Kleingeld – Vierteldollarmünzen und ein paar Pennies, klar: Das wenige Bare, das er eingetauscht hatte, lag eng zusammengerollt irgendwo unten in seinem Handgepäck, bei seiner Brieftasche, Maybells altem Handy, einem Schlüsselring von den Chicago Bulls, einem Wattestäbchen und einer Lage Tylenol. Dann erinnerte er sich, dass er in der Innentasche eine Rolle Pfefferminzbonbons, Life Savers, hatte. Irgendwer hatte ihm gesagt, wenn er sie im Flugzeug lutsche, würde es in seinen Ohren beim Landen nicht so schmerzhaft knarzen, doch er hatte den Anflug schlicht verschlafen.

»Jeder eine halbe Rolle?«

Die internationale Sprache von Süßigkeiten gleich verstehend, betrachteten die Jungen die Bonbons und konferierten einen Moment lang miteinander, aber während sie noch zögerten, kam eine Frau rückwärts aus einem Hotelzimmer hinter ihnen. Sie zog einen Wagen voll mit Reinigungsmitteln, Toilettenpapier und einem großen Wäschesack hinter sich her. Als sie die Jungen sah, sagte sie etwas mit leiser, ruhiger, aber fester Stimme. Die beiden verdrehten die Augen, sie wiederholte ihre Worte, jetzt mit mehr Nachdruck, und die Jungen wandten sich widerstrebend ab, Füße und Räder bewegten sich still den Flur hinunter und verschwanden durch eine Doppeltür in einen anderen von Zimmertüren gesäumten Korridor, der wie dieser Teil eines ausgedehnten Netzwerks von Stockwerken, Gängen und Treppen war, das Bucky so labyrinthisch wie endlos vorkam.

»Entschuldigen Sie, wenn die beiden Sie belästigt haben«, sagte die Hotelangestellte.

Auch sie schien der Gesichtsfarbe nach aus dem Nahen Osten zu kommen, war wahrscheinlich Araberin, wobei Bucky plötzlich bewusst wurde, dass sein Verständnis von Geografie und ethnischer Vielfalt jenseits amerikanischer Grenzen, und ganz sicher jenseits europäischer, erbärmlich war. Ihm fiel auf, dass ihre Augen von einem durchdringenden Grün waren. Die Frau trug ein buntes Tuch um den Kopf gewickelt, unter dem her sie ihn direkt ansah. Ihre Haut war glatt, sie strahlte Vitalität aus, aber die Augen waren das Markanteste an ihr. Fast schon herausfordernd blickten sie ihn an, und zwar auf eine Weise, die nahelegte, dass sie Dinge gesehen hatten, die er niemals würde verstehen können.

»Oh, sie haben mich nicht belästigt«, antwortete er. Er sah auf seinen Schlüsselanhänger. »Hey, können Sie mir sagen, wo Zimmer 333 ist?«

Sie schenkte ihm den Anflug eines Lächelns.

»Natürlich. Zimmer 333 ist weiter hinten. Erlauben Sie mir, dass ich es Ihnen zeige.«

Er folgte ihr bis ans Ende des Flurs und warf im Vorbeigehen flüchtige Blicke in einige offenbar gerade frei gewordene Zimmer, die darauf warteten, hergerichtet zu werden. Kleine, düstere Räume, und die auf der einen Seite hatten nicht mal ein Fenster. Bucky sah Haufen schmutziger Handtücher und Bettwäsche, leere Bier- und Weinflaschen und in einem Zimmer etwas Nasses auf dem Teppich, unter einem Flachbildfernseher mit einem gesprungenen Bildschirm.

»Sie haben Glück«, sagte sie unbekümmert. »Sie haben ein Zimmer mit Aussicht. Und es ist alles frisch gereinigt.«

Sie öffnete die Tür zu Zimmer 333 mit ihrem eigenen Schlüssel und trat zur Seite, um ihn hineingehen zu lassen. Auch dieses Zimmer war klein, wurde aber durch ein großes Fenster direkt aufs Meer hinaus gerettet, das von hier aus unendlich schien. Dinah hatte recht: Auf dieser Seite bekam man einen weit besseren Eindruck von der bedrohlichen Position des Hotels oben auf dem Kliff, einem riesigen steinernen Adlerhorst, wachsam über dem trüben Wasser. Direkt unter seinem Fenster war eine Terrasse mit Tischen und Stühlen und einem kleinen, einsamen Mann, der, wie es aussah, ein morgendliches Pint Bier in der Hand hielt.

Weit darunter kam die Ufermauer mit einem flutbedingt nur schmalen Streifen Strand und dann nichts als Wasser, zartgrau und launisch.

»Sie sind nicht von hier«, sagte die Stimme des Zimmermädchens hinter ihm. Es war eine Feststellung, keine Frage.

»Nein«, antwortete Bucky. »Bin ich nicht. Ich komme aus Amerika.«

In ihrem Gesicht flammte Interesse auf.

»Amerika?«

Zum ersten Mal seit Jahren, vielleicht überhaupt, verspürte Bucky so etwas wie ein Privilegiertsein, postuliert durch ein einfaches Wort und alles, was es repräsentierte. Amerika. Sein Mythos. *Amerika*.

»Ja.«

»New York? Der Big Apple?«

»Chicago. Chi-town oder auch The Windy City. Was ist mit Ihnen?«

»Meine Eltern waren aus Afghanistan.«

Jetzt war es seine Miene, die sich veränderte.

»Afghanistan, oh Mann.«

Sie nickte.

»Ich bin auch aus Afghanistan, aber größtenteils in England aufgewachsen.«

»Ich heiße Bucky.« Er streckte die Hand aus. Sie sah darauf, wie auf etwas völlig Unerwartetes, einen Blumenkohl, ein Teleskop oder einen alten Schuh. Sie schüttelte sie dennoch.

»Und wie heißen Sie, Sweetie?«

»Shabana.«

»Sha …?«

»Bana.«

»Witzig, nicht weit von, wo ich herkomme, gibt es ein Dorf, das Shabbona heißt. Ja, Shabbona, Illinois. Ganz ähnlich. Ich hab kürzlich erst darüber gesprochen. Shabana ist ein schöner Name.«

»Er bedeutet ›zur Nacht gehörig‹.«

»Scheint passend. Ich mag ihn.«

»Und Ihr Name – Bucky? Klingt nach einem amerikanischen Cartoon-Helden. Was bedeutet er?«

Bucky lachte.

»Ja, Ma'am. Ich bin nicht sicher, ob er irgendwas bedeutet. Mein richtiger Name ist Earlon. Wenn ich ihn höre, bedeutet das normalerweise Ärger, weil mich immer nur meine Mutter oder meine Frau so genannt haben, oder die Polizei, als ich jünger war. Bucky ist schon okay.«

Wieder befühlte er seine Taschen.

»Es tut mir leid, Shabana, ich hatte noch keine Möglichkeit, ein paar von euren englischen Münzen zu bekommen.«

Er grub nach seiner Rolle Geldscheine, und als er sie fand, zog er eine Zehn-Pfund-Note heraus.

Shabana schüttelte den Kopf.

»Nein, nein. Bitte. Das ist zu viel. In England braucht man das nicht.«

»Nun, ich weiß die Ehrlichkeit zu schätzen, die Sie einem Fremden im fremden Land gegenüber zeigen. Aber hier ...«

Wieder lehnte sie sein Trinkgeld ab und verließ verlegen das Zimmer, kehrte zu ihrem Wagen zurück.

»Ich hoffe, Sie genießen Ihren Urlaub hier, sehr.«

»Danke. Das hoffe ich auch.«

*

Es gab keinen Whisky und keine Badewanne. Nur ein Waschbecken und eine dürftige, wie ein leckender Katheder tröpfelnde Dusche.

Schlimmer noch war, dass seine Tabletten nicht da waren. Bucky konnte sie nicht finden.

»Verflucht«, sagte er laut. *»Verflucht!«*

Er suchte überall, in seinem Koffer, dem Rucksack, seinen Taschen, und suchte noch mal. Er stand mitten im Zimmer und ging im Geiste seine einzelnen Stationen durch, was er wo gemacht hatte, bis zurück zum Flugzeug, seinem Platz am Fenster, den paar Fläschchen warmen Weins zu Beginn der goldenen Stunde – und sein Herz wurde zu einem kalten Stein, der auf den sonnenlosen Grund eines tiefen, dunklen Sees sank, als ihm bewusst wurde, dass er die ihm für einen ganzen Monat verschriebenen Schmerztabletten in der elastischen Tasche des Sitzes vor ihm vergessen hatte. Sechzig insgesamt, minus der wenigen, die er in den letzten Tagen genommen hatte. Alle weg.

»Oh, heiliger Herr im Himmel, sei mir gnädig.«

Er spürte, wie sein Atem sich beschleunigte, es kam wie

ein Fieber über ihn, Schweiß trat ihm auf die Stirn. Sein Kreislauf sackte zusammen. Bucky setzte sich auf den Rand des Betts, legte den Kopf in die Hände und ächzte, laut und lang wie ein verwundetes Tier. Gab es in England Opioide? Ja, wahrscheinlich, aber so über die Ladentheke, ohne Rezept?

Einige nannten es »Hillbilly-Heroin«, andere nannten sie »Blues« oder »Berries«. Das Land zu Hause war fest im Griff einer Epidemie. Auf der Straße waren die kleinen Tabletten als »Percs« oder »Rims« bekannt, als »Tires« oder »Wheels«. Andere nannten sie »Kickers« oder »Ozone«. Aber wie immer sie auch genannt wurden, sie waren Gold wert. Die Schmerztabletten, von denen er abhängig war, boten Hilfe und Licht. Waren Problemlöser, Traumspinner. Stumme Liebende. Zu Anfang gaben sie ihm das Gefühl, in Lava zu baden, in Seide zu versinken. Im Mutterleib aufzuwachen. In einer liebenden Umarmung. Sie waren die Raumschiffpiloten, die ihn hinaus zu himmlischen Sternbildern trugen. Wenigstens war es einmal so gewesen. Mittlerweile ging es nur noch um die Befriedigung der grundlegendsten Bedürfnisse, um den Erhalt einer Art Gleichgewicht, und wenn er hier keine kriegte, und das bald, war er geliefert. Ging komplett den Bach runter. Ohne sie musste er allein auf sich gestellt mit dem Schmerz klarkommen, ganz zu schweigen vom sich ankündigenden Schrecken des plötzlichen Entzugs. Es würde keine sorgsam heruntergefahrene Dosis geben, keine langsame Entwöhnung, nur den kalten Entzug wie in alten Drogentagen, oder was er heute bei den jungen lebenden Toten in der Nachbarschaft sah.

Dann fiel es ihm ein.

Er griff nach seiner Brieftasche, und da, im inneren Reißverschlussfach, steckte die abgeschnittene Ecke einer Tablettenlage. Einer der Tablettenhalter war leer, die Folie vor Langem schon abgerissen, aber im anderen war noch eine. Eine einzelne Nottablette, deren Wert unschätzbar war. Nicht für tausend Dollar würde er sich von ihr trennen.

Aber Bucky wusste, sie reichte nicht. Diese letzte Tablette war der Finger des kleinen Jungen, der im Loch des Deiches steckte und die drohende Katastrophe kaum verzögerte. Er wusste, die Sanduhr war bereits umgedreht und der Sand rieselte unaufhaltsam nach unten, doch diese eine Tablette war immerhin etwas. Eine winzige, bittere grüne Verzögerungstaktik von exakt achtzig Milligramm, die höchste Dosis. Er riss die Folie herunter, brach die Tablette in zwei Teile und schluckte eine Hälfte mit etwas staubig schmeckendem Wasser aus der Leitung im Bad, das ins mit einem blassen braunen Rand umkränzte Waschbecken pladderte.

Er suchte nach einem Telefon, um beim Zimmerservice Whisky, Eis und vielleicht auch etwas Sodawasser zu bestellen, was alles zusammen den Beginn der goldenen Stunde beschleunigen mochte, wenn es denn eine geben würde. Aber es gab kein Telefon und keinen Zimmerservice. Nur die Wände, das Fenster und das kabbelige Meer, das traurig auf den herbstlichen Sand klatschte.

Bucky trat sich die alten Nikes von den Füßen, öffnete den Gürtel und legte sich aufs Bett zurück. Unter ihm schnarrte eine Sprungfeder, und ihr spitzes Ende grub sich in seinen Rücken. Und in seinem Herzen meldete sich ein noch tieferer Schmerz.

»Oh, Maybell«, sagte er. »Meine Maybell.«

*

Dinah unterdrückte ein von tief unten kommendes Gähnen, schluckte es herunter und fuhr fort damit, die vor ihr aufgereihten Waren zu scannen.

Ein Fläschchen Multivitamintabletten. Bleichmittel. Nesquik. Tampons.

Die roten Linien des Barcode-Scanners blitzten nacheinander über drei Dosen Makrelen. Ein Schweineohr aus dem Haustierregal. Nudeln.

»11,47 Pfund, Liebes.«

Die Kundin, eine junge Goth-Frau mit einem Undercut, Steckern in den Wangen und einer Landkarte aus silbrigen Rasierklingennarben den Unterarm hinauf packte ihre Sachen ein, bezahlte und ging ohne ein Wort. Die nächste Kundin legte ihre Einkäufe aufs Band, und Dinah fing erneut an zu scannen.

Aspirin. Bombay-Mix. Ochsenschwanzsuppe – vierundzwanzig Dosen. Meisenkugeln. Ein Wispa-Riegel.

Aus der Lautsprecheranlage klang Musik. Es war ein Song, den sie in- und auswendig kannte und hasste, einer dieser Telefonwerbung-Songs, *Lebe-dein-bestes-Leben-Babe-dies-ist-der-Moment*. Sie hörte ihn zehnmal am Tag, jeden Tag, mindestens. Warum spielten sie nie Musik, die sie mochte, Songs, die etwas aussagten und nicht getränkt waren mit dem zynischen Nachgeschmack zielgerichteter Marketingtricks? Warum war es nie *Stoned Love* oder *Knock on Wood*? Warum war es nie *Every Time I See You, I Go Wild* von J. J. Barnes oder *Until The Wheels Fall Off* von Earlon »Bucky« Bronco, der in diesem Moment auf der anderen Seite der Stadt allein in seinem Hotelzimmer war und nach seiner langen, anstrengenden Reise über den Atlantik hoffentlich einen tiefen, befriedigenden Schlaf genoss. Dinah konnte es kaum erwarten, dass ihre

Schicht endete, damit sie zurück ins Majestic kam, zurück zu Bucky.

Ein Monster-Energy-Drink. Fairy-Spülmittel. Eine Fairy-Lichterkette. Marshmallows.

»18,49 Pfund bitte, Liebes.«

Der Song endete und wurde durch einen anderen aktuellen Hit ersetzt, der ihr ebenfalls leidig vertraut war. Vielleicht hatte der Laden ja einen Vertrag mit den Plattenfirmen und kaufte ein Paket Popsongs, die sie jeweils drei Monate lang rauf und runter spielten; Musik, die, wie Dinah es sich vorstellte, von einem Komitee Marketingberater mit ordentlich gestutzten Bärten für »anregend und stimmungshebend« und »dem Konsum zuträglich« gehalten und deshalb für alle Filialen im Land ausgewählt wurde, um die Verkäufe zu maximieren. Der Refrain dieses Songs jetzt hatte nicht mal einen Text. Der Versuch, emotionale Bedeutung oder Resonanz zu artikulieren und zu befördern, wurde durch gieriges, wortloses Geheul ersetzt, mit voller Lautstärke und wenig Gefühl von einer Sängerin produziert, deren kraftvolle Stimme durch eine automatische Höhenkorrektur gepresst worden war wie satte Fleischstücke durch einen Wolf. So faul. War der Song tatsächlich Schrott, fragte sich Dinah, oder wurde sie einfach nur alt? Sie mochte Musik ganz allgemein viel zu sehr, um etwas einfach so abzutun, aber diese Popmusik fühlte sich so zynisch und anämisch an. Sie weigerte sich, auf eine so kaltschnäuzige Weise emotional manipuliert zu werden. Davon gab es auch so schon genug in ihrem Leben.

Vielleicht, überlegte sie träge, war die Musik Schrott, *und* sie wurde alt. Vielleicht musste es nicht das eine *oder* das andere sein.

Ihr Telefon vibrierte, und auch wenn es den Angestellten während der Arbeit nicht erlaubt war, ihre Handys zu benutzen, sah sie kurz darauf. Es war eine Nachricht von Lee, ihrem Sohn: *bring rizlas mit*. Darauf folgte gleich noch eine weitere: *& schokomilch*. Und eine dritte: *die von cadbury*.

Zehn Sekunden später folgte noch eine vierte Nachricht: *nicht den billigen scheiß*. Aber statt das letzte Wort auszuschreiben hatte er ein Emoji benutzt, einen kleinen dampfenden Exkrementhaufen mit großen lächelnden Augen. Er machte sich nicht mal die Mühe, die sechs Buchstaben für einen der einfachsten Kraftausdrücke zu tippen, stattdessen schickte er seiner Mutter einen wahrhaftigen digitalen Scheißhaufen. Tausende Jahre menschlicher Evolution, schnaubte sie, führten zu so einem Ergebnis. Was für eine Welt. Was für ein Leben.

Dinah wusste, obwohl es bereits früher Nachmittag war, schrieb ihr Sohn entweder aus dem Bett oder vom Sofa, nachdem er bis tief in die Nacht mit seiner philippinischen Verlobten geredet oder Onlinespiele gespielt hatte, einer jungen Frau, die ganz offenbar auf arbeitslose, unqualifizierte, noch bei ihren Eltern lebende zwanzig-und-noch-was-jährige Kiffer mit Pornosucht stand.

Sie schaltete ihr Handy aus.

Ein Kunde verließ die Schlange, ein anderer stellte sich an, und in der viel zu kurzen Pause zwischen zwei pumpenden Popsongs schallte das Piepen der Barcodes durch den Laden. Eine Bewegung beim Eingang erregte ihre Aufmerksamkeit. Royston Wisdom, der überarbeitete einzige Wachmann des Ladens und örtliche Kampfsporttrainer, befand sich in einem Handgemenge mit jemandem, höchstwahrscheinlich einem Ladendieb. Das kam jeden Tag vor. Die beiden standen leicht verdreht und ineinander verstrickt da, und erst als sie sich aufrichteten, sah Dinah, wen Roy da im eisernen Würgegriff hatte: Es war Russell, ihr Mann.

»Oh, verflucht noch mal«, sagte sie, stand von ihrem Stuhl auf und knallte das Schild KASSE GESCHLOSSEN auf das Förderband, sehr zum Ärger der bei ihr anstehenden Kunden. »Nicht schon wieder.«

Sie lief in der Hoffnung zur Tür, die Situation zu klären, bevor Wet Stephen, der sich streng an alle Vorschriften haltende Filialleiter, mit dazukam.

»Er probiert's mal wieder, Dinah«, sagte Roy und hob die Flasche Schnaps an, die er in seiner freien Hand hielt. Sie sah, dass es nicht mal der einigermaßen anständige Wodka war, sondern der billigste Fusel, den sie hatten. Der dämliche Saukerl hatte nicht einmal genug Verstand, eine bessere Marke zu klauen oder sich einen teureren Laden auszusuchen. Und sich mit Roy Wisdom anzulegen, einem netten Kerl, mit dem sie zur Schule gegangen war, der aber auch ein geborener Streuner und waschechter Zigeuner war und Russell als Zahnstocher benutzen könnte, wäre er weniger nachsichtig gelaunt, nun, das war einfach brunzdumm.

»Ich wollte doch bezahlen«, bettelte Russell so halbherzig wie erbärmlich.

Dinah wandte den Kopf, um zu gucken, wer zu ihnen hersah – es war der halbe Laden, wie sich herausstellte, aber glücklicherweise nicht Stephen –, und trat dann näher an die beiden heran.

»Du verdammter Idiot«, zischte sie in Russells Richtung, »du bist so peinlich.«

Und dann zu Roy, der immer noch einen muskulösen, planteltrainierten Arm um den Hals ihres Mannes liegen hatte: »Irgendwas kaputt, Roy?«

»Kaum«, sagte der Wachmann, der annahm, dass sie Knochen und keine Flaschen meinte.

»Irgendwer verletzt?«

»Hey, Moment mal«, krächzte Russell. »Ich bin ein verdammter Pazifist.«

Roy schüttelte den Kopf.

Dinah sah das Netz geplatzter Äderchen in der Wange ihres Mannes, jedes einzelne Teil einer Grafik, die ein dem Alkohol gewidmetes Leben veranschaulichte, und wie blass, verwahrlost und schwach er in Roys kraftvoller Umarmung aussah. Einer der beiden verströmte die feinen Noten eines teuren Rasierwassers, und das war sicher nicht Russell. Sie sah sich um, und als niemand von der Filialleitung aufzutauchen schien, was ungewöhnlich war, hatte Wet Stephen doch etwas von einem Voyeur, so wie er an den Monitoren des Überwachungssystems klebte, trat sie noch näher an die beiden heran.

»Er vergisst manchmal einfach, seine Tabletten zu nehmen. Du weißt, wie das ist«, sagte sie zu Roy.

»Nein, weiß ich nicht«, protestierte Russell.

»Doch, das tust du. Und dir wurde gesagt, dass du dazu keinen Alkohol trinken sollst.«

»Es ist das dritte Mal, Dinah«, sagte Roy.

»Und das letzte«, antwortete sie.

In der Klammer von Roys Arm gefangen blickte Russell von seiner Frau hoch zum Wachmann und zurück zu seiner Frau. Er wirkte zuversichtlich, erwartungsvoll.

»Das letzte Mal waren es vierundsechzig Batterien«, sagte Roy. »Dreifach-A-Duracells. Wer braucht vierundsechzig Batterien? Keiner, außer er ist ein Kleinkrimineller, nur dann.«

»Du würdest dich wundern«, sagte Russell. »Um die ...«

»Halt den Mund«, flüsterte Dinah. »Wirklich, es ist das

letzte Mal, Roy, er verspricht es – richtig? Wir wissen doch beide, dass die Polizei sowieso nichts tut, selbst wenn sie sich die Mühe machten, hier aufzutauchen, was aber nicht der Fall sein wird.«

Russell wand sich und sah den Wachmann an, der die Augen verdrehte und ihn losließ.

Russell zog den Kragen seines Hemds zurecht, strich sich die Ärmel glatt und wollte zurück in den Laden. Roy hielt ihn mit einer energisch seine Schulter packenden Hand zurück.

»Was?«, sagte Russell. »Ich muss Tabak kaufen.«

»Du hast ganz klar Hausverbot, Holzkopf.«

Russell trat zurück und richtete sich auf.

»Und? Hatte ich sowieso.«

»Das nächste Mal reiß ich dir den Kopf ab wie einem Huhn im Schlachthof, du Pinsel.«

»Wenigstens dienen Pinsel einem Zweck, im Gegensatz zu dir.«

»Du hast sein Wort«, sagte Dinah zu beiden, zu Russell und zu Roy.

»Dummerweise wissen wir, dass das nichts taugt«, sagte Letzterer.

»Stimmt schon. Aber es gibt kein nächstes Mal. Und wenn doch, übernehme ich das Kopfabreißen selbst.«

»Ich bin auch noch da«, sagte ein gereizter Russell beleidigt, weil er sich aus dem Gespräch der beiden ausgeschlossen fühlte.

Roy drehte ihn mit einer geschickten Bewegung um und schob ihn sanft, aber mit Nachdruck auf die Straße hinaus.

»Bring Tabak mit, okay, Schatz?«, rief Russell Dinah über die Schulter zu.

Dinah sah auf die Uhr. Ein Ed-Sheeran-Song klang aus der

Lautsprecheranlage, und sie dachte an all die Arten, wie sie Russell am liebsten umbringen würde. Dann sah sie Wet Stephen, den Filialleiter, mit verzerrter Miene durch den Laden auf sie zukommen, und sie dachte an all die Arten, wie sie auch ihn umbringen könnte. Und Ed Sheeran. Es würde ein prächtiges Gemetzel werden, ein wunderschönes Massaker, um das fade Leben zu beenden. Sie stellte sich kurz vor, wie sie in all dem Blut ausrutschte und Innereien tropfend aus ihren Händen hingen, während Kunden und Angestellte zusahen. Vielleicht würden ein paar sogar applaudieren.

Die Schicht dauerte noch zwei Stunden.

*

Das Geschrei einer Möwe weckte ihn und ließ ihn nicht wieder einschlafen. Das kehlige Krächzen kam direkt von seinem Fenster, drängend, nachdrücklich, eigensinnig.

Bucky stand auf, und seine Hüften heulten auf in diesem Zimmer, das dazu gemacht schien, ihn zu deprimieren. Er schob die Vorhänge auseinander und sah hinunter auf ein Gewirr aus Zweigen, Moos und Federn, ein schäbiges, verkrustetes Nest, in dem die Möwe saß. Sie blickte träge zu ihm hinauf, als wäre er hier der unbefugte Eindringling. In seinem Schädel pochte es. Er wollte das alte Schiebefenster öffnen, doch es war zugenagelt, frische Luft schien für das Hotel weniger wichtig als die, wie er annahm, Verhinderung von Selbstmorden. Das Majestic war fraglos von einer morbiden, tief im Gemäuer sitzenden Endzeitstimmung durchdrungen, verfolgt von den Geistern des eigenen Untergangs. So mancher mochte sich hier zum Schlussstrichziehen gedrängt fühlen. Und einige Fenster, dachte er, sind in dem Sinne einladender als andere.

Wieder sah er verschiedene Leute über die Promenade und hinunter zum Strand gehen. Das spätnachmittägliche Meer lag auf eine unheimliche Weise ruhig und glatt da, ein schmutziger alter Spiegel, in dessen salz- und sandgefleckter Oberfläche ein ähnlich schwermütig wirkender Himmel zu sehen war. Es war Flut. Während er im durch die fadenscheinigen Vorhänge fallenden, mittlerweile schwindenden Licht auf der knarzenden Matratze gelegen hatte, war das Meer zurückgegangen und wieder herangekommen.

Bei der Helling sah er Männer, Frauen und ein Mädchen in einem Rollstuhl. Sie schlüpften in weite Umhänge und wechselten darunter in Neoprenanzüge.

Das Licht wurde weicher, und der Strand war nur mehr ein schmaler Streifen Sand, ein zwischen Wasser und Land gezwängtes goldenes Band. Hoch von Buckys Fenster aus gesehen waren die Schwimmer kleine schwarz gekleidete Figuren, die hinaus ins Meer wateten. Im trüben Licht wurde das Mädchen von einem der Männer aus dem Rollstuhl gehoben, sanft ins Wasser gelegt und dort gehalten. Das Ganze kam Bucky wie ein Ritual vor. Fast heilig.

Hoch über dem Hotel kreiste ein Schwarm Möwen, und ihre Schreie klangen wie Sirenen, die die Heiligkeit des Moments durchstießen. Bucky lehnte sich vor und verdrehte den Hals, um sie besser in den Blick zu bekommen, doch sie wurden von einem Aufwind höher getragen und verschwanden aus seinem Sichtfeld – alle, bis auf die Möwe auf seiner Fensterbank, die ihn geringschätzig ansah. Plump und selbstgefällig hockte sie in ihrem verkommenen Nest. Er zog den Vorhang wieder vor. Sie war ein gefiederter Feind, ein Schnabelmonster. Er konnte ihren bohrenden Blick nicht länger ertragen.

Bucky hörte kaum das schwache Klopfen an seiner Zimmertür. Er hatte den Nachmittag in einem unruhigen, zerfahrenen Auf und Ab verdöst und fühlte sich immer noch wie benebelt. Die halbe Tablette hatte den Schmerz in seinen Gelenken nur ein wenig gelindert, und so hatte er noch drei Tylenol geschluckt, was ihm auf den Magen geschlagen war, woraufhin er eine Dosis Pepto-Bismol genommen hatte. Die hatte ihm ein unangenehmes Völlegefühl verschafft, und so war er ein weiteres Mal aufgestanden, hatte eine Wind-Eze geschluckt, sich wieder hingelegt und die letzte halbe Stunde rastlos weiter vor sich hingedämmert.

Er war erschöpft, fühlte sich mit einem Mal aber auch ausgehungert. Er war ohne goldene Stunde geblieben, ohne üppige Oase in der endlosen Wüste körperlicher Qual, und da er sich bewusst war, dass ihm nur noch eine halbe Tablette blieb, schmachtete seine Seele bereits nach mehr Opioiden und sein Körper folgte ihr. Es war die Psychologie einer speziellen für das kapitalistische Zeitalter maßgeschneiderten Abhängigkeit. Dass er sich dessen bewusst war, machte seine Zwangslage umso demütigender.

Sein Auftritt lag noch achtundvierzig Stunden entfernt, und doch war er sich tief im Inneren bereits unsicher, ob er es bis dahin ohne völligen geistigen und körperlichen Zusammenbruch schaffen würde. Er fühlte sich zu alt, um dem Leben clean gegenüberzutreten.

Er öffnete die Tür.

»Zimmer 333«, sagte Dinah. »Eine solche Zahl zu haben ist höchst bedeutsam. Hi, Bucky.«

»Hi«, sagte er, die Stimme rau vor Müdigkeit und völlig ausgetrocknet. »Kommen Sie herein.«

Sie kam ins Zimmer und roch nach Parfüm und Zigarettenrauch.

»Ja, wenn ich mich recht erinnere, weist die 333 darauf hin, dass Ihnen Engel auf Ihrer Reise helfen.«

»Auf meiner Reise hierher?«

»Zur Akzeptanz des eigenen Ichs offenbar. Zufällig interessiere ich mich ziemlich für Zahlen, und ich *glaube*, die 333 verweist auch auf einen wichtigen Bibelvers.«

»Sind Sie gläubig, Dinah?«

»Ich glaube an die Soulmusik. Was die Religion angeht, nein, da kann ich nicht sagen, dass ich dazugehöre. Und Sie?«

Bevor Bucky etwas sagen konnte, holte Dinah ihr Handy hervor, googelte etwas und sagte: »Hier steht es, Vers 3:33 handelte vom Land, in dem Milch und Honig fließen, was, wie alle wissen, North Yorkshire ist, auch bekannt als Gottes eigenes County, ganz speziell Scarborough. Ich meine, dieses Zimmer ist ein wenig ein Loch, aber wenigstens hat seine Nummer eine Bedeutung, und dann dieser Panoramablick. Sehen Sie sich das an. Haben Sie geschlafen?«

Bucky fühlte sich von Dinahs Worttornado mitgerissen.

»Kaum. Ein bisschen. Ich weiß nicht.«

»Ist es der Jetlag?«

»Die Möwen, unter anderem.«

»Oh, die.«

»Und das Licht. Und meine gottverdammten Hüftschmerzen.«

»Ich habe Aspirin dabei, das Sie nehmen könnten.«

Er schüttelte den Kopf.

»Ist ein bisschen was schlimmer, Sweetie. Aber erzählen Sie mir von den Möwen. Wie schlafen Sie mit dem Lärm dieser gruseligen Ungeheuer?«

»Oh, für gewöhnlich mit Ohrenstöpseln und einer Augenmaske. Und Wein. Ich stecke auch Stöpsel in Russells Nasenlöcher, damit er zu schnarchen aufhört, und mit der Maske muss ich sein fades Gesicht nicht sehen. Der Wein schaltet mein Bewusstsein aus. Und wer sich da ohne meine Einladung zu bedienen versucht, dem hacke ich die Hände ab.«

»Die Viecher machen mich seit Stunden verrückt.«

»Sie gewöhnen sich an sie, wobei ich lügen würde, wenn ich sagte, dass ich nicht schon etliche Stunden in der Dunkelheit gelegen und mir Möglichkeiten überlegt hätte, wie ich die ganze verdammte Brut auslöschen könnte. Verstehen Sie mich nicht falsch, ich liebe alle Kreaturen Gottes und so weiter, aber einige etwas weniger als andere. Ich kenne das, glauben Sie mir. Ich weiß, wie es Ihnen damit geht.«

»Ich hatte definitiv auch Genozidgedanken, während ich auf meiner knorrigen Matratze lag«, sagte Bucky. »Was wäre Ihre bevorzugte Methode, nur aus Interesse?«

»Nur aus Interesse, es gibt mehrere, Rattengift ist eine. Eine Armbrust eine andere. Ein Feuerwehrschlauch.«

»Oh«, sagte Bucky. »Das ist brutal.«

»Winzige Granaten in Schottischen Eiern, Rasierklingen in panierten Würsten, solche Sachen. Waterboarding war auch eine Idee, obwohl sie nicht gequält werden müssen, und dann sind es Seevögel, und ich bin nicht sicher, ob es überhaupt funktionieren würde. Vielleicht könnte man sie auch ganz menschenwürdig einfangen, tief ins Land bringen und da freilassen, um die Viecher zu verwirren. Irgendwohin wie Harrowgate.«

»Harrowgate?«

»Da wohnen reiche Rentner, die nicht früh aufstehen müssen. Ich muss allerdings zugeben, dass ich die aufdringlichen kleinen Bastarde vermissen würde, wenn sie nicht mehr da wären. Ich meine, was ist eine Stadt am Meer ohne Möwen, die kreischen, als stünde der Himmel in Flammen?«

»Nun, vielleicht«, sagte Bucky, skeptisch und fahrig.

»Heute Nacht werden Sie besser schlafen, da bin ich sicher. Haben Sie Hunger?«

»Wie ein Rennpferd.«

»Ich dachte, ich könnte Ihnen vielleicht eine örtliche Institution zeigen.«

»Ist es weit?«

Sie deutete über den Hafen hinaus, wo Spielhallen die Küstenstraße mit blinkenden Lichtern säumten. Er sah Schilder von Unternehmen wie Coney Island, Gilly's Leisure Center und Henry Marshall's Fun Time.

An der Zimmertür zog eine Gruppe lärmender Männer vorbei. Ihr Bariton dröhnte den engen Korridor hinunter.

»Sind Sie bereit?«, fragte Dinah, die hinter ihm stand.

Bucky zögerte.

»Es sind diese alten Stelzen, Sweetie. Wie ein altersschwacher Gaul bin ich, wo's flach ist, eine Weile okay, aber Steigungen schaffen mich. Hier hochzusteigen hätte mich verdammt noch mal beinahe umgebracht. Sie werden mich bald schon in die Leimfabrik schicken.«

»Oh, Bucky, das tut mir leid. Warum haben Sie nicht den Aufzug genommen?«

»Außer Betrieb.«

»Aber es gibt zwei.«

»Gottverdammt.«

»Keine Sorge, wir nehmen die Funikular nach unten.«

»Die was?«

»Die Funikular. Die Trambahn gleich nebenan.«

»So was wie eine Straßenbahn, meinen Sie?«

»In etwa, nur dass sie sich diagonal die Anhöhe hinunterbewegt. Die Stadt hatte früher fünf davon, jetzt sind nur noch zwei übrig. Sie wurden gebaut, um Touristen oben aus der Stadt zum Strand und ins Küstenvorland zu bringen. Die Viktorianer waren ganz gute Techniker.«

»Nun, zum Teufel, bringen Sie mich hin, Dinah. Geben Sie mir nur eine Minute, um mich frisch zu machen.«

Bucky ging ins Bad, wusch sich schnell das Gesicht, das im düsteren Licht mürrisch und verbittert wirkte, putzte sich die Zähne, sah nach seinen Haaren und drückte sie zurecht. Er sollte sich rasieren, doch das konnte warten. Er benutzte sein Deodorant, zog die letzte halbe Tablette aus der Tasche und hielt sie in der Hand. Er sah sich im Spiegel an, diesen müden alten Mann, der in einem selbst verursachten Schlamassel feststeckte. Er sah wässrige, milchsaure Augen zu ihm zurückstarren, schwermütig und mit winzigen blutunterlaufenen Spritzern. Der Bursche war mal jung, dachte er, war mal furchtlos und kraftvoll und hatte alles vor sich, aber jetzt ist da nicht mehr viel. Vorbei war es jedoch noch nicht. Nicht, bevor sein Herz zu schlagen aufhörte und die Räder abfielen. Er schluckte die Tablette mit Wasser, Sorge und Bedauern, er konnte nicht weiter denken. Er brauchte sie jetzt. Später konnte warten.

Bucky schaltete das Licht hinter sich aus.

»Wir können«, sagte er.

*

Der Tag versank in Dunkelheit, während sie langsam die Uferstraße entlanggingen. Neonlichter erleuchteten die Pfützen, die von einem kurzen, heftigen Nachmittagsschauer übrig waren. Die Luft war kühl und sauber, und aus den Spielhallen, an denen sie vorbeikamen, klangen alle möglichen Geräusche hinaus aufs Wasser: Sirenengeheul und Hupen, Musik,

Geklapper und das Rattern von Münzen. Automatisiertes Lachen und echtes Lachen.

Der Bürgersteig war in elektrisches Rosa und blinkendes Gelb getaucht, und Bucky verspürte so etwas wie ein Zwischenhoch. Wie um zwei Felsen in einem Wildbach strömten die Leute um sie herum. Das Tagespublikum mit seinen übergroßen Zuckerwattewolken und Gutscheinheften, eine Mischung aus sehr Alten und sehr Jungen, wurde gerade durch das mit dem Wunsch beseelte Freitagabendpublikum ersetzt, die Woche durch körperliche Berührungen, ein nettes Durcheinander, mögliche Handgreiflichkeiten und eine gewisse Entrücktheit hinter sich zu lassen. Bucky spürte, wie die Energie der Körper um ihn herum sich veränderte, und atmete die würzigen Düfte von Parfüms und Aftershaves ein, die durch die Gerüche von heißem Öl, Salz und Zucker schnitten – alles unterlegt mit der fauligen Note, die von den aufgetürmten Körben und ausgespülten Eimern des Fischereihafens herüberwehte.

Der Pick-up mit dem Schild, das versprach, ja fast schon drohte: *Der Zirkus kommt in die Stadt!*, den Bucky bereits am Morgen gesehen hatte, kam wieder vorbei. Er konnte nicht sehen, wer ihn fuhr, und so hatte sein Auftauchen etwas Geisterhaftes, und es war, als wäre er der Einzige, der ihn vorbeigleiten sah.

»Da sind wir.«

Sie blieben vor einem grell geschmückten Eiscafé mit eindeutig amerikanisch inspirierter Ästhetik stehen.

»Das hier ist, wie gesagt, eine von Scarboroughs Institutionen«, sagte Dinah. »Lassen Sie sich nicht vom Äußeren täuschen, das Ganze mag wie eines Ihrer Burger-Restaurants aussehen, aber die Speisekarte ist sehr englisch. Ich dachte, etwas örtliche Küche könnte interessant sein.«

»Wenn in Rom …«, sagte Bucky und folgte ihr.

Das Innere war hell erleuchtet. Die gelben Wände, polierten Spiegel und glänzenden Chromoberflächen strahlten eine warme, nostalgische Behaglichkeit aus, die den kühlen Oktoberabend draußen vergessen ließ. Dinah und Bucky stiegen auf rote Lederhocker an der halbrunden Theke im Diner-Stil.

Bucky betrachtete die beleuchteten alten Reklametafeln für Banana Delight, Fresh Farm Egg Milkshake und Knickerbocker Glory an der Wand, drehte sich und ließ den Blick durch den Rest des »Cafés« gleiten. Er pfiff durch die Zähne.

»Jetzt bin ich mehr als sechstausend Kilometer um die Erde geflogen und lande im Amerika der Fünfziger – wenn ich denn wüsste, was um alles in der Welt sie hier anzubieten haben. Ich muss in eine neue Dimension oder so etwas eingetreten sein. Das hier ist ein echter Trip.«

Die Kellnerin trug eine gestärkte gelbe Trägerschürze und schwatzte mit Dinah, während Bucky die Speisekarte studierte. Es gab Bovril mit gebutterten Crackern, Eton Mess, Ovomaltine, Pfirsich Melba und Schoko-Horlicks. Die Worte verschwammen vor seinen Augen. Er hielt sich an der glatten Oberfläche der Theke fest, um das Zittern seiner Hände zu beruhigen. Hunger oder Jetlag?, fragte er sich, obwohl er die ehrliche Antwort kannte: Entzug. Bucky atmete tief durch und hob den Blick. Die Spiegel, die sein Gesicht umrahmten, waren mit Sprüchen geschmückt: *Nimm deine Vitamine auf die einfache Weise* und: *Iss jeden Tag ein Eis*.

»Was meinen Sie, Bucky?«

Er spürte, wie er schwächer wurde. »Ich meine, dass ich ein ganz neues Vokabular lernen muss, um diese Speisekarte zu verstehen. Oh, warten Sie, ich weiß, was ein Pfirsich Melba ist. Aber gibt es auch etwas, Sie wissen schon, Herzhaftes?«

»Natürlich, und bestellen Sie, was Sie mögen, der Weekender zahlt.«

»Honey, Sie müssen die Führung übernehmen. Ich bin Ihrer Gnade ausgeliefert.«

»Okay, überlassen Sie mir die Auswahl, Bucky.«

Dinah bestellte, und bald schon sahen sie sich einer Vielzahl Teller gegenüber. Es gab Käse-Sandwiches und Thunfisch-Sandwiches, getoastetes Gebäck, Crumpets, Salat und einen Cherie-Amour-Eisbecher gefolgt von einem Bananarama-Eisbecher, dessen Farben genau zu den Wänden und Uniformen der Angestellten passten, eine Kanne Tee für zwei und eine Tasse Bovril, die unberührt blieb.

»Versuchen Sie, mich mit Kalorien umzubringen?«, fragte Bucky.

»Bleiben Sie nur bis Sonntag am Leben. Wobei, bis Montag wäre noch besser, da ich Sie da für Ihren Nachtflug zurück zum Flughafen bringen muss.«

Als er eines der Sandwiches nahm und hineinbiss, fragte sich Bucky, wie begründet die Bitte wohl werden mochte. Sie begannen zuzulangen.

*

»Sind Sie verheiratet, Bucky?«

Leere Teller standen vor ihnen. Trotz der merkwürdig exotischen Namen hatte sich das Essen nicht so sehr von dem unterschieden, was Bucky zu Hause aß, eine Menge Zucker, Salz und unnatürliche Farben, und als er seinen langen Eislöffel in eine kleine Pfütze geschmolzene gelbe Eiskrem legte, stieß er leise auf, »Oh, Entschuldigung«, und sackte auf seinem Hocker zusammen.

Wieder war der betäubende Rausch der goldenen Stunde

ausgeblieben, es gab nur eine milde Linderung des Schmerzes in seinen Gelenken. Sein System begann bereits gegen die Unregelmäßigkeit seiner herabgesetzten Opioid-Einnahme zu protestieren. Bald schon, das wusste er, würde der Protest mit solcher Lautstärke und einer solchen Erbitterung erfolgen, dass es unmöglich war, ihn mit Eiskrem, Crumpets oder rezeptfreien Schmerztabletten zu dämpfen, die er gewohnheitsmäßig wie M&Ms einwarf. Er konnte spüren, wie sich in ihm knirschend und mahlend die grausame Mechanik erzwungener Enthaltsamkeit in Bewegung setzte. Trotz all des Essens schmeckte er auf einer tieferen Ebene den beginnenden Entzug – da war ein Unterton von Rost, Staub und Verzweiflung. Seine Stimmung schwenkte um. Sein Geist begann sich zu verdunkeln.

Nicht zum ersten Mal fragte er sich, ob er in dieser Stadt ein Rezept für seine Tabletten bekommen könnte, und falls nicht, ob ein vergleichbarer vorübergehender Notbehelf erhältlich war. Straßendrogen? So sehr er es hasste, es sich eingestehen zu müssen, wusste er doch, dass er alles in Betracht ziehen würde, um das Wochenende durchzustehen, absolut alles. Eine kurzfristige Lösung war das, was er brauchte.

»Bucky?«, sagte Dinah noch einmal.

»Entschuldigung, Sweetie, ich war gerade ganz woanders. Das Essen hat mich kurz außer Gefecht gesetzt. Nennen Sie es ein Zuckerkoma.«

»Oh, kein Problem. Ich hab nur gerade gedacht, obwohl es sich anfühlt, dass ich Sie seit Jahren durch Ihre Musik kenne, weiß ich tatsächlich kaum etwas von Ihnen. Und ich bin ganz offensichtlich eine neugierige Schnepfe und habe mich gefragt, ob Sie verheiratet sind.«

Heißes Bovril, dachte er. *Eine neugierige Schnepfe*. Diese Briten.

»Ja«, antwortete er, wobei Dinah ein kurzes Zögern spürte, bevor er antwortete. Es war eine Lücke, in der, wie sie annahm, eine andere Geschichte schlummern musste.

»Ist sie zu Hause in Chicago, Ihre Frau?«

Wieder zögerte er, und diesmal bildete sich eine Reihe tiefer Furchen auf seiner Stirn, die sie an einen Stapel Pfannkuchen denken ließen.

»Sie ist gestorben.«

»Das tut mir so leid.« Das Schweigen hing einen Moment zwischen ihnen und stand kurz davor, zu etwas Misslichem zu werden, als Dinah fragte: »Wie lange ist es her?«

»Bald ein Jahr oder so«, antwortete er, obwohl er doch wusste, an diesem Wochenende war es exakt ein Jahr. Am Sonntag, genauer gesagt. Dem Tag seines Auftritts. War er deswegen hier?, fragte er sich, verwundert, dass er sich diese Frage zum ersten Mal stellte, obwohl sie doch seit Wochen unbeantwortet ihn ihm lauerte. Seit er die Einladung bekommen hatte. Natürlich, war die Antwort. *Natürlich* war er deswegen hier am anderen Ende der Welt und ließ sich auf diese dumme Eskapade ein. Weil es hier, oder irgendwo sonst, besser sein würde als *dort*, an einem Sonntag allein in dem Haus, das sie miteinander geteilt hatten und in dem Maybells Schatten noch auf allem lag wie ein bleiernes Tuch. Zumindest hatte er das gedacht, bis er seine Tabletten verloren hatte, und jetzt, nur Stunden nach seiner Ankunft, wusste er kaum mehr weiter. So dumm, dachte er. So dumm, mich in diese Situation zu bringen. Er war ein törichter alter Mann, verloren ohne seine Frau, ein dummer alter Mann, der außerhalb der Saison in einer englischen Stadt am Meer ein Eis aß, wo eine Handvoll wohlmeinender Leute die irrige Vorstellung hatte, dass er in der Lage sein würde, sie zu unterhalten, obwohl er sich doch ohne chemische Hilfe kaum die Schuhe zuzubinden vermochte.

Verflucht.

»Wie hieß sie?«

»Maybell«, antwortete Bucky und holte sich zurück von der Schwelle zur völligen Auflösung. »Oder Maybellene, wie in dem Song. Aber so gut wie alle nannten sie immer nur Miss Maybell.«

»Sie müssen sie sehr vermissen.«

Bucky nickte langsam.

»Ja. Ich vermisse sie wie …«

Bucky suchte nach dem richtigen Wort, fand jedoch keines. Nicht zum ersten Mal ging es ihm so, da sein Gefühl einfach zu allumfassend war, um es in einem einzelnen Begriff unterzubringen. Die Wörter, dachte er, haben mit dem Tod noch nicht gleichgezogen. Sie sind zu limitiert. Der Tod entzog sich jeder Beschreibung. Oder nicht mal der Tod, sondern das Gefühl des Verlustes, das auf ihn folgte. Trauer, Gram, was auch immer – kein Wort besaß die vernichtende Kraft des eisigen schwarzen Strudels, der sich um vier in der Früh in seiner Brust drehte, wenn ihn ihre Abwesenheit und der Gedanke zu verschlingen drohten, dass er begann, den Klang ihres Lachens zu vergessen, den Klang ihrer Stimme, mit der sie ihm eine einfache Frage gestellt oder sanft daran erinnert hatte, die Katze zu füttern, oder wenn sie ihn ein Monster genannt hatte, weil er Süßigkeiten so sehr mochte. Es war dieses Vergessen, das er am meisten fürchtete, diese Erosion der Ränder seines Gedächtnisses.

»Wie …« Er schüttelte den Kopf. »Ja«, sagte er. »Ja, ich vermisse sie sehr.«

»Trauer ist eine schreckliche Sache. Wenn sie einen erfasst, dann völlig.«

»So ist es. Ja.«

»Sie ist wie ein Planet, der sich vor die Sonne schiebt und über alles seinen Schatten wirft.«

Bucky nickte, beeindruckt von der Poesie ihrer Beobachtung.

»Und Sie befinden sich im Moment in diesem Schattenbereich, nicht wahr?«, sagte Dinah. »Ich kann es sehen.«

Wieder nickte er, traute sich aber nicht zu antworten, da ihm ein Schluchzer, der im Magen entstanden war und in der Brust aufstieg, zu entweichen drohte.

»Trauer ist der Preis der Liebe«, sagte sie. »Sehen Sie es so, wenn es hilft: Trauer ist der Preis der Liebe.«

Buckys Augen wurden feucht, doch er kämpfte dagegen an. Er wies die Tränenflut zurück, der er nie erlaubt hatte, sich Bahn zu brechen, nicht seit der ersten Diagnose.

Erneut verging ein langer Moment des Schweigens, bevor Bucky sich verpflichtet fühlte, ihn zu füllen.

»Kennen Sie den Song? *Maybellene*?«

»Chuck Berry, oder?«

»Richtig. Ches Records of Chicago, 1955. Tolle Stadt, tolle Zeit, die Geburt des Rock'n'Roll, mehr oder weniger. Hat eine Million Scheiben im ersten Jahr verkauft. Maybell behauptete, Mr Berry hätte den Song über sie geschrieben, aber da sie sich nie gesehen hatten und sie noch ein kleiner Hosenscheißer gewesen sein muss, als er herauskam, bin ich da nicht so sicher. Aber sie hat sich eine gute Geschichte nie durch Tatsachen verderben lassen. Nicht ein einziges Mal.«

Dinah lächelte.

»Wie lange waren Sie zusammen?«

Bucky atmete mit einem leisen Pfeifen langsam aus.

»Uii. Verdammt, das waren fast fünfzig Jahre, plus/minus

ein paar kleine, hmm, Unterbrechungen, hauptsächlich von meiner Seite. Ein ganzes halbes Jahrhundert, und davon ein Gutteil verheiratet.«

»Das ist großartig. Was für eine Leistung.«

»Meine größte.« Er lächelte traurig. »Es ging nicht immer ohne Ecken und Kanten, und es gab reichlich Brüche und Fehler, aber die Liebe meiner Frau für mich ist, oder war, das Höchste in meinem Leben. Ich meine, diese Frau war ein Engel, Dinah, und musste ein Leben lang den Bockmist des alten Bucky Bronco ertragen. Sie musste.«

»Ich bin sicher, sie war sehr stolz auf Sie.«

»Ich weiß es nicht. Vielleicht. Vielleicht.«

»Natürlich war sie das. Und wenn nicht, wird sie es jetzt sein.«

»Glauben Sie?«

»Natürlich, sehen Sie sich nur an, hier drüben, zum ersten Mal überhaupt auf Tour, mit Musik, die Sie geschrieben haben, bei Leuten, die gewillt sind, gutes Geld dafür zu zahlen. Das ist schon was Besonderes, wirklich.«

»Ich wünschte, ich könnte es so sehen.«

»Das ist die normale Nervosität vor der Show, Bucky.«

»Vielleicht«, sagte er gedankenverloren, wobei ihm doch bewusst war, wie es tatsächlich stand.

»Ihre Musik und ihr Talent haben Sie hergebracht. Sehen Sie es mal einen Moment so. Wie ich Ihnen schon sagte, gibt es Leute, die wie besessen sind von *Until the Wheels Fall Off*. Völlig vernarrt. Ich meine, ich spreche von Menschen, die das Lied jeden einzelnen Tag gleich mehrfach anhören. Im Auto, in der Küche, über Kopfhörer. Und ja, wenn ich *die* sage, meine ich auch *mich*. Aber ich bin nicht allein. Es gibt noch andere, die eine Hypothek auf ihr Haus aufnehmen würden, um eine von den nicht veröffentlichten Testpressungen von *All the Way Through to the Morning* zu ergattern.«

»Das ist verrückt«, antwortete er. »Und es ist ganz sicher schön, das zu hören, doch es erinnert mich an all die über die Jahre gemachten Fehler und verpassten Gelegenheiten, wobei die Schuld nicht immer bei mir lag. Damals, als ich angefangen habe, war alles wahnsinnig anders, und ich bin immer noch nicht sicher, ob sich da wirklich was geändert hat.«

Dinah winkte der Kellnerin, dass sie die Rechnung brachte.

»Wie meinen Sie das?«

Bucky wartete, bis sie auf einem gelben Plastikteller vor sie hingelegt wurde.

»Wenn Sie in Amerika arm geboren werden oder im falschen Viertel aufgewachsen sind, rechnen Sie mit einigem Scheiß. Alle wissen, ›der Traum‹, dass es jeder schaffen kann, ist nur ein Märchen und dass das Spiel von Beginn an abgekartet ist und sie nichts auf der Hand haben. Die meisten schaffen es nicht. Draußen auf der Straße und ganz unten, da geht es allein ums Überleben. Das ist alles. Ums Überleben. Und wenn der Scheiß nicht kommt, gehören Sie zu den Glücklichen.«

»Was ist passiert?«

Bucky rutschte vom Hocker auf seine geschwollenen Füße, und der Schmerz schoss ihm die Beine hoch. Sie fühlten sich hohl an, kaum in der Lage, seinen kräftigen Körper zu tragen. Ihm war schwindelig.

»Bei mir ist sie gekommen, die Scheiße.«

*

Der Pier gegenüber vom Diner warf lange Schatten. Der Köder- und Ausrüstungsladen und die Fischgroßhändler waren alle geschlossen und die Flotte kleiner Trawler weit draußen auf See. Den Fischern mussten die blinkenden Lichter von Scarboroughs South Bay so fern wie die Sterne erscheinen. In ein paar Stunden würden die Boote mit ihrem Fang und der morgendlichen Flut zurückkehren, und der Pier würde wieder voller abgeschabter Fischschuppen, Eimer mit Innereien und Möwen sein, die in der Luft Ausschau hielten und herabstießen, um ein Stück frisch gepökeltes Aas zu erwischen, und war der Fang gut, würden die Fischer drei Tage wie die Millionäre leben, bis es wieder Montag wurde und die nächste Flut lockte.

»Wohlhabende Aristokraten und Offiziere haben an dieser Küste mal im großen Stil Thunny gefischt«, sagte Dinah, als sie sah, dass Bucky zum Pier hinüberblickte. »Das war hier ein Spitzenort dafür.«

»Was ist Thunny?«

Sie gingen.

»Blauflossenthunfisch. Hier wurden Weltrekorde aufgestellt, mit Rute und Leine. Ich zeige Ihnen eine Fish-and-Chips-Bude, da hängen Fotos von Fischen an der Wand, die viereinhalb Meter lang sind und hier aus dem Wasser gezogen wurden.«

»Geht das immer noch?«

Dinah schüttelte den Kopf.

»Mein Großvater war Fischer, und er hat uns von den alten Zeiten erzählt, damals, bevor die kommerzielle Fischerei die Herings- und Makrelenbestände so sehr reduziert hat, dass der Thunny nichts mehr zu fressen hatte und aus der Nordsee verschwunden ist. Jetzt sind es hauptsächlich Weißling, Seelachs, Scholle und Seezunge. Auch ein paar Garnelen, Hummer und Krabben. Wobei es die Hälfte davon nicht auf die Teller der Leute schafft.«

»Wohin denn?«

»Sie enden als Fischmehl. Das wird als Tierfutter gebraucht.«

Bucky hörte nur mit halbem Ohr zu. Er sehnte sich nach der Horizontalen in seinem Zimmer, allein mit seiner Melancholie als Gesellschaft. Die Foreshore Road war voll mit Leuten, die den Freitagabend nutzten, um zu feiern und zu trinken. Dinah ging zwischen ihnen durch, mit Bucky einen Schritt hinter sich. Sie kamen an mit Union Jacks behangenen Pubs vorbei, aus denen dicker E-Zigaretten-Dampf quoll, was ihnen ein geheimnisvolles, ätherisches Aussehen verlieh. Es gab Doughnut-Stände mit blubbernden Fritteusen, andere verkauften nichts als Fisch und Chips in Styroporschalen.

Musik und Schreie von einem kleinen Rummelplatz schallten hinter ihnen her, und die alte Burgruine mit ihrer dramatisch buckligen Silhouette sah ihnen stumm oben vom Hügel aus zu.

Die Geräusche, Gerüche und künstlichen Farben der Nacht verstärkten Buckys wachsendes Gefühl der Auflösung noch, als trennten sich Geist und Körper langsam voneinander, und die unterschwellige Panik, die ihn belauert hatte, kroch in ihn hinein, aus der Erde, ein Parasit. Er blieb für einen Moment draußen vor einer Spielhalle stehen, in der von einem Labyrinth aus Automaten ein greller, verführerischer Zauber ausging. Er sah Münzen, die hin- und hergeschoben wurden, mechanische Greifarme über geöffneten Schatzkisten unerreichbarer Spielzeuge, hier und da eine Zehn-Pfund-Note und einarmige Banditen, die immer wieder mit merkwürdigen digitalisierten Jingles zum Leben erwachten und zum vielstimmigen Sirren und Surren, Rattern und Rasseln beitrugen.

Nahebei, an der offenen Vorderseite der Halle, stand eine »Teste-deine-Kraft«-Boxmaschine.

»Oh Gott«, sagte Bucky. »So ein Ding habe ich ewig nicht mehr gesehen.«

Dinah drehte sich zu ihm um und grub in ihrer Tasche nach ein paar Münzen.

»Wollen Sie's mal probieren?«

Bucky lächelte, sagte aber nichts. Drei junge Männer, Teenager in Trainingsanzügen, Jungs wirklich noch, jeder einzelne von ihnen fest im Griff von pubertierendem Machismo und tiefer Unsicherheit, kamen an ihnen vorbei, wobei einer gegen Dinah stieß, die ein paar ihrer Münzen fallen ließ.

»Pass doch auf«, sagte sie, doch der Junge hatte kaum einen Blick für sie, da einer seiner Freunde bereits ein Pfund in den Schlitz warf und sich der Boxball herabsenkte.

»Kleine Arschlöcher«, sagte sie aus dem Mundwinkel. »Ich wette, ich kenne ihre Mütter.«

Der Junge, der gezahlt hatte, ging vor der Maschine in Stellung, holte aus und schlug zu. Eine Digitalanzeige zeigte eine aufsteigende dreistellige Zahl an, die bis auf 643 kletterte.

Der Junge grunzte unzufrieden ein paar unverständliche Worte.

Er versuchte es noch einmal, holte diesmal aber zu heftig aus und traf den Ball nicht richtig. Streifte ihn nur. 399. Seine Freunde johlten vor Spott. Bevor er einen dritten Versuch starten konnte, stolperte der Bursche, der Dinah angerempelt hatte, vor und schlug blind gegen den Ball, aber ohne wirkliche Kraft. Er schaffte 691 und jauchzte vor Stolz. Beschämt sprang der erste Junge auf seinen Rücken, und die beiden landeten auf der Erde. Der dritte, der am jüngsten aussah, lachte und zog eine derartig wilde Grimasse, dass es aussah, als wollte er sein eigenes Gesicht verschlingen.

»Keine Technik«, sagte Bucky zu Dinah. »Tss. Nicht die Bohne.«

Der Junge, der das Pfund in die Maschine geworfen hatte, richtete sich auf.

»Wie war das?«

»Oh, nichts.«

»Es klang so, als glaubten Sie, was besser zu wissen.«

Bucky zuckte verwirrt mit den Schultern.

»*Er sagte*, ihr habt keine Technik«, sagte Dinah.

Jetzt waren die Jungen an ihnen beiden interessiert.

»Ich seh nicht viele von euch hier«, sagte der dritte Junge, der keinen Schlag versucht hatte, und auch wenn er sich gegen beide wandte, sah er nur Bucky direkt an.

»Von euch?«, sagte Dinah.

»Amerikaner.«

»Der würde sich schon an einem Luftballon die Hand brechen«, sagte sein Freund in einem jamaikanischen Patois, das weder zu seiner blassen Hautfarbe noch zu seinem Yorkshire-Akzent passte. »Glaubt's mir.«

Bucky streckte die Hand aus.

»Leihen Sie mir eine von denen, Sweet Pea.«

Dinah drückte ihm eine schmutzige Münze in die Hand. Bucky zog seine Weste aus und legte sie sorgfältig, ohne Eile, akribisch, zusammen.

»Würden Sie?«

Er reichte sie Dinah, die sie sich über den Arm legte, während Bucky seine Manschetten aufknöpfte und sich, ebenfalls mit demonstrativer Ruhe, die Ärmel aufkrempelte. Die Jungen flüsterten miteinander und kicherten, aber sie waren neugierig. Bucky neigte den Kopf, berührte mit dem linken Ohr die linke Schulter, dann mit dem rechten die rechte. Er reckte die Ellbogen hinter sich und ließ die Schultern kreisen.

»Der denkt, er ist Tyson Fury«, sagte der Junge, der den ersten Schlag abgegeben hatte.

»Tyson? Ich habe das Original gesehen«, antwortete Bucky. »Iron Mike, in Atlantic City 85.«

»Wen?«

»Mittlerweile waren zwei weitere Jungen und zwei Mädchen dazugekommen, um zu sehen, was los war. Bucky ließ die Fingerknöchel knacken und steckte das Pfund in den Schlitz. Der Metallarm klappte herunter, und der Ball hing bereit, etwas höher als sein Kopf. Er stand direkt davor, testete seine Reichweite und richtete seine alten Air Jordans aus, sodass er in einem leichten Winkel zum Ball stand, in seitlicher Position. Der Ball hing da. Alle Blicke ruhten auf ihm, während er den Moment verlängerte.

Bucky schlug so hart und schnell gegen den Ball und kehrte so sauber und rasch in seine Ausgangsposition zurück, dass die versammelten Teenager die Bewegung kaum mitbekamen. Stattdessen hörten sie es klingeln und sahen die Zahlen durch die Sieben- und Achthunderter in die Höhe schießen und erst in den oberen Neunhundertern langsamer werden.

996 ... 997 ... 998 ... 999.

Es war das höchste Ergebnis, das die dreistellige Anzeige zu registrieren vermochte.

Aus dem Lautsprecher kam der Applaus einer brüllenden Menge, und eine körperlose Stimme mit falschem amerikanischen Akzent verkündete: *»Es ist ein K. o.!«*

Die Kids um ihn herum versuchten unbeeindruckt zu wirken, doch ihre Gesichter verrieten sie. Sie gestanden sich ein leises Murmeln zu, erst ungläubig, dann neidvoll anerkennend. Der Ball kam wieder herunter.

»Es kommt alles aus der Hüfte«, erklärte ihnen Bucky. »Ihr dreht euch aus der Hüfte heraus und schlagt *durch* den Ball – zielt hinter ihn. Durch ihn. Seht es euch an.«

Er lieferte den gleichen Schlag noch einmal ab.

999.

Klingeln, Pfeifen, das Brüllen der Menge: *»Es ist ein K. o.!«*

»Der Mann ist ein Krieger«, erklärte einer der Jungen, der zu ihnen getreten war. Die anderen nickten zustimmend. Ihnen blieb nichts anderes übrig. Es war nicht zu leugnen. Es war unbestreitbar. Bucky wusste, dass sich über einen ordentlichen, sauberen Schlag nicht streiten ließ. Das war eine der wenigen verbliebenen Wahrheiten in einer Zeit der Manipulation und der Verleugnung. Gewalt war zeitlos.

»Hier, komm.«

Bucky trat zur Seite und winkte den Jungen heran, der die ersten beiden Schläge ausgeführt hatte. Der kam, wurde aber leicht rot, weil Bucky ihn so herausgriff.

»Guck, wie ich meine Füße stelle, meinen Winkel zum Ball. Jetzt du. Versuch es.«

Der Junge nahm die Position ein.

»Genau so. Die linke Schulter vor, wenn du ein Rechtsausleger bist, was ich sehen kann, und das Kinn auf die Brust, um es zu schützen. Jetzt machen wir uns bereit, prüfen die Entfernung – du willst dir nicht die Schulter auskugeln. Ich hab das schon gesehen, und das tut fast so weh, wie sie wieder einzurenken. Höllisch.«

Eines der Mädchen zuckte zusammen.

»Dann, wenn du dich aus diesem Winkel aus den Hüften

drehst, hat dein Körper mehr Wucht, mehr Hebelkraft. Es geht nicht einfach nur um deine Arme, deine Fäuste oder deine Handgelenke, es geht um den ganzen Körper. Und denk dran: durch den Ball schlagen.«

Der Junge schlug mit der rechten Faust gerade durch die Mitte, der Ball flog zurück und schoss mit beeindruckender Geschwindigkeit hoch.

901. Die Teenager applaudierten. Der Junge versuchte, cool zu bleiben, aber ein strahlendes Lächeln brach sich Bahn.

»Siehst du. Technik. Du musst kein Krieger sein, besonders stark oder groß oder jung, um einen sauberen Schlag zu landen. Du brauchst nur die richtige Technik, und wenn du sie mal hast, verlierst du sie nicht wieder. Das bleibt dir.«

Bucky bat Dinah um noch ein Pfund und warf es in die Maschine.

»Hier, die nächste Runde geht auf mich.«

Während die Jungen sich gegenseitig wegdrängten und stritten, wer als Erster an die Reihe kam, traten Bucky und Dinah zurück auf die Straße und gingen in Richtung Majestic, das wie eine große Laterne oben auf dem Felsen leuchtete. Tief hängender Nebel kroch vom Meer heran und umspülte Poller, Laternenmasten und geschützte Sitzbereiche, aus denen man aufs schwarze Meer hinaussah.

»Wow, Bucky. Das war wirklich etwas.«

»Oh, keine große Sache.«

»Aber Sie haben einen ganz schönen Schlag, oder?«

»Ich hab mich selbst überrascht.«

»Sie haben eine 999 erreicht. Keiner schafft das.«

»Ja? Stellen Sie die Zahlen auf den Kopf, was haben Sie dann?«

»666.«

»Sie kennen sich mit Zahlensymbolik aus, richtig? Zimmer 333 und so. Was bedeutet eine 666?«

»Es ist die Zahl der Bestie. Das Zeichen des Teufels.«

»Nun«, lächelte er. »Dann muss es wohl so sein, dass ich den Teufel in mir trage.«

Er fühlte sich plötzlich so müde, wie er sich seit langer, langer Zeit nicht mehr gefühlt hatte. Er war erschöpft. Ausgebrannt. Sein Körper schrie ein weiteres Mal auf, weil ihm die Schmerztabletten verweigert wurden, die er so lange bekommen hatte. Bucky blieb stehen. Das Majestic schien weit weg, weit weg wie der Mond.

»Fährt diese verrückte Tram noch.«

»Ich fürchte, nein.«

»Dann, glaube ich, brauche ich ein Taxi, um da hinaufzukommen.«

»Wirklich? Es ist nicht weit.«

»Da könnte ich auch hoch zum Mond wollen, Sweetie, so müde, wie ich bin.«

*

Nachdem sie Bucky in ein Taxi geholfen hatte, ging Dinah durch die Stadtmitte ins Wohnviertel über der North Bay. Im Vorbeigehen blickte sie in die Fenster der Reihenhäuser und sah »in stiller Verzweiflung geführte Leben«. Das war ein Satz, den sie irgendwo gehört hatte und an den sie oft denken musste. Sie konnte sich nicht erinnern, von wem er stammte, vielleicht hatte sie es auch nie gewusst, aber gleich und unbedingt begriffen, dass er seit einiger Zeit schon ihre Ehesituation beschrieb. Zu lange schon. Und je älter sie wurde und je weniger sich änderte, desto entschlossener war sie, sich dieser Unzufriedenheit nicht ganz zu ergeben. Sie konnte es nicht zulassen, so wie sie es bei anderen um sich herum beobachtete. Bei ihrem eigenen Vater zum Beispiel, der bei einem Streit mit ihrer Mutter einen Herzinfarkt erlitten und sich nie davon erholt hatte, und später bei ihrer Mutter, allein gelassen, die viel zu lange, viele Jahrzehnte lang, in einer unglücklichen Ehe gelebt hatte, um ein neues Kapitel aufschlagen zu können: Aus ihrer Trauer wurde bald Missmut und eine dickköpfige Bitterkeit, die sie Dinah entfremdete und kaum mehr wiedererkennbar werden ließ.

Und jetzt sie, mit Russell geschlagen, unter seiner Last ächzend, an eine gemeinsame Vergangenheit gekettet, die genau das war und nicht mehr – Vergangenheit.

Es gab Ventile, Fluchtwege. Die musste es geben. Wunderbare Ablenkungen. Sie wusste, es war die Musik, der Soul, die sie aus ihrem Leben herausholte – Musik und Tanzen und gelegentlich eine neue Erfahrung, wenn so etwas denn zu finden war in einer Stadt, in der sie ihr ganzes Leben verbracht hatte.

Beim Rusty Jug bog sie ab, der immer noch mit verwitterten Fahnen vom letzten internationalen Sportereignis oder Auftritt der Royals behängt war, was immer es auch gewesen sein mochte. Draußen standen noch ein paar Übriggebliebene herum, hielten sich an den letzten Tropfen in ihren Pint-Gläsern fest und bliesen Rauch ins stille Nichts der Vorstadtstraße.

Einer von ihnen rief nach ihr.

»Oh, hallo, Di.«

Sie blieb stehen, mühte sich, das Gesicht im Schatten der kurzen Markise des Pubs zu erkennen. Russell und Lee hatten sich mit genug Leuten in der Stadt überworfen, dass gelegentlich ein, zwei von ihnen auftauchten, um ihren Groll an ihr statt an den beiden auszulassen, und so war sie erleichtert, als sie sah, dass es nur Mick Fox war.

»Hallo, Mick. Schöner Abend?«

»Ruhig. Bist du beim Weekender?«

»Auf jeden Fall. Ich helfe mit.«

»Stehst du an der Tür?«

»Nein, Junge. Ich kümmere mich um Bucky.«

»Bucky Bronco?«

»Genau.«

»*Den* Bucky Bronco?«

»Jepp.«

»Ist er nach *Until the Wheels Fall Off* nicht in der Versenkung verschwunden?«

»So in etwa.«

»Ist er nicht weg und hat sich irgendeinem religiösen Kult angeschlossen?«

»Das glaube ich nicht.«

»Oder war es eine Überdosis?«

»Eindeutig nicht.«

»Ich habe gehört, er hat eine Überdosis genommen. Oder ist in Vietnam getötet worden.«

»Man hört viele Dinge.«

»Er lebt also noch?«

»Zumindest als ich ihn vor zwanzig Minuten in ein Taxi gesetzt habe.«

»Ich hab auch gehört, dass er bei einem Banküberfall ein Bein verloren hätte.«

Dinah lachte.

»Also, was jetzt, Mick? Es kann nicht alles auf einmal sein, oder? Tod, Krieg, Religion und ein amputiertes Bein.«

Mick Fox zuckte mit den Schultern.

»In welchem Hotel ist er? Ich würde gern hingehen und dem Burschen einen Drink ausgeben.«

»Das darf ich nicht verraten, Mick. Und er ist sowieso komplett gejetlagt.«

»Das denke ich mir. Muss sich wahrscheinlich erst mal zurechtfinden. Heilige Scheiße, Dinah, Earlon ›Bucky‹ Bronco, *hier* bei uns.«

»Ich weiß. Es ist verrückt.«

»Hast du ihn schon singen hören?«

»Red keinen Unsinn.«

»Warum ist das Unsinn? Er ist Sänger, oder?«

»Baust du den Leuten umsonst Boiler ein, wenn die freitagabends hier sitzen?«

»Natürlich nicht.«

»Na, dann.«

»Trotzdem. Wie ist er so?«

»Tut mir leid, Mick, aber ich muss jetzt. Muss in aller Frühe raus. Du kannst ihn selbst sehen, wenn du am Sonntag kommst.«

»Das verpasse ich für nichts auf der Welt. Ich werde mit meinen Tanzschuhen da sein.«

Er drehte sich einmal sauber um die eigene Achse, genau da, wo er stand.

»Was macht der Ischias?«, fragte Dinah.

Mick hielt eine Hand vor sich hin und schüttelte sie, als wollte er »So lala« sagen.

»Den schlimmsten Schmerz habe ich in der rechten Arschbacke, also hat mir der Doc mal wieder Tramadol verschrieben. Seit vierzehn Tagen sehe ich jetzt nachts Geckos in meinem Schlafzimmer. Verdammte Geckos. Was soll das bloß?«

»Solltest du dazu Alkohol trinken?«

Mike zuckte ein weiteres Mal mit den Schultern, trank sein Glas leer und überhörte ihre Frage. Stattdessen stimmte er mit voller Lautstärke den Refrain von *Until the Wheels Fall Off* an. Seine schiefen Töne schallten die Straße hinunter und folgten Dinah noch lange, nachdem sie um die Ecke gebogen war, um das letzte Stück nach Hause zu gehen – bis sie schließlich einen fernen wütenden Protestschrei hörte und Micks Gesang ein abruptes Ende fand.

*

Lee war in der Küche und toastete einen halben Laib Brot. Seine Haare hingen ihm wie eine kaputte Jalousette über ein Auge. Dinah hob den Deckel des Schongarers an und sah, dass der Eintopf unberührt war. Der Garer war ausgeschaltet, und über den erstarrten Zutaten hatte sich eine Haut gebildet. Ein paar leere zerdrückte Carling-Dosen lagen auf der Arbeitsfläche, eine zusammen mit dem schmutzigen Frühstücksgeschirr in der Spüle. Ihr Sohn hatte die verhangenen Augen eines völlig Zugedröhnten, beugte sich mit einem Messer in der Hand etwas übervorsichtig über den Toaster und betrachtete seinen Inhalt.

»Wo ist dein Dad?«

Lee nickte zu den Dosen hin.

»Auf der Walze. Hast du mir meine Schokomilch mitgebracht?«

»Hier stinkt es fürchterlich nach Gras. Konntest du kein Fenster aufmachen?«

»Es ist eiskalt draußen.«

»Warst du überhaupt mal draußen?«

Der Toast war fertig. Lee schmierte eine dicke Schicht Margarine auf die beiden Scheiben und legte sie auf vier bereits getoastete andere.

»Aber hast du meine Schokomilch?«

Es war das kindliche Jammern, das er nie abgelegt, nie hinter sich gelassen hatte. Dinah wusste, dass die Liebe zu ihrem Sohn im Schwinden begriffen war. Es wurde ihr immer bewusster, aber sie weigerte sich, sich deswegen schuldig zu fühlen. Stattdessen fragte sie sich, ob Liebe und die Fähigkeit, sie jemandem zu schenken, eine Grenze hatten. Und wenn, wo lag sie? Gab es einen klaren Moment, in dem die Liebe für einen Menschen verbraucht war? Würde sie erkennen, wenn es so weit war? Bei Russell war sie sich sicher, da war es offensichtlich, aber bei Kindern sollte es anders sein. Auch wegen dieser Gedanken empfand sie keine Schuld. Die mütterliche Bindung war schwächer geworden, seit Lee in die Pubertät gekommen und zu einem mundfaulen Klumpen geworden war. Und seit er die Schule verlassen hatte, unterqualifiziert und überfaul, ging es weiter. Aber du kannst dein eigenes Kind, sagte sie sich, nicht einfach so aufgeben. Oder vielleicht doch? Der Gedanke hatte etwas Befreiendes.

»Nein, habe ich nicht.«

Lee guckte mürrisch.

»Ich habe dich nur um eine Sache gebeten …«

»Und ich habe dich auch um eine Sache gebeten«, schoss sie zurück.

Er sah seine Mutter mit ausgetrockneten, leeren Augen an, zwei Fenstern ins Nichts, und sie musste daran denken, dass Leute vom »Wunder der Geburt« redeten – doch keiner erwähnte die wundersame Weise, in der ein Kind, besonders ihr Kind, es über Wochen zu vermeiden wusste, aus freiem Willen ein paar einfache häusliche Aufgaben zu erledigen. Lee tat buchstäblich nichts anderes, als in seinem Zimmer zu schwären, tagsüber zu schlafen und nachts in den Wurmlöchern des Internets zu verschwinden.

»Darum, etwas aufzuräumen«, sagte sie. »Ich bin seit Sonnenaufgang auf den Beinen.«

»Ich habe aufgeräumt.«

»Das Wasser in deiner Bong zu wechseln ist kein Aufräumen.«

»Ich hab die Klospülung betätigt, was mehr ist, als Dad tut.«

»Das stimmt zwar, aber tiefer könntest du die Latte nicht legen. Du könntest zumindest duschen. Du riechst wie ein Abfluss im Schlachthof.«

»Das mach ich schon«, sagte Lee. »Nach dem Frühstück.«

»Frühstück? Es ist nach elf Uhr abends.«

»Nicht auf den Philippinen. Die sind uns sieben Stunden voraus. Da ist es jetzt sechs Uhr morgens. Ning steht gleich auf. Wir haben eine Verabredung zum Spielen.«

Lee hatte seine Verlobte Ning noch nie persönlich getroffen, wollte sie aber dennoch heiraten, sobald er mit Kryptowährungen und dem An- und Verkauf von Computerspiel-Klassikern auf eBay genug verdient hatte (wobei Dinah wusste, dass er das wenige Geld, das er hatte, allein für Gras und internationale Überweisungen ausgab). Nings voller Name war Maningning, und Dinah vermochte nicht einmal schlecht über die junge Lady zu denken, weil sie ihren Sohn auf diese Weise ausnutzte. Wenn überhaupt, bewunderte sie Ning dafür, jeden Tag mehrere Stunden Lees Gesellschaft zu ertragen, um mit ihm dieses Spiel zu spielen, das am Ende so gut wie sicher nichts anderes als eine Enttäuschung für wenigstens einen der unter einem schlechten Stern stehenden, Headsets tragenden Liebenden war – und sie bezweifelte, dass es die Filipino-Julia ihres Sohnes war. Das Mädchen war *intelligent*. Zumindest fühlt sich Lee nicht länger zu den heimtückischen, fitnessgestählten Halunken hingezogen, die Online-Frauenhass zu einer sehr erfolgreichen Abzocke im lukrativen Land der Jungfräulichen, Frustrierten und Verlorenen machten. All die Geschichten, die vor ein, zwei Jahren noch eine weit dunklere Wendung hatten befürchten lassen. So war seine Vernarrtheit in Ning auf eine merkwürdige Weise gut für ihn.

»Worüber sprecht ihr eigentlich bei euren Verabredungen?«, fragte sie. »Sind diese Spiele nicht was für Kinder?«

Lee faltete sich einen Toast in den Mund und zerkaute ihn auf eine geräuschvolle Weise, was, wie sie wusste, eine der kleinen Provokationen war, die er von seinem Vater gelernt hatte und über denen zu stehen sie gelernt hatte, auch wenn sie sie immer noch ärgerten.

»Das hast du mich schon gefragt.«

»Und du hast mir nie wirklich geantwortet. Es interessiert mich einfach, Lee.«

»Es hängt davon ab. Über Filme, das Wetter, Gefühle. Ihr Englisch ist nicht so gut. Das meiste, was sie kennt, hat sie aus Hollywood-Filmen gelernt. Besonders aus *Frozen*. Deshalb spielen wir hauptsächlich.«

»Was, so was wie das Flohspiel? Da müssen die Stunden ja wie im Flug vergehen.«

»Unsere Beziehung kommt ohne viele Worte aus.«

»Also ein bisschen wie die zwischen mir und deinem Vater.«

»Ihr Englisch wird sich verbessern, wenn sie herzieht.«

»Das plant ihr also immer noch?«

»Natürlich.«

»Und wo werden ihre Kinder unterkommen? Die passen nicht alle in dein kleines Zimmer.«

»Sie hat keine Kinder.«

»Wen habe ich denn da im Hintergrund herumlaufen sehen?«

Er zuckte mit den Schultern.

»Irgendwelche Kids aus der Krippe vom Büro, wo sie arbeitet.«

»Oh, ja. Und was macht sie da noch mal? Es ist seltsam, dass sie immer aus einer Krippe in einem Geschäft anruft, in der es keine Möbel gibt.«

»Das ist da anders. Du warst noch nie da, also weißt du es nicht.«

»Seltsam auch, dass sie immer schon so früh im Büro ist.«

»Das ist wegen des Klimas. Es ist Regenzeit, da arbeiten die Leute früher. Da ist alles anders. Warum überhaupt all die Fragen? Du weißt doch sowieso nichts über die Philippinen.«

Lee nahm seinen Teller mit dem Toaststapel und eine Tasse Tee.

»Ich kann nicht glauben, dass du meine Schokomilch vergessen hast«, sagte er und verließ die Küche.

»Und ich kann nicht glauben, dass sich ein sechsundzwanzigjähriger Mann wegen eines Kleinkindergetränks so aufregt«, rief sie ihm hinterher. Einen Moment später hörte sie seine Tür zuknallen, mit genau dem richtigen Maß an Aggressivität, um sie zusätzlich zu ärgern.

Dinah hob den Deckel des Schongarers noch einmal an, sah hinein und machte ihn wieder zu. Sie schüttelte den Kopf und begann die leeren Bierdosen einzusammeln.

*

Bucky ließ das Taxi vor einem Corner-Shop halten, der noch geöffnet hatte. Es war spät, und der Besitzer, ein müde aussehender Türke mit seitlich in seinen Kopf rasierten Tramgleisen, wollte gerade die Tür verriegeln, ließ ihn aber mit einem ernsten Nicken hereinkommen.

Er kaufte eine große Flasche Coca-Cola und eine große Flasche Whisky, eine von den üblichen schottischen. Einen Glen-so-und-so. Dann, gleichsam im Nachsatz, fügte er noch Ibuprofen und Aspirin hinzu, ein Päckchen mit zwanzig Zigaretten und ein Feuerzeug. Das Ganze war weit teurer, als er erwartet hatte.

»Wie teuer sind die Zigaretten, mein Freund?«, fragte er.

»12,60 Pfund.«

Bucky pfiff durch die Zähne. Er hatte seit langer Zeit keine mehr gekauft. Der Ladenbesitzer gab seine Sachen in eine Tüte und schloss hinter Bucky ab.

Das Taxi setzte ihn direkt vor dem Majestic ab. Bucky riss das Zellophan von der Zigarettenschachtel und steckte sich eine an, seine erste seit vielen Jahren. Sie schmeckte scharf und schmutzig und war weit von dem angenehmen Gefühl entfernt, das er für sich so romantisiert hatte, aber das Inhalieren und Ausatmen war von einer tröstlichen Vertrautheit, hatte fast schon etwas Meditatives, und so rauchte er denn weiter. Und sie hatten ihn einiges gekostet. Schon aus einem sturen Gefühl tief sitzender Knauserigkeit würde er das Ding bis auf den Stummel herunterrauchen, selbst wenn ihm übel wurde. Bucky spürte den ersten Nikotinrausch sein System fluten.

Von seiner Position aus konnte er die Küste entlangsehen, über die opulenten Straßen des südlichen Kliffs hinaus, wo es wenig mehr gab als dessen gezackte Felsensilhouette und darunter uralte vom Meer geformte Felsblöcke, dazu das ferne Zischen und Rauschen der sich zurückziehenden Flut.

In der Halle war es ruhig. Bucky achtete darauf, einen großen Bogen um einen Mann zu machen, der in einem Sessel zur Seite gekippt war und eine fast leere Plastikflasche Cider liebevoll wie ein Baby im Arm hielt. Der Mann wirkte friedlich und zufrieden.

Der zweite Aufzug funktionierte. Er kam an. Bucky stieg ein.

Zwischen dem ersten und zweiten Stock ruckte der Aufzug heftig, und Bucky ließ seine Cola fallen. Sie rollte über den Boden und klackte gegen die Seitenwand, eine schäumende cremig-braune Sudelei in sich, die zum Glück drinnen blieb. Er bückte sich langsam, um sie aufzuheben, und fühlte sich noch leicht benommen vom Nikotin, ein wenig schwindelig. Vier Türen vor seinem Zimmer wummerte laute, monotone Musik auf den Flur, dazu Geschrei und Gelächter, als er vorbeikam.

Bucky schloss sein Zimmer auf und ging direkt ins Bad, wo er ein Glas ausspülte und sich einen guten doppelten Whisky einschenkte, zwei Fingerbreit. Er trank ihn in einem Zug. Das Zeug schmeckte streng. Er ließ noch einen Schluck aus der Flasche folgen. Das trostlose Zimmer wirkte nachts noch kleiner, als wären seine Ausmaße ohne Sonnenlicht weiter geschrumpft. Es war kaum Raum, um sich ums Bett zu bewegen. Er setzte sich darauf, trat sich die Schuhe von den Füßen, schluckte ein paar Schmerztabletten, und als sich die Cola beruhigt hatte, mixte er sich einen weiteren Drink. Aber die Cola war warm, und er wollte keinesfalls noch mehr Whisky ohne Eis trinken. Er wusste, er könnte, und würde es wahrscheinlich auch, die ganze Flasche leeren, wenn ihn das denn von den einsetzenden Entzugserscheinungen ablenkte. Er zog sich die Schuhe wieder an, nahm einen weiteren guten Schluck, Feuerwasser hatten sie das früher genannt, und ging eine Eismaschine suchen.

Obwohl niemand zu sehen war, schien die ganze Etage voller Leben. Es war Freitagabend. Noch aus einem weiteren Zimmer drang Musik, aus dem dahinter lauter Fernsehlärm, und in einem auf der anderen Seite endete ein Streit abrupt damit, dass irgendetwas Großes in Stücke ging, vielleicht ein Möbelstück, das umgekippt war, eine Lampe, die zerbarst. Bucky bog auf einen Flur genau wie seinen. Er hörte unsichtbare Kinder, eine schluchzende Frau. Nirgends eine Eismaschine, also ging er weiter. Seine über den Teppich schlurfenden Füße fühlten sich wie tote Gewichte an. Wieder eine Abbiegung, dahinter lag eine Wendeltreppe, die hoch in einen der Ecktürme führen musste. Zu seiner Rechten stand auf einer Aufzugstür: NUR FÜR PERSONAL. Er nahm ihn. Die Kabine hielt auf einer Etage, und die Tür öffnete sich schnaufend. Da stand Shabana mit einem Wischer und einem Eimer in der Hand.

»Oh, hi, Shabana. So sieht man sich wieder.«

»Hallo, Mr Bucky.«

»Nur Bucky, das reicht. Müssen Sie so spät noch arbeiten?«

Die Türen wollten sich schließen, und Bucky trat aus dem Aufzug in einen Lagerraum voll mit Reinigungsmitteln, Wäschesäcken und Badezimmerutensilien.

»Immer«, lächelte sie.

Im düsteren Licht schien Shabanas Haut glatt wie Marmor. Sie war eine klassische Skulptur, die nicht in die schäbige Umgebung passte und im Gegensatz zu ihm nicht von den Stürmen der Zeit gezeichnet war.

»Um diese Nachtzeit sauber machen?«

»Nachts machen die Leute den meisten Dreck, besonders am Wochenende. Engländer übergeben sich gern an allen möglichen Orten. Sie trinken zu viel Bier, Wein und Cocktails, dann schlagen sie sich, umarmen sich, und anschließend speien sie auf den Teppich, die Spielautomaten im Unterhaltungsbereich oder in die Blumenkübel. Und jeden Freitag- oder Samstagabend ruft mein Chef nach mir und sagt: ›Shabana, bitte mach die Kotze hinter den Samtvorhängen im Palm Court Ballroom weg‹ oder: ›Shabana, bitte bring einen Lappen für das Blut, das dem Mann aus der Nase auf den Teppich tropft, der beim Hochzeitsempfang eine abgekriegt hat‹, und ich mach's. Ich mache es immer.«

»Das ist hart. Ich hoffe, die bezahlen Sie gut.«

»Sie zahlen ein bisschen mehr als das, was ihr Amerikaner einen Scheiß nennen mögt, entschuldigen Sie meine Ausdrucksweise, aber es hilft mir bei meinem Studium.«

Bucky lachte.

»Sie sind Studentin?«

»Natürlich, ja. Nur weil ich einen Wischmopp in der Hand halte, bin ich noch lange keine Putze für den Rest meines Lebens, genauso wenig, wie Ihre Beine Sie zu einem Tisch machen.«

»Gut gesagt. Was studieren Sie.«

»Bauingenieurswesen, damit ich, wenn ich eines Tages zurück nach Afghanistan komme, dabei helfen kann, dieses wunderschöne Land neu aufzubauen, das von männlichen Idioten zerstört worden ist.«

»Das tut mir leid. Auch wegen der Rolle, die Amerika dabei spielt. Ehrlich.«

»Sind Sie Politiker?«

»Ich? Verflucht, nein.«

»Soldat?«

Er schüttelte den Kopf.

»Ich bin ein Liebhaber, kein Kämpfer, Sweetie, aber darin bin ich dieser Tage nicht so gut. Bin ein bisschen aus der Übung. Nein, ich hab alle möglichen Sachen gemacht. Ich nehme an, ich war mal Sänger.«

»Dann muss Ihnen nichts leidtun. Künstler tragen selten die Schuld.« Sie verengte die Augen. »Sind Sie ein berühmter Sänger? Ein Prominenter?«

»Ich glaube, nicht. Und mein Bankberater glaubt es auch nicht. Aber es ist der Grund, warum ich in dieser komischen Stadt bin. Um zu singen, meine ich. Zumindest ist das der Plan.«

Shabana verengte die Augen noch etwas mehr.

»Sie sind aus Amerika hergekommen, um hier Ihre Lieder zu singen?«

»Ja. Alle zwei. Glauben Sie mir, der Gedanke klingt für mich so verrückt wie für Sie.«

»Was für Musik machen Sie?«

»Im Moment keine. Aber damals? Soulmusik.«

»Okay.«

»Die mögen Sie nicht?«

»Ich mag Rap.«

»Eine Hip-Hopperin, wie?«

Shabana nickte.

»Ja. Sie sehen überrascht aus. Ich bin mit Kanye und Kendrick aufgewachsen, aber ich mag auch viele von den jungen Rappern. Mögen Sie Rap?«

Bucky überlegte, was er sagen sollte.

»Nun, es ist nicht so, dass ich ihn nicht mag. Es ist nur so, dass mein Radio zu Hause in Chicago hauptsächlich auf einen Sender eingestellt ist, der die echten Soulsongs spielt, und das ist es. Das ist meine Welt, so klein sie ist. Rap kann mir ein bisschen zu frenetisch sein. Ein bisschen ... monoton.«

»Es klingt, als steckten Sie ein bisschen fest. Sie haben einfach noch nicht die guten Sachen gehört.«

Bucky lächelte. Dann lachte er.

»Wissen Sie, vielleicht haben Sie recht. Ich nehme an, ich sollte meinen kulturellen Horizont etwas ausweiten. Vielleicht können Sie mich mit was Gutem bekannt machen?«

»Nur wenn Sie mir ein paar von den Songs vorspielen, die Sie singen.«

»Haben Sie hier Internet?«

»Natürlich. Das Hotel mag wie ein altes Schiffswrack aussehen, aber glauben Sie mir, das Internet ist überall.«

»Also gut, okay. Im Moment suche ich jedoch nur etwas Eis aus einer Eismaschine für meinen Gute-Nacht-Drink, und dann will ich schlafen, schlafen, schlafen.«

»Das sollten sie eindeutig. Sie sehen müde aus.«

»Sie machen sich keine Vorstellung.«

»Unglücklicherweise gibt es keine Eismaschine in diesem Hotel. Und soweit ich weiß, auch im Rest von England nicht. Wenn Sie allerdings in Ihr Zimmer gehen und fünf Minuten warten, stelle ich Ihnen eine Tasse mit schönen kalten Eiswürfeln vor die Tür.«

»Shabana, Sie sind ein wahrer Engel.«

»Und danach wische ich weiter Kotze auf.«

Bucky lachte wieder.

»Wie gesagt, ein Engel. Wahrhaftig vom Himmel gesandt.«

*

Es war spät, und Bucky hatte zwei weitere große Whiskys getrunken, als er beschloss, dass er noch eine Zigarette wollte, mehr Eis brauchte oder vielleicht auch einen von Shabanas Songs hören wollte, etwas, irgendetwas tun wollte, um aus diesem Zimmer herauszukommen, weg von sich selbst. Der Schlaf kreiste über ihm, aber seine innere Uhr tickte in einer anderen Zeitzone. Sein Geist war in England, sein Körper noch in Chicago und seine Sucht irgendwo über dem dunklen Atlantik, hoch über seiner geheimnisvollen, menschenleeren Bodenlosigkeit. Der Entzug machte sich mit einem langsam anwachsenden inneren Schrei bemerkbar, der so mächtig und angsteinflößend war wie ebendieser Ozean. Im Moment schwieg er, aber sicher nicht für lange.

Sein Zimmer hatte um diese Nachtzeit etwas, das in ihm den Drang weckte, daraus zu fliehen. Ein Gefühl unendlicher Isolation. Es war erfüllt von der Einsamkeit all der Seelen, die hier vor ihm allein eine Nacht verbracht hatten. Die Geister aus anderthalb Jahrhunderten, Bucky war nicht abergläubisch, doch er spürte sie. Sie waren da. Etwas von ihnen war hier zurückgeblieben.

Ohne Schuhe, das Hemd bis weit unten offen, verließ er sein schrumpfendes Zimmer, suchte nach Halt, nach Beruhigung und humpelte die Flure entlang, die sich hier und da klebrig anfühlten, bedeckt mit den über Generationen angesammelten Resten verschütteter Getränke, Meeressand, Schweiß und anderer in den Teppich getretener, in ihn eingezogener Flüssigkeiten. Buckys Strümpfe, seine Füße streiften geräuschlos weiter und weiter. Zweimal nahm er den Aufzug, einmal nach oben, einmal nach unten, wieder ruckte das Ding, und er schlug sich den Kopf an. Irgendwo nahe bei einer Abzweigung, die zu einer weiteren Wendeltreppe führte, musste er stehen bleiben, um zu Atem zu kommen, und zwei Kinder schossen an ihm vorbei. Waren es die beiden Jungen mit dem Fußball und dem Roller, die er früher am Tag schon gesehen hatte? Sie waren so schnell und sein schlafhungriger Whiskyblick so verschwommen, seine hölzernen Beine so unsicher, die Nacht so tief und still, dass er sich fragte, ob sie überhaupt da gewesen waren.

Das Hotel wurde zu einem riesigen verwirrenden Labyrinth, einem endlosen Escher-artigen Netzwerk aus Treppen und Korridoren, Geländern und Türen, kurzen und langen Fluren mit plötzlichen Ausbrüchen von Lachen, Schreien und weiteren unsichtbaren zuschlagenden Türen, dazu unvermittelt lauten, drängenden Schritten, über Bucky und hinter ihm, obwohl da nie jemand war, wenn er stehen blieb und sich umdrehte, und Musik, Musik aus verschiedenen Zimmern, aber immer verhalten, gedämpft hinter der endlosen Reihe von Türen, die für ihn aussahen wie aufeinanderfolgende aufgerichtete Sargdeckel. Zwischen all den Geräuschen hockte jedoch eine Stille, in der Bucky sich fühlte, als wäre er der einzige Bewohner des Hotels, das ein verwirrendes Rätsel war, eines, das er, er spürte es, niemals lösen würde.

Er befand sich in einem halb schlafwandlerischen Zustand, von dem er kurz annahm, dass er womöglich die ganze Nacht anhalten könnte, wären da nicht die Schmerzen in seinen Hüften, die den Alkohol und die allerletzten Spuren seiner letzten halben Tablette übertönten, die er, wie er bedauernd dachte, bis zum Morgen hätte aufsparen sollen, wenn er ihre Wirkung so sehr brauchen würde.

Er rülpste, und eine widerliche Mischung aus Whisky, Cola und sonstwas spülte aus seinem Magen hoch in den Mund.

Immer noch mit seinem Glas in der Hand drückte Bucky mehr Türen auf und wankte in einen großen, leeren Ballsaal. Es brannte kein Licht, aber durch die riesigen vom Boden bis zur Decke reichenden Fenster, die hinausgingen aufs tief unten liegende Meer, fiel helles Mondlicht. Es sah seltsam fest aus. Wie lange, sich bauschende Vorhänge fiel es herab, traf auf den Boden und breitete sich auf ihm aus. Er ging darauf zu. Er versuchte, danach zu greifen, und langte ins Nichts.

Alte Parkettstäbe knarzten unter seinen Füßen, während er langsam auf seinen Strümpfen darübertapste. Er fühlte sich merkwürdig – weniger betrunken als entkörpert, als betrachtete er sich aus den gewölbten Logen entlang der Galerie über ihm. Um die Tanzfläche herum standen planlos angeordnet Tische und Stühle, aber es gab kein Zeichen menschlicher Aktivität – keine schmutzigen Gläser, vergessenen Jacken oder verlorene Ohrringe, die darauf warteten, von ihren Besitzern und Besitzerinnen reklamiert zu werden, nur saubere Tischdecken und frische Kerzen. Das Mondlicht verlieh allem ein geisterhaftes Aussehen. Der riesige Raum vermittelte den Eindruck, als existierte er losgelöst von der Zeit und wäre seit hundert Jahren nicht benutzt worden. Einen Moment lang glaubte Bucky, das fröhliche Treiben seiner feinen Gäste und die leise Tanztee-Musik einer anderen Ära zu hören. Er sah sich um. Breitbeinig stand er zwischen den Jahrhunderten in diesem Geistersaal. Große weiße Säulen ragten zu beiden Seiten dieser Rotunde über dem Meer empor und schienen im stummen magnetischen Licht himmelhoch. »Wie eine Treppe zu Gott« – Bucky war überrascht, sich das laut, mit verschliffener Stimme sagen zu hören. Schwer und trocken lag ihm die Zunge im Mund, und so trank er den letzten warmen Rest Whisky-Cola, das Eis war lange geschmolzen.

Über ihm hingen uralte schlummernde Kronleuchter. Ohne den nötigen Strom, um sie wieder zum Leben zu erwecken, waren auch sie nicht mehr als geisterhafte Relikte einer lange vergangenen Zeit, dekorativ, ohne Funktion, einfach nur da. »Genau wie ich«, sagte Bucky und hob sein leeres Glas den kunstreichen, aufwendigen Glasstrukturen entgegen. »Verflucht, ihr wisst es.«

Er ging zu den Fenstern. Die langen blauen Vorhänge waren zur Seite gebunden. Er griff nach einem, um das Gleichgewicht zu halten, und der dicke Samt fühlte sich gut an. Er drückte die Stirn gegen das Fenster. Das Glas war kühl, und die Nacht schien unergründlich, bodenlos. Das Meer da draußen, seine von einem Mond gesteuerten Gezeiten, der Teil eines Universums mit Millionen und Abermillionen anderer Monde war, von dem das meiste jenseits alles Erkennbaren lag. Eine Weite, die der Mensch niemals erobern und kolonisieren, nur erraten konnte.

Verflucht.

Das Meer selbst war ein sich ständig verschiebender Abgrund, sein dunkelgraues Wasser durchschossen von Finnen silbernen Lichts, in einem Zustand ständiger Neuordnung und Umgestaltung.

In diesem Moment fühlte es sich wie der einsamste Ort der Welt an, das Meer, weit einsamer als sein Hotelzimmer, schien es doch von einer grundlegenden, allumfassenden Trostlosigkeit.

Er behielt den Kopf dort, eine Hand im langen Vorhang. Das kalte Glas fühlte sich angenehm und beruhigend an. Es dämmte seinen wachsenden Kopfschmerz ein. Glas wurde aus Sand gemacht, Sand aus Felsen, die vom Ozean und der Zeit zerkleinert wurden. Alles verband sich, bis es auseinanderging. Bald schon würde er in der Erde bei seiner Bell sein.

Am Horizont des Meeres sah er gelegentlich ein aufblitzendes Licht, winzige Lebenszeichen, so klein und so weit entfernt.

Die Lichter waren da, dann nicht mehr.

Er fühlte sich überhaupt nicht gut.

*

Durch Lees Zimmertür nebenan drangen Geräusche – hauptsächlich das sinnentleerte Gerede ihres Sohnes, unterbrochen von Gewehrsalven und Explosionen in dem Spiel, das er mit seiner betrügerischen Verlobten spielte, die 10 580 Kilometer weit weg war. Dinah kannte die genaue Zahl, weil Lee sie mehrfach genannt hatte, als legitimierte sie ihre Beziehung, minimierte sein Single-Dasein und machte es weniger tragisch. Als überträfe ihre Liebe so nichtige Details wie geografische Entfernungen und den Umstand, dass sie sich nie von Angesicht zu Angesicht gesehen hatten und es auch nie tun würden. Dinah wusste, dass da noch eine Lehre ausstand, auf althergebrachte Weise, die Erfahrung, was es bedeutete, wenn einem das Herz gebrochen wurde.

Russell war noch unterwegs und konnte, was sie betraf, auch wegbleiben. Es war Freitag, und er hatte eine ganze Reihe idiotischer Freunde, die ihn, wie sie es nannten, wegen einiger der Eskapaden, die er sich über die Jahre geleistet hatte – als Flitzer bei einem im Fernsehen übertragenen Cricket-Spiel oder weil er, bei anderer Gelegenheit, in einer Hüpfburg ins Koma gefallen und sich eingenässt hatte, worauf er festgenommen wurde –, für eine lebende Legende hielten. Sie ließen ihn gerne auf dem schweißglänzenden Sofa unter der nackten, trüben Glühbirne in einer ihrer deprimierenden kleinen Einzimmerwohnungen im dritten Stock, ohne Aufzug, die ihnen nach Scheidung und/oder Sorgerechtsstreit geblieben waren, seinen Rausch ausschlafen. Scarborough war eine Stadt der möblierten Kleinstwohnungen, einst großer Stadthäuser, die man unterteilt hatte, um Platz für diese modernen Lebensformen zu schaffen.

Dinah nahm ihre Augenmaske ab und holte die Ohrenstöpsel aus der Schublade ihres Nachttischs, tat sie rein, legte die Augenmaske wieder an und ließ sich zurück aufs Bett sinken. Einen Moment später fuhr sie jedoch schon wieder hoch und schob den Riegel der Schlafzimmertür zu. Auch wenn es ein besonders langer Tag gewesen war, schließlich war sie schon um fünf aufgestanden, um zum Flughafen zu fahren, fühlte sich Dinah durch die Zeit, die sie mit Bucky Bronco verbracht hatte, dem Schöpfer von *Until the Wheels Fall Off*, *The Bees and the Birds* und *All the Way Through to the Morning*, dem heiligen Gral sammelbarer Soul-Singles, voller Energie. Er war hier, in ihrer Heimatstadt, bereit, genau diese Songs am Wochenende zu singen. Obwohl es sie leicht überrascht hatte, dass er ein alter, unsicherer Mann war und ganz und gar nicht das Abbild unverwüstlicher Kraft und jugendlicher Virilität, die seine Sechziger-Songs ausstrahlten, war er doch immer noch derselbe Mann mit derselben Lunge, demselben Herzen und derselben Seele, der diese Singles aufgenommen hatte. Und nicht nur das, überlegte sie, sie spürte, dass *er sie* auf eine gewisse, bedeutende Weise brauchte. Und wenn es nicht ihre Anerkennung war, so doch fraglos ihre Ortskenntnis, ihre Unterstützung und noch etwas, etwas Tieferreichendes, das bisher noch unausgesprochen geblieben war. Bucky war ausgelaugt, bedürftig, so viel war klar.

Ganz still lag sie in ihrem Bett und studierte die Dunkelheit, bis sie voller Farben zum Leben erwachte, die hinter ihren geschlossenen Lidern zu tanzen begannen.

*

Die Trauer saß wie ein festes Objekt in ihm. Während der letzten Monate hatte er sie sich abwechselnd als Anker, Amboss, Mühlstein oder etwas anderes Unbewegliches vorgestellt, an das er für immer gekettet war.

Während er in einem Nebel aus Alkohol, Jetlag und Entzugserscheinungen davondriftete und sich das Zimmer um ihn zu drehen begann, sah Bucky seine Trauer vor sich, einen hässlichen chromglänzenden Stern voller spitzer Ecken und messerscharfer Kanten. Wenn er sich bewegte, stach und schnitt er ihm ins Innerste. Und er war real, dieser Stern, Bucky spürte ihn, real und grausam. Gnadenlos. Minuten wurden zu Stunden, Stunden zu Sekunden, bis die Zeit selbst infrage stand, jenseits jeder Vernunft bis zur Unkenntlichkeit verzerrt.

Er hielt sich die Hände vors Gesicht, um zu sehen, dass es ihn noch gab, aber sie schienen so fern und ihr Bild bot kaum Trost. Er zerrte die Knie bis an die Brust und zog sich die Decke über den Kopf. Darunter schien alles gelb, und im Chor singende Stimmen übertönten einander. *Baby, Baby.* Es brannte, der Schmerz der Sehnsucht wirbelte im heißen Strudel der Trauer. Das raue Bettzeug kratzte über seine Haut. Die Stimmen schwatzten jetzt, murmelten gemeinsam. *Baby, Baby, du und ich*, und draußen rauschte das Meer, ganz nahe, schlug gegen Bordwände, Gezeitentöne, die Zeit wand sich um Ecken, Stimmen sangen: *Du und ich, bis die Räder abfallen*, so real war das alles, als sängen sie im Zimmer bei ihm, im Bett bei Bucky, so verwirrend, Klangwirbel, und das Klatschen und Zischen des Meerwassers im Watt unter ihm war so ohrenbetäubend, und dann war da noch eine Stimme, eine andere Stimme – seine Stimme? – und sie sagte: *So low, so long, so lonely*, und mehr Stimmen, Gospelstimmen, Soulstimmen: *Until the end of time, baby, baby, you and me until the wheels come off*, und Bucky drehte sich im Bett und drehte sich wieder – *the wheels, baby, until the wheels* –, er fühlte sich verfolgt, gehetzt von seiner eigenen Musik, der alten Musik, aus einem anderen Leben, und er hörte sich laut rufen: *Maybellene, my darling*, und der Schmerz, die Qual, sie war in seinen Gelenken, seinen Knochen, in seinem Blut und seinem Geist, der sich anfühlte, als verkalkte er dort in seinen Adern, und *Oh*, hörte er sich sagen, oder war es ein anderer, der Chor der Stimmen oder vielleicht auch der Tod selbst – *du und ich, bis die Räder abfallen, die Flüsse austrocknen und die Sonne verglüht*, und er konnte sich riechen, und es war, als wäre Mr Death bei ihm, Mr Death war echt, Mr Death war ganz nahe, er klopfte mit trockenen Knöcheln ans kalte Fenster, und hundert Stimmen sagten: *The wheels, the wheels, until the wheels come off*, und die Stimmen überlappten sich, bis sie keinen Sinn mehr ergaben, unhörbar, Gummizungengehetze, Wortsalat, und er hörte das Bruchstück einer Melodie, vertraut, aber verzerrt, völlig aus der Form gebracht, schmeckte erneut die Galle hinten in seiner Kehle, heiß und beißend, schweißnass klebte das Bettzeug an ihm, seine Beine waren Anakondas, die sich unter der Tür durchzudrängen versuchten, den stillen Flur entlang, und er spuckte einen Gallefaden aufs Kissen und fürchtete, dass da ein Gesicht am Fenster war, war sich sicher, dass es da war, sicher, dass ihn, wenn er den Vorhang aufzog, ein schauriges Gesicht anstarren würde, und so rief er noch einmal: *Maybellene*, rief: *Maybellene* ein drittes Mal, und aus der Düsternis klang ein stilles Schluchzen so voller Kummer, dass es ihm ins Herz stach, und der explodierende verchromte Stern zerriss sein Innerstes, und dann begriff er, dass er es war, der da so schluchzte, sein Kern, Buckys Kern, trat aus ihm heraus und wurde in die düsteren Minuten vor Anbruch der Dämmerung gezogen. Den Friedhof des Tages.

Er kam zu sich, wachte nicht auf, denn er war sicher, er hatte nicht geschlafen. Da pochte etwas ganz in der Nähe. Es war ein unheilvolles, nachdrückliches Geräusch, am Fenster, trocken wie das Klopfen eines spitz geschärften Fingernagels auf die Scheibe, und er traute sich nicht zu atmen, denn obwohl doch eine Scherbe Tageslicht durch die Lücke zwischen den Vorhanghälften stach, war da jetzt kein Stimmenchor, kein kindliches Gebrabbel, kein Mr Death oder *Baby, Baby* oder *bis die Sonne verglüht*, kein albtraumhaftes Grummeln, kein Lied einer gequälten Seele, nur das Geräusch einer Erscheinung hoch im dritten Stock eines seltsamen alten Gebäudes, das sich an ein Kliff eines seltsamen alten Landes klammerte.

Und, endlich, Schlaf – irgendwie.

TEIL ZWEI

Until the Wheels Fall Off

In den frühen Morgenstunden, als der Himmel noch einen Rest Mondlicht verströmte, fingen die Möwen an, als folgten sie alle einem unsichtbaren Signal. Vielleicht war es ja so. Bucky war sofort wach. Ob er überhaupt geschlafen hatte, er wusste es nicht und verspürte keine der Wohltaten, die eine längere Bewusstlosigkeit hätte mit sich bringen müssen. Ein Tag war einfach in den anderen übergegangen, und er war das Opfer eines besonderen fiebrigen Anfalls von Schlaflosigkeit.

Flach lag er da und fühlte sich wie ein Negativ-Porträt seiner selbst, ausgebleicht und dem Blick entschwindend, beinahe blutlos. Schwer lag sein Körper auf der eingesunkenen Matratze, und der pulsierende Schmerz, der ihn quälte, war so emotional wie körperlich. In eine aufrechte Haltung zu kommen schien undenkbar, lächerlich.

Der Vogellärm war überall, oben, unten, bewegte sich im Raum vor dem verschlierten Fenster umher, kam aber vor allem direkt vom Gesims davor. Sie waren so mächtig und klangen so nah. Es war, als säßen die Möwen in den Mauern des Hotels, oder gar in seinem Zimmer, seinem Bett, unter der Decke und drangsalierten ihn mit ihren Tiraden. Ihr Geschrei klang so quälend wie gequält, als kämpften da etliche Trupps gegeneinander. Es war fürchterlich, infernalisch, eine Marter.

Schweiß durchnässte das Laken, das Bucky mit seinen nächtlichen Verrenkungen von der Matratze getreten und das sich um sein pochendes Bein gewickelt hatte. Die Decke hing halb auf dem Boden. Bucky fühlte die Morgenkälte, sie stach bis tief in seine Knochen. Ein stählerner, gramvoller Schmerz pulsierte in ihm. Keine Hitze, keine Wärme vermochte da Erleichterung zu bringen. Tränen sammelten sich in seinen Augen und ließen das Zimmer glasig werden.

Zu diesen Entzugserscheinungen war es schon mehrere Male gekommen, aber noch nie so weit von zu Hause entfernt, und Maybell war immer da gewesen und hatte ihm feuchte Tücher auf die Stirn gelegt, eine würzige Suppe mit Würstchen und Reis gekocht, sein Rezept abgeholt – oder vielleicht sogar etwas anderes Kleines gefunden, um ihm über die Runden zu helfen, als der volle Schrecken um sich griff, genau wie er es jetzt tat. Ein rachsüchtiger Gott übte schwere Vergeltung für Buckys sündige Schwächen. Anders konnte er es nicht beschreiben.

Bucky erhob sich aus seiner verschwitzten Grube, benommen und halb im Delirium, wie ein Wiedergänger. Erst saß er so da, hob dann die Beine aus dem Bett und stellte die Füße auf den Boden, stand auf und folgte dem bescheidenen Streifen fahlen Lichts, der von der Öffnung im Vorhang auf den Teppich fiel. Einen Moment verharrte er, um schließlich den Vorhang mit aller Kraft, die er aufzubringen vermochte, aufzureißen.

Eine große Möwe saß da und starrte Bucky an, als hätte sie auf ihn gewartet, als wäre ihr Schreien ein Versuch gewesen, ihn herbeizuholen. Diese Möwe war es auch, wie er begriff, die während der langen Stunden seiner rastlosen Nacht für das grässliche Klopfen ans Fenster verantwortlich gewesen war. Was ihn sich ganz und gar nicht besser fühlen ließ. Es machte ihn höchstens noch wütender, genau wie ihr launisches Schweigen jetzt.

So aus der Nähe sah er, was für ein riesiges, überfressenes weißes Viech sie war, nichts als Fleisch, Federn und Aasfresser-Gier. Ihr Schnabel glich zwei Klingen eines geschlossenen Klappmessers. Die grauen Flügel waren angelegt, die beiden Schwimmfüße vielleicht das Widerlichste, was Bucky je gesehen hatte, die ledrige Haut zwischen den Zehen, dazu die schwarz glänzenden, prähistorisch aussehenden Krallen. Sie zeugten von Angriff, Tod und dem gnadenlosen Ausweiden ihrer Opfer. Ein Urviech.

Tatsächlich waren es die Augen des Vogels, die ihn wirklich verstörten. Wie zwei höllische schwarze Löcher ins Nichts sahen sie ihn an, und was sie ihm mitzuteilen schienen, war reine, unverhohlene Geringschätzung. Nein, mehr als das. Niedertracht und Heimtücke, ohne jede Achtung, die Möwe wünschte ihm Unglück, dessen war er sich sicher. Voller Überheblichkeit neigte sie den Kopf leicht zur Seite und klopfte noch einmal mit der Spitze ihres Schnabels locker gegen die Scheibe, langsam und höhnisch.

Bucky war schlecht. Er fühlte sich in die Enge getrieben, in der Falle. Herrgott, dachte er, was für Qualen wird dieser Tag sonst noch mit sich bringen? Er sagte sich, dass es doch nur eine Möwe war, nur eine verdammte dumme Möwe mit einem Hirn von der Größe einer Sojabohne, dennoch war er dankbar für das dicke Glas zwischen ihnen.

Er beugte sich langsam in ihre Richtung, doch da stieß die Möwe unversehens einen Schrei aus, einen höllischen Schrei, und für einen kurzen Moment konnte er in ihren Schnabel sehen, hinein in ihren nassen rosafarbenen, sich dehnenden

Schlund. Weiter noch sah er, tief hinein in sie, und der Schrecken, den ihm das versetzte, war zeit- und wortlos, etwas aus ferner Vergangenheit, elementar und unerklärlich. Es war der Zugang zu einer grässlichen, teuflischen neuen Dimension.

Der Schrei, der Schock und der Blick ins Innere der Möwe ließen Bucky zurücktaumeln, er schlug mit den Armen um sich, suchte nach Halt, griff ins Nichts und ging zu Boden, was einen scharfen Schmerz hervorrief, der vom Steiß den Rücken hochschoss. Gekrümmt lag er auf dem Teppich und fragte sich, ob er sich ernsthaft verletzt hatte. Als jedoch kein neuer, größerer Schmerz zu seinen bestehenden Leiden hinzukam, hob er den Kopf. Die Fensterbank war leer, verlassen, und alles, was vor ihm lag, war ein weiterer Tag in einem fremden Land – und auf dem Fenster feuchter grüner Kot, in dem zwei weiße Federn steckten, wie von einem rüden Pop-Art-Künstler hingeschmiert.

Es fiel Bucky schwer, darin kein Omen zu sehen, die Voraussage, dass es nur noch schlimmer werden würde.

*

Der Himmel war bedeckt, aber Bucky war froh über die kalte, beißende Luft, die ihm ins Gesicht blies, als er sich steif auf eine Parkbank auf einem Stück Rasen unterhalb des Museums zubewegte.

Seine Hand, in der er einen Becher mit heißem schwarzen Kaffee hielt, zitterte, und er stellte ihn zum Abkühlen neben sich und legte die Hand auf das Holz. Sein Blick fiel auf eine Distel voller glitzernder Tautropfen. Er wusste, er sollte etwas essen, doch alle Gedanken daran traten hinter die Frage zurück, wie er an ein paar Opioide kommen konnte. Und wenn nicht an Opioide, dann an irgendein Narkotikum, das den

Schmerzen des Entzugs, die ihre Krallen aggressiver denn je in ihn schlugen, zumindest etwas von ihrer Schärfe nahm.

Verflucht. Er steckte mittendrin.

In einer wahren Hölle auf einem gnadenlosen Planeten.

Von seiner Bank hatte Bucky einen klaren Blick hinunter auf den Strand, wo wieder mehrere Leute im Meer schwammen. Jedes Mal, wenn er hinsah, schienen einige ins salzige Wasser zu gehen und herauszukommen, so feindselig und abweisend es ihm auch vorkam. Dieses Yorkshire-Volk war entweder absolut zäh oder von Natur aus verrückt, dachte er. Oder beides.

Es waren auch Leute mit ihren Hunden unterwegs, die Stöcke über den nassen, mit Schaumfetzen überzogenen Sand warfen und sich hier und da bückten, um die Ausscheidungen ihrer geliebten Hunde mit Plastikbeuteln aufzusammeln, die ihnen wie modische Accessoires um die Handgelenke baumelten. Hunde, fiel ihm auf, schien es überall in England zu geben, und sie wurden von ihren Besitzern offenbar wie ihresgleichen behandelt. Wie Götter gar. Nun, warum auch nicht?, dachte er. Hunde hatten sich, historisch gesehen, von einer guten Seite gezeigt. Katzen ebenfalls. Im Gegensatz zum Menschen schienen beide nicht die Absicht zu haben, etwas zu zerstören, abgesehen vielleicht von dem ein oder anderen Sofa und der morgendlichen Zeitung. Und sie hatten sich beim Menschen auf eine Weise eingeschmeichelt und integriert, die nahelegte, dass sie weit klüger waren, als ihnen zugestanden wurde.

Jemand kam den steilen Weg herauf auf ihn zu. Erst als sich die Person näherte, begriff er, dass es Dinah war. Ihr meernasses Haar hing glatt und strähnig nach unten, und sie schnappte leicht nach Luft.

»Bucky Bronco, so wahr ich lebe und zu atmen versuche.«

»Himmel, Dinah, das war kein Witz mit der verrückten Schwimmerei, wie?«

»Sie sollten es auch mal probieren. Wie gesagt, es ist gut für Sie. Es klärt den Kopf, betäubt ein paar Wehwehchen und Schmerzen und stärkt das Immunsystem. Beugt Erkältungen vor.«

»Sich zu unterkühlen beugt Erkältungen vor? Also das ist eine verdrehte Logik, wenn es so etwas gibt.«

Dinah setzte sich zu ihm auf die Bank.

»Sie wären überrascht, Bucky. Und ich bin überrascht, Sie so früh schon zu sehen. Wie haben Sie geschlafen?«

»Es Schlaf zu nennen wäre übertrieben.«

»Haben Sie was gegessen?«, fragte Dinah. »Haben Sie gefrühstückt?«

Bucky schüttelte den Kopf.

»Möchten Sie was?«

Wieder schüttelte er den Kopf.

»Nicht jetzt. Normalerweise bin ich ein guter Esser, nur im Moment hat sich mein Appetit komplett verabschiedet.«

»Sie sollten aber was essen. Sie sollten frühstücken.«

»Vielleicht genehmige ich mir noch so ein Knickerbocker-Ding.«

Dinah lachte. Sie holte eine Thermosflasche hervor, schenkte einen Kaffee ein und bot ihn Bucky an. Der hob seinen Becher in die Höhe. Sie tranken gemeinsam.

»Ich fürchte, ich kann nicht lange bleiben. Ich muss rüber in die Spring Gardens, aber erst noch nach Hause und mich umziehen.«

»Verstehe. Wer ist zu Hause?«

»Russell und Lee.«

»Ihre Kinder?«

»Ja. Aber unglücklicherweise bin ich mit einem von ihnen verheiratet.«

»Oh.«

»Mit Russell. Sie könnten das große Unglück haben, ihn irgendwann kennenzulernen, wobei ich mein Bestes tun werde, das zu verhindern. In vielerlei Hinsicht, sagen wir, intellektuell und in Bezug auf ihre Aussichten, sind mein Mann und mein Sohn austauschbar.«

»Ich nehme an, Sie meinen das nicht im positiven Sinne.«

Dinah schüttelte den Kopf und lachte, obwohl die Größe ihres Sarkasmus es mehr wie einen schnaubenden Schluckauf klingen ließ. Es folgte ein langes Schweigen, das Bucky schließlich beendete.

»Keine Sorge, Sie müssen mir nichts erklären, Sweetie. Es ist Ihr Leben, und wir haben alle nur eines. Ich versuche einfach nur, die Zeit rumzukriegen.«

»Nein, ist schon gut«, sagte Dinah, fuhr aber nicht fort.

So saßen sie da, tranken ihren Kaffee und sahen dem Meer dabei zu, wie es sich über den Sand ergoss. Wenn es sich zurückzog, hinterließ es einen Schimmer, der im trüben Morgenlicht fast ölig wirkte.

»Manchmal«, sagte Bucky und machte eine Pause. »Manchmal lassen wir uns von den Fehlern, die wir machen, definieren. Wir grübeln herum. Halten inne. Bewegen uns keinen Zentimeter. Verflucht, ich weiß, dass ich das tue. Und jetzt klinge ich wie einer dieser billigen Motivationssprüche, die man auf einem schäbigen Ausdruck an der Wand einer Arztpraxis sieht.«

Dinah lächelte. Sie wusste es zu schätzen, dass Bucky sie nicht drängte. Er bohrte nicht. Was sie dazu brachte, sich ihm auf eine Weise zu öffnen, die sie selbst überraschte. »Wir haben jung geheiratet«, sagte sie. »Zu jung. Als Teenager. Und Russell hat sich entschieden, in dem Alter zu bleiben. Manche Leute denken, dass, sich selbst treu zu bleiben, bewundernswert ist, aber er ist buchstäblich noch genau derselbe und macht genau den gleichen Scheiß, den er mit siebzehn gemacht hat, was okay ist, wenn du siebzehn bist, oder zwanzig, oder vielleicht sogar fünfundzwanzig, aber wenn dein Hirn sich keinen Schritt weiterentwickelt und du mit Mitte fünfzig den Arsch immer noch nicht hochgekriegt hast …«

Sie brach ab und schüttelte erneut den Kopf. Sie trank von ihrem Kaffee. Bucky von seinem. Jeder Schluck machte ihn ein wenig wacher und holte ihn ein winziges Stück weiter zurück in die Gegenwart.

»Was macht er?«, fragte Bucky.

»Das ist die Frage, oder? Die Antwort ist, dieser Tage vor allem nicht viel. Ich schätze, Sie könnten sagen, er ist ein semiprofessioneller Bier-, Wein- und Wodkatester, und gelegentlicher Ladendieb. Wie gesagt, mit siebzehn hat so was einen gewissen Charme und etwas Schlitzohriges, so *Denn-sie-wissen-nicht-was-sie-tun…*-mäßig, aber nicht mehr, wenn du alt wirst, keinerlei Aussichten hast und noch weniger Motivation zu irgendwas. Wie sich herausstellt, brauchen wir alle ein Ziel, sonst stecken wir fest.«

»Was ist Ihr Ziel?«

»Überleben, würde ich sagen. Essen auf den Tisch bringen und die beiden vor Schwierigkeiten bewahren.«

»Verstehe.«

Sie tranken schweigend ihren Kaffee.

»Hatte Ihr Mann nie einen Job?«, fragte Bucky.

»Oh, doch. Er hatte viele Jobs. Jahrelang war er ein Fahrer. Und eine gute Weile hat er für die Jacobuccis gearbeitet.«

»Wer ist das?«

»Die Jacobuccis. Das ist eine große Familie hier in der Gegend. Ihnen gehören viele der Spielhallen, Cafés und Eisdielen. Italiener. Er hat Sachen für sie ausgeliefert, hauptsächlich für die Fabrik. Sie haben eine Menge Fast-Food-Restaurants beliefert, Pub-Ketten, und er hat ihre Eiskrem überall hingekarrt, im ganzen Norden. Aber dann vor ein paar Jahren hat die Fabrik zugemacht, und er hat bei Amazon angefangen.«

Bucky überdachte, was Dinah ihm da erzählte.

»Tja, manchmal sieht es so aus, als breche das Arbeitsleben einen Mann eher, als dass es ihn zu etwas macht. Oder eine Frau. Es ist schwer da draußen. Man sagt, mies *fühlt* man sich, pleite *ist* man. Ich kenne beides nur zu gut. Wir alle tun, was wir tun müssen, um durchzukommen. Wie war der neue Job für ihn?«

»Schlecht. Er konnte mit dem Tempo nicht Schritt halten, kam mit den Vorschriften nicht zurecht. Um fair zu sein, es ist eine böse Knochenarbeit, den ganzen Tag gegen die Uhr arbeiten zu müssen, und Russell hat seinen eigenen Kopf, will sagen: Er ist ein echtes Faultier, ist zwischendurch immer in seine alten Kneipen und hat ein Bier oder zwei getrunken. So hat er den Zeitplan nicht geschafft und wurde abgemahnt, was ihn noch mehr unter Druck gesetzt hat. Er hat Pakete ›verlegt‹, einige auf der Landstraße einfach aus dem Fenster geworfen, wo sie von einem Bauern gefunden wurden, worauf er noch mehr getrunken hat. Am Ende hat er seinen Führerschein verloren, und damit war es aus. Wobei, nicht ganz, erst haben sie ihn in ein Warenlager gesteckt, aber ihm fehlten die sozialen Fähigkeiten, er bekam Ärger, und damit war es dann tatsächlich vorbei. Er ist aus einem Job geflogen, für den sie heute Roboter entwickeln. Das muss man sich mal vorstellen.«

»Das ist hart.«

»Das ist es für alle, nur ist das noch längst keine Entschuldigung dafür, ein kompletter, völliger Penis zu sein.«

Bucky lachte. »*Ein kompletter, völliger Penis*. Das gefällt mir.«

»Würde es nicht, wenn sie mit ihm verheiratet wären.«

»Und Ihr Sohn?«

»Lee. Ein heranwachsender kompletter, völliger Penis.«

Bucky lachte wieder. Lächelnd sah Dinah ihn von der Seite an, dann lachte sie mit. Sie war überrascht, dass sie ihm derart persönliche Dinge und Ansichten offenbarte, die sie normalerweise für sich behielt. Was hatte Bucky, dass sie sich ihm so öffnete? Sie war nicht sicher. Sie wusste nur, dass sie sich in seiner Gegenwart absolut wohlfühlte.

»Ich weiß, ich weiß«, sagte sie. »Ich sollte so etwas über mein eigen Fleisch und Blut nicht sagen, aber es stimmt. Er ist definitiv der Sohn seines Vaters, bleibt den ganzen Tag in seinem Zimmer, kifft sich zu, spielt Online-Spiele und chattet mit einer Frau, die er noch nie getroffen hat und auch nie treffen wird, weil sie ihm nach und nach das wenige Geld, das er hat, aus der Tasche zieht. Er hat sich in eine Fantasie verliebt, eine Flachbildschirm-Frau aus einem weit entfernten Land.«

»Wir leben in verrückten Zeiten, Dinah. Niemand hat uns je gesagt, dass die Zukunft so irrsinnig werden würde. Es scheint mir, dass das Internet das menschliche Denken in Richtungen lenkt, die in der Evolution nicht vorgesehen sind.«

»Da haben Sie nicht unrecht, Bucky.«

»Sie sagen, es soll uns aufklären, aber ich bezweifle es. Ich persönlich, alt, wie ich bin, kümmere mich nicht weiter um diese Dinge. Ich habe das Gefühl, es ist zu spät, um noch damit anzufangen. Aber ich sehe, wie sich das Verhalten der Leute verändert. Selbst kaum was mit Computern zu tun zu haben gibt mir eine seltene Perspektive auf die, die ihre Tage und Nächte in der digitalen Welt verbringen. Ich sehe die Veränderungen.«

Dinah seufzte.

»Stimmt. Er ist ein Kind des Internets, ein Produkt dieser Generation. Und die Sache ist, er hat genau wie sein Dad keinen Antrieb oder Ehrgeiz, was ja verständlich ist, nicht alle wollen die Welt regieren, aber er tritt völlig auf der Stelle. Er ist ein junger Mann, der in seinem eigenen Saft schmort, und das ist nicht schön. Er hat keine besonderen Fähigkeiten, keine Interessen, überhaupt nichts, was für ihn sprechen würde. Es ist so, als wäre er ganz ohne jede Individualität, was ich seltsam finde, weil selbst wenn es eine scheußliche ist, seinem Vater kann man nicht vorwerfen, dass er keine hätte. Russell ist das, was manche Leute ein ›Original‹ nennen, mit allem, was dazugehört. Aber Lee, er wäre ohne WLAN verloren und würde buchstäblich haltlos durch die Welt treiben. Er wüsste nicht, wie er ohne funktionieren sollte. Ich nehme an, tief in uns drin hoffen wir insgeheim, dass sich unsere Kinder einmal um uns kümmern, wenn wir alt und hilfsbedürftig sind, doch wir können nicht davon ausgehen, dass sich die Rollen so umkehren. Lee bringt nichts auf die Reihe, und sein Vater ist zu egoistisch, um irgendwas für irgendwen zu tun, selbst wenn er es könnte. Er ist in seiner Entwicklung stecken geblieben, und ich könnte genauso gut Single sein.«

»Klingt so, als hielten Sie alles zusammen?«

»So gerade.«

Sie verstummten wieder für einen Moment, bis Dinah aus ihrer Versunkenheit auftauchte.

»Es tut mir leid, Bucky. Ich rede nur über mich.«

»Ist schon okay, Dinah. Sie müssen sich nicht entschuldigen. Schließlich habe ich gefragt.«

»Es ist komisch, normalerweise rede ich nicht über diese Dinge. Vielleicht liegt es daran, dass ich das Gefühl habe, Sie durch Ihre Musik schon lange zu kennen. Also lassen Sie mich die Sache mal umdrehen: Haben Sie Kinder zu Hause?«

Er senkte den Blick und schüttelte den Kopf.

»Nicht, dass ich wüsste.«

»Oh.«

Bucky spähte aufs Meer hinaus.

»Wissen Sie, eines Tages blicken Sie von ihrem eigenen Nabel auf und sehen, ihre Eltern sind alt. Und am nächsten Tag sehen Sie in den Spiegel und sind überrascht festzustellen, dass auch Sie plötzlich alt sind. Die Zeit ist ein Miststück.«

»Das ist sie.«

Als Bucky nichts mehr über seine Kinderlosigkeit oder sonst etwas sagen zu wollen schien, nahm Dinah das als Anlass zu gehen.

»Soll ich in einer Weile wieder vorbeischauen? Sagen wir, in ein, zwei Stunden?«

»Aber ja, Sweet Pea. Ich habe nichts vor.«

»Kommen Sie zurecht?«

»Das mache ich seit siebzig Jahren. Gerade so.«

»Und Sie werden etwas essen? Sie gehen frühstücken?«

»Ich bin sicher, ich werde nicht verhungern.«

»Weil Sie für Ihr großes Comeback bei Kräften sein müssen.«

Bucky zwang sich zu einem Lächeln und nickte.

»Danke, Dinah. Das werde ich sein.«

*

Dinah hielt Wort, stand anderthalb Stunden später in Buckys Zimmer im Majestic und sah aufs Meer hinaus. Sie hatte geduscht, sich umgezogen und ein paar Minuten Ruhe genossen, die weder von Russell noch von Lee gestört wurden. Sie war froh, dass ihr Mann letzte Nacht nicht nach Hause gekommen war – sie hatte schon vor Jahren aufgehört, sich deswegen Sorgen zu machen –, und Lee würde so gut wie sicher wieder den Tag verschlafen. Dass sie alle unterschiedlichen Zeitplänen folgten, sicherte den Fortbestand der Familie unter einem Dach. Der einfache Umstand, dass sie kaum einmal zur selben Zeit zu Hause waren, hatte bisher dafür gesorgt, dass Dinah weder ihren Mann noch ihren Sohn hinausgeworfen hatte – oder dass sie selbst, was die wahrscheinlichere Variante wäre, hätte gehen und sich anderswo ein neues Leben aufbauen müssen, waren die beiden doch viel zu faul und völlig unfähig, etwas anderes als ihre eigenen selbstbezogenen täglichen Aktivitäten zu verfolgen.

Bucky hatte es unterdessen geschafft, die mehr als zweihundert Meter zurück zum Hotel zu gehen, ein kleines Glas warme übrig gebliebene Cola zu trinken und ein paar Nüsse und einen trockenen Keks zu knabbern, um etwas in den Magen zu bekommen. Jetzt lag er auf seinem Bett und versuchte, seinen Kater als seinen Jetlag zu verkleiden, seinen Jetlag als Entzugserscheinungen und seine Entzugserscheinungen als nicht existent. Es funktionierte nicht.

»Bucky, ich hätte Sie das wahrscheinlich schon früher fragen sollen, aber was hielten Sie von einem schnellen Interview?«

Er rieb sich die Augen, gähnte und stützte sich auf einen Ellbogen. Das Bett knarzte laut.

»Ein Interview? Was für eine Art Interview?«

»Nur ein Gespräch für eine Zeitschrift.«

»Worüber?«

»Über Sie, Bucky.«

»Über mich?«

»Natürlich. Haben Sie schon mal von *Souled Out* gehört?«

Er schüttelte den Kopf. »Nein.«

»Die Zeitschrift hat einen sehr guten Ruf, und eine Website, und es gibt da eine Journalistin, die für *Souled Out* schreibt und sich gerne mit Ihnen zusammensetzen würde. Offenbar schreibt sie als Freie auch für *Mojo* und ein paar andere und nimmt an, sie kann auch bei einer von denen etwas unterbringen. Hat *Mojo* Sie schon mal interviewt?«

Bucky schüttelte erneut den Kopf.

»Honey, die einzigen Leute, die mit dem alten Bucky reden wollen, sind Ärzte und Sozialarbeiter. Weiß Gott, ich könnte heute ein bisschen *Mojo* brauchen. Verflucht.«

»Ich wette, das ist die Müdigkeit von der Reise. Ihr Körper befindet sich noch in einer anderen Zeitzone. Ich dachte, vielleicht könnten Sie später ein Schläfchen machen, aber dass wir erst raus zu den Spring Gardens gehen, damit Sie sehen, wie und wo der Weekender laufen wird. Sozusagen mal die Bühne auschecken und die Atmosphäre inhalieren. Und dann gibt's einen Drink mit Hattie.«

Bucky sah Dinah vom Bett aus verständnislos an.

»Hattie ist die Journalistin«, erklärte sie.

»Oh, okay. Nun, wenn Sie meinen, es lohnt, sicher, ich meine, ich werde mein Bestes tun.«

»Schaden kann es nicht.«

Wahrscheinlich schon, dachte Bucky, behielt es jedoch für sich. Ihm kam der Gedanke, ob diese Journalistin ihm vielleicht etwas besorgen konnte? Lief das heute noch so? Er war schon so lange aus dem Geschäft, dass er die Gepflogenheiten nicht mehr kannte, geschweige denn die entsprechenden Bezeichnungen. Damals, zu seiner Zeit, war das Musikgeschäft ein Pfuhl für Drogentransaktionen und kleine Gefallen gewesen, doch das war lange her, und für ihn gab es nur noch seine Rezepte und die alten Verbindungen in der Nachbarschaft. Eine ganze Reihe Kids in seiner Ecke respektierte ihn und wusste, dass er kein Drogenfahnder war. Einigen von ihnen hatte er hier und da schon mit ein paar Dollar ausgeholfen.

»Super, dann mal los«, sagte Dinah und rieb sich die Hände.

»Was, jetzt gleich?«

»Was getan ist, ist getan«, sagte Dinah. »Und an der Bühne ist noch kaum jemand, und Sie werden in Ruhe gelassen.«

»Warum sollte mich jemand nicht in Ruhe lassen? Ich habe nichts angestellt.«

Bucky spürte, wie sich seine Laune verschlechterte, beschloss aber, so gut es eben ging, dagegen anzugehen. Dinah versuchte nur zu helfen, das sah er. Sie tat ihr Bestes, diese nette, anständige Frau. Im Übrigen vergrößerte, dieses Zimmer zu verlassen, seine Chancen, etwas aufzutreiben, irgendwas Kleines, um ihn in Schwung zu bringen und die bevorstehenden Schrecken im Zaum zu halten.

»Wissen Sie, zuerst habe ich gedacht, Sie wären nur bescheiden, aber Sie haben wirklich keine Ahnung, oder?«

»Wovon, Honey?«, fragte Bucky, während er sich langsam von der Matratze erhob und auf die Beine kam. Seine Hüften stießen einen Schrei aus, und er zuckte zusammen und drehte sich von Dinah weg.

»Wie bekannt und beliebt Sie sind, Sie dämlicher Kerl.«

»Ich meine, ich denke immer noch, dass das hier einfach irgendeine komplizierte Inszenierung ist, eine Art Verschwörung, um mich unter Vortäuschung falscher Tatsachen herzulocken, und dass jeden Moment eine Kamera zum Vorschein kommt, zum Beispiel aus dem Schrank da, oder so.«

Dinah lachte.

»Bucky, das würden wir Ihnen nicht antun. Und *ich* schon mal gar nicht. Ich dachte, wir hätten uns darauf geeinigt, dass, Sie hier zu haben, eine super Sache für alle Beteiligten ist? Also akzeptieren Sie wenigstens, dass Sie hier sind, weil wir Sie hier wollen, und Sie es verdienen, und vergessen Sie alles andere. Okay?«

Er nickte.

»Kein Problem. Klar. Tut mir leid, ich nehme an, der Schlafmangel macht es mir etwas schwerer, mich zu akklimatisieren. Haben Sie Nachsicht mit mir. Dem alten Bucky schmerzen sämtliche Kochen. Ich habe ein verrücktes Leben geführt, aber es hat mich kein einziges Mal ins Ausland gebracht.«

»Sie haben Amerika nie zuvor verlassen?«

»Nein. Ich war weder in Mexiko noch in Kanada oder sonstwo. Man könnte sagen, dass ich …«, er vollführte eine weit ausholende Geste mit der Hand, die alles miteinschloss, das Zimmer, die Stadt draußen, das Meer, den Himmel und die hoch an ihm kreisenden Möwen, deren Geschrei den Soundtrack des kühlen, klaren Morgens bildete, »dass ich auf *das hier* nicht vorbereitet bin. Aber ich werde versuchen, ein, zwei Sätze zusammenzustottern, und zwar auf eine Weise, wie es Ihrem Englisch geziemt. Himmel. Ich werde mein Bestes tun.«

»Abgemacht«, sagte sie.

Dinah hob eine Hand. Bucky zögerte, und klatschte dann mit ihr ab.

»Abgemacht.«

*

Im großen Saal der Spring Gardens hing noch der abgestandene Geruch nach Schweiß und verschütteten klebrigen Drinks vom Abend zuvor in der Luft. Auch etwas verbliebene Energie war noch spürbar. Die Leere des Raums unterstrich nur, dass hier noch zwölf Stunden zuvor eine große Anzahl Leute sehr präsent gewesen war. Schulter an Schulter hatten sie zu den Soul-Klassikern von DJ und Promoter Graham Carmichael getanzt, der seit mehr als vier Jahrzehnten mit den immer gleichen Singles durch ähnliche Veranstaltungsorte im Norden und den Midlands tourte.

»So wie Grahams Haare, aber im Gegensatz zu seinem Bauchumfang, ist sein Publikum über die Jahre langsam, aber sicher ausgedünnt«, erklärte Dinah, als sie das Gebäude nach einem gnädigerweise kurzen Fußweg hinab vom Majestic betraten. »Bei uns wird er jedoch immer seine treuen Anhänger haben, gestern Abend war es hier jedenfalls brechend voll.«

»Und diesem Graham gehört das alles?«

»Nein, das nicht, oh, um Himmels willen, nein. Graham besitzt kaum mehr als ein Paar Schuhe, die Kleider, die er am Leib trägt und eine blinde Katze namens Frankie Valli. Nein, er richtet nur manchmal einen Weekender aus, und dank des bevorstehenden Auftritts des fast schon mythischen Earlon ›Bucky‹ Bronco, samt voller Support-DJ-Besetzung, könnte Graham endlich mal wieder die Ausgaben einspielen, allein schon durch den Kartenvorverkauf.«

»Kein Druck also«, sagte Bucky, in dessen Augen kurz Sorge aufflammte.

»Oh, keine Angst. Alle Verluste, die er macht, werden von der Freude aufgewogen, die er an seinen Weekendern hat – und natürlich der Chance, ins Rampenlicht zu treten und seine

Plattenteller in Schwung zu bringen. Sehen Sie, da ist der alte Sack ja.«

»Ich kann nicht glauben, dass Sie hier sind«, rief Graham, kam über die Tanzfläche und umfasste Buckys Rechte mit beiden Händen. »Graham. Willkommen.«

Graham, stellte Bucky fest, hatte einen für einen Mann sehr großen, sehr runden, feminin wirkenden Hintern.

»Ich auch nicht«, antwortete Bucky. »Danke.«

»Immer der Erste, der da ist, und der Letzte, der geht«, sagte Dinah und sog die Luft ein. »Aber verflixt, Graham, ich glaube, du musst hier mal durchlüften. Es stinkt wie in einer Umkleide.«

Bucky sah sich im Saal um, sah den gefliesten Boden, die hohe Bühne, die Scheinwerfertraverse und das aufwendige Soundsystem, und mit einem Mal durchfuhr ihn eine heiße, erdrückende Welle der Angst, so heftig und so plötzlich, dass er spürte, wie sich etwas in seinem Gedärm unerwartet lockerte. Graham erklärte gerade, dass die Tanzfläche einen gefederten Boden habe, aber Bucky, aus seinem Schrecken auftauchend, unterbrach ihn mitten im Satz und entschuldigte sich, er müsse zur Toilette, wo er laut und heftig das erledigte, was ihm nach dem Aufwachen verweigert geblieben war.

Buckys innere Uhr, die sich wie ein wildes Chaos aus Federn, Rädchen und irgendwelchen Ziffern anfühlte, reinigte sich. Sein Körper schrie mit einer für ihn ohrenbetäubenden Stimme nach Drogen, während er sich gleichzeitig weiter entgiftete, in Reaktion auf die plötzliche Verweigerung des für gewöhnlich stetigen Nachschubs – vielleicht war es auch eine Art Revolte. Sein Körper war zu einem Schlachtfeld geworden, über das er, Bucky, kaum mehr Kontrolle besaß. Wieder schoss es aus ihm hinaus, ein heißer, spritzender Strahl, der sich zumindest für einen Moment überirdisch schön anfühlte.

Mit ein paar Handvoll Wasser spülte er am Waschbecken mehrere Tylenol herunter und schüttete den Rest vom Whisky der letzten Nacht hinterher, den er in einer kleinen Flasche in der Innentasche seiner Weste dabeihatte.

Im Barbereich wurde ihm die Journalistin Hattie vorgestellt, die unmöglich jung für jemanden zu sein schien, der davon lebte, über das zu schreiben, was er für die Musik alter Männer hielt. Sie setzten sich an einen Tisch, und sie legte einen Block und ihr Telefon vor sich hin. Dinah brachte ihnen etwas zu trinken, ein Sprudelwasser für Hattie, mehr schwarzen Kaffee für Bucky, und setzte sich an den Nebentisch. Er wollte noch eine Zigarette, eine Sucht trat bereits für eine andere ein, obwohl das schreiende Verlangen nach der goldenen Benommenheit der Tabletten immer noch lauter wurde. Die Sache war, dass er seit Jahren wusste, dieser Tag würde kommen. Was er nicht erwartet hatte, war, dass er gerade hier kommen würde, gefangen zwischen einem tristen Meer und einem tief hängenden Himmel, in einem fremden Land.

Hattie war zierlich, hatte sich das Haar hochgesteckt und unter einer Baskenmütze versteckt. Sie hatte ein paar versprengte Sommersprossen und leicht schiefe Zähne, die er faszinierend fand.

»So«, sagte sie und schaltete die Aufnahmefunktion ihres Handys ein. »Es ist mir so eine Ehre, Mr Bronco.«

Ihr Akzent kam nicht unerwartet.

»Mir ebenfalls. Und sagen Sie einfach nur ›Bucky‹. Wo kommen Sie her, Sweetie?«

»Aus Deutschland.«

»Ah, cool. Aus einer Gegend, von der ich gehört haben könnte?«

»Das bezweifle ich. Aus einem winzigen Ort mitten im Nirgendwo, in einer Gegend namens Samerberg.«

»Okay. Ich muss zugeben, dass ich mich in der deutschen Geografie kaum auskenne. Liegt das bei Berlin?«

Hattie schüttelte den Kopf. »Nein.«

»Wie wär's mit Hamburg?«

Hattie lachte.

»Von Hamburg ist es sogar noch weiter weg als von Berlin.«

Bucky verstummte und dachte angestrengt nach. Er starrte auf seine Tasse auf dem Tisch und auf seine Finger, die krebsartig um ihren Henkel lagen, und versuchte sich eine andere deutsche Stadt ins Gedächtnis zu rufen, von der er gehört hatte.

»Frankfurt?«, sagte er schließlich. »Kommen Sie aus der Nähe von Frankfurt? Oder Friedberg? Davon habe ich bloß gehört, weil Elvis da stationiert war.«

»Nein«, Hattie lächelte, »obwohl Friedberg nicht weit von Frankfurt entfernt liegt, und ich mag dieses Ratespiel. Ich weiß Ihre Mühen zu schätzen. Samerberg liegt in Bayern, unten in der Nähe der Grenze zu Österreich. Es gibt da ein paar kleine Nester. Felder und Wanderwege und jede Menge Berge.«

»Bayern ist für sein Bier bekannt, richtig? Und ...«

Sowohl Hattie als auch Dinah warteten gespannt auf das, was jetzt noch kommen würde, während Bucky nach einer kulturellen Verbindung suchte.

»Seine Würste? Oder ist es beleidigend, das zu sagen?«

Hattie lachte wieder.

»Nein, ich meine, vielleicht ist es ein bisschen ein Klischee, aber ich meine, es stimmt schon, dass wir Bayern unsere Würste mögen, besonders unsere Weißwürste. Mein Dorf ist für nichts wirklich bekannt, außer vielleicht für einen recht berühmten Fußballer aus den Achtzigern, der da aufgewachsen ist, und eine tolle deutsche Dichterin namens Romy Landau.«

»Oh, cool«, sagte Bucky. »Und was hat Sie nach England verschlagen?«

»Sie.«

»Ich? Wie das?«

»Ich bin hergekommen, um Sie zu interviewen.«

»Sie sind extra dafür hergekommen? Für dieses Gespräch heute, meine ich?«

Dinah nahm einen Schluck aus ihrem Glas und schüttelte lächelnd den Kopf, sagte aber nichts.

»Ja. Natürlich.«

»Sie meinen, Sie haben sich dafür in ein Flugzeug gesetzt und sind hergekommen?«

»Ja. Genau. Hoch in die Luft und übers Meer. Ich wollte die Gelegenheit, Sie singen zu hören, nicht verpassen, für nichts auf dieser Welt würde ich das. Und mein Redakteur meinte, wenn ich sowieso käme, um Sie auftreten zu sehen, sollten wir die Gelegenheit nutzen, um ein Interview mit Ihnen zu machen. Und da sind wir.«

»Haben Sie die Musik schon mal gehört?«

»Sind Sie verrückt? Natürlich!«

»Ich hab's Ihnen doch gesagt, Bucky, Sie unterschätzen sich«, sagte Dinah vom Nebentisch, und dann zu Hattie: »Ich dachte erst, er sei bescheiden, aber wie sich herausstellt, hat er tatsächlich keine Ahnung, stimmt's, Buck?«

Er hob die Hände und wusste nicht, was er dazu sagen sollte.

»Die Leute versuchen seit Jahren, Sie zu finden, um mit Ihnen zu sprechen«, sagte Hattie.

»Oh Mann, es hat aber niemand an meine Tür geklopft, und ich hab mich nicht versteckt.«

»Sie waren nicht leicht zu erreichen. Kein Manager, keine Plattenfirma, keine Website, keine E-Mail-Adresse. Und Sie sind auch nicht für Tantiemen registriert. Oder in den sozialen Medien.«

»Gott sei Dank.«

»Sie stehen nicht mal im Telefonbuch – nicht, dass das heute noch einer benutzen würde. Aber jetzt sind wir ja hier, und das ist alles, was zählt.«

»Sagen Sie mir«, sagte Bucky. »Eine junge Frau wie Sie, hoch auf einem Berg in Deutschland oder wo auch immer, woher kennen Sie meine Musik? Weil, zu Hause legt keiner eine Platte von mir auf.«

»Als kleines Mädchen habe ich *Until the Wheels Fall Off* in Wiederholungen einer alten Fernsehsendung namens *Beat Club* gehört. Da muss ich sechs oder sieben gewesen sein, aber ich habe den Song gleich geliebt. Sie haben da hauptsächlich Rock'n'Roll-Bands gespielt, und da stach so ein Beispiel von reinem Soul ungeheuer heraus. Ihre Stimme, sie hat mich gleich gepackt. Ich weiß noch, wie ich den Song vom Fernseher aufgenommen und dann über Kopfhörer gehört habe. Das war vor YouTube.«

»Aber ich war nie in einer Sendung namens *Beat Club*. Ich war ja noch nicht mal in Deutschland.«

»*Sie* waren nicht in der Sendung, aber Ihr Song. Dazu gab es Tänzer.«

»Tänzer?«

»Ja. Nichts Besonderes. Es war ziemlich ... was ist der richtige Ausdruck? Trashig? Aber die Musik war toll.«

Bucky sah von Hattie zu Dinah und wieder zurück. Er schüttelte den Kopf, seine Verwunderung wuchs mit jeder neuen Information.

»Wie auch immer«, sagte Hattie. »Vielleicht sollten wir endlich auf den Elefanten im Zimmer kommen: Bucky Bronco ist wieder da!«

»Nun ja, das nehme ich an.«

»Nicht, dass Sie ein Elefant wären.«

»Nein, aber ich schätze, ich fühle mich schon wie eine bedrohte Spezies.«

Hattie lächelte.

»Die offensichtliche Frage lautet: Warum hier? Warum jetzt?«

»Sie meinen mein Vorsingen?«

»Natürlich.« Sie lachte. »Ihr Vorsingen. Es sei denn, Sie wollen uns mit etwas Stepptanz erfreuen?«

Bucky bemerkte ihren Versuch, mit einem Scherz das Eis weiter zu brechen, nicht. Er starrte in seinen Kaffee, völlig verblüfft, nach all den Jahren im Dunkel zu erfahren, dass es seine paar Aufnahmen bis nach Deutschland geschafft hatten. Und wenn ihm das auch ein wirklich gutes Gefühl hätte geben sollen, fragte er sich doch vor allem, wann und wie er diese Frau womöglich fragen konnte, ob sie ihm Drogen besorgen würde. Sie sah so jung aus, so unschuldig, und wenn er sie fragte, kam es vielleicht in ihren Artikel, und wie würde das dann aussehen? *Bucky Bronco kehrt aus der Versenkung auf, am Ende und verzweifelt.* Es war alles so verwirrend und hoffnungslos. Bucky Bronco, ein gebrochener Mann. Es hatte eine Zeit gegeben, da hätte er in jeder Stadt in den US of A ein Bett, etwas zu essen und einen kleinen Auffrischer – einen illegalen – finden können. *Earlon Bronco: Auferstanden von den Toten … Aber können wir uns da sicher sein?* Ihm sank der Mut, da er begriff, dass er mittlerweile zu alt war und die neuen Wege nicht kannte, wie man sich in echte, altmodische Schwierigkeiten brachte. Und was die ganze Sache umso schlimmer machte, war, dass diese jungen Leute, diese *Fans*, alle so verdammt nett und aufmunternd zu sein schienen. Sie waren auf seiner Seite, und das war für ihn so spät in seinem Leben eine sonderbare Vorstellung.

Verflucht.

»Hmm«, sagte er. »Weil ich eingeladen wurde, nehme ich an.«

Da er das leichte Unbehagen der Journalistin über die schroffe Kürze seiner Antwort spürte, führte er sie weiter aus.

»Was ich meine, ist, ich muss schon irgendwie erreichbar sein, wenn ich plötzlich völlig aus dem Blauen heraus einen Anruf bekomme und hierher eingeladen werde, um für die netten Leute im englischen Scarborough ein paar Oldies zu singen. Im Übrigen muss ich wohl für Schmeichelei oder so anfällig sein, weil, ehe ich mich versehe, halte ich ein Flugticket in der Hand und versuche herauszufinden, wo um alles in der Welt dieses Scarborough liegt. Und schon lande ich, stehe im Regen, kratze mir den Kopf, und Dinah versichert mir, die Einladung ist echt. Und jetzt sitze ich hier, benommen wie ein Straßenköter in der Mittagshitze, und rede über Würste und so weiter.«

»Viele Leute haben gedacht, dieser Tag würde nie kommen.«

»Ich auch nicht, Honey«, sagte Bucky, hob seinen Kaffee an und nahm einen Schluck. »Ich auch nicht.«

»Einige dachten, Sie wären tot.«

»Ich auch.« Er lächelte. »Bringen Sie's auf die Titelseite: *Bucky Bronco ist zurück*.«

»Es ist das Soul-Comeback des Jahrhunderts.«

»Es ist nett, dass Sie das sagen, aber wir haben noch eine Menge Jahrhundert vor uns.«

»Dann des Jahrzehnts. Ich meine nur, Sie nehmen diese beiden Singles auf, von denen eine nicht mal herauskommt, und verschwinden anschließend für Jahrzehnte. Darf ich Sie fragen, was passiert ist?«

Bucky stellte die Tasse ab, traf aber die Untertasse nicht richtig, und etwas vom Kaffee schwappte auf den Tisch, wo er sich in Tropfen wie schwarz wabbelndes Quecksilber sammelte. Bucky ergriff sein Handgelenk unter dem Tisch, um das Zittern zu stoppen.

»Ja, dürfen Sie. Aber die Frage ist nicht einfach zu beantworten, schließlich geht es um fünfzig Jahre, das lässt sich kaum in ein, zwei Sätze für Ihren Artikel fassen. Wie bringt man ein Leben auf den Punkt?«

Hattie nickte.

»Ich verstehe, dass ...«

Bucky unterbrach sie.

»Sagen wir einfach, ich habe mir hier und da ein paar Schrammen geholt. Habe geheiratet. Habe gearbeitet, habe nicht gearbeitet. Habe zu viel getrunken, dann wieder nicht genug. Ich hab mich so durchgeschlagen, wie es die meisten Leute tun.«

»Haben Sie nie wieder was aufgenommen?«

»Nein, Ma'am.«

»Sind getourt?«

»Ähm. Ich bin nie getourt.«

»Oder aufgetreten?«

Bucky war es nicht gewohnt, so detailliert befragt zu werden, und er sah zu Dinah hinüber, als suchte er Bestätigung. Er schüttelte den Kopf. Fasste seinen zitternden Arm fester.

»Sie haben also *All the Way Through to the Morning* aufgenommen, das übrigens immer noch unglaublich klingt«, sagte Hattie, »aber nie veröffentlicht. Was war im Jahr danach? 1968? Dem Jahr, als Sie von der Bildfläche verschwunden sind?«

Bucky trank mehr Kaffee und befühlte die Packung Zigaretten in seiner Tasche. Beide Arme fühlten sich an, als wären sie voller sich windender Schlangen, und der scharfkantige Chromstern schnitt auch wieder durch sein Inneres. Dinah sah ihn genau an. Sämtliche Muskeln taten ihm weh. Ihm war kalt, aber er schwitzte. Seine Gedanken zerstoben auf der Stelle, wie Rauch im Wind. Er versuchte, sich zu sammeln.

»Wollen Sie das wirklich wissen?«

Hattie beugte sich vor, Bucky roch ihr Parfüm und wurde für einen Moment an eine Frau erinnert, mit der er kurz etwas gehabt hatte, damals in den späten Achtzigern. Bilder einer verschwommenen Vergangenheit zogen herauf: eine Wohnung in Chicago im Sommer, oben in einem Haus ohne Aufzug. Eine nackte Matratze. Die erstickende Hitze. Verschränkte Gliedmaßen. Der salzige Geschmack von Schweiß. Hattie nickte.

Bucky seufzte. Das Gewicht der Geschichte drückte ihn noch tiefer in die Grube des Entzugs. All die Erinnerungen, die er in Löchern versenkt und begraben hatte. Aber sie waren nicht weg, höchstens erodiert.

»Also gut. Geben Sie mir eine Minute, Honey.«

*

Bucky musste erneut zur Toilette. Es war der Kaffee und das, was der nach Drogen hungernde Körper machte. Er veranstaltete einen Aufstand gegen den Moment. Bucky schwitzte kalten Schweiß.

Er setzte sich auf die Toilette, beugte sich vor. Würmer wanden sich durch seine Gedanken, holten gewisse Erinnerungen hervor und brachten ihn gefährlich nahe daran, sie ganz ausgraben und untersuchen zu müssen. Hinterher nahm er sich lange Zeit, Wasser aus dem Hahn zu trinken, sich das Gesicht zu waschen und mit ein paar steifen Papierhandtüchern abzutrocknen. Als er zum Tisch zurückkam, waren Dinah und Hattie tief im Gespräch, brachen es jedoch ab, als sie ihn sahen, und lächelten beide. Er wusste, dass sie über ihn geredet hatten. Er verlor alle Kraft, und sie vermochten ihre Sorge nicht zu verbergen.

»Sagt Ihnen Mr James Brown etwas?«, fragte er, ließ sich langsam auf seinen Stuhl sinken und grub die Nägel einer Hand in seinen Schenkel, um sich ganz zurück in die Wirklichkeit zu holen.

»Natürlich, der ›Godfather of Soul‹.«

»Den Titel hat er sich selbst gegeben.«

»Zusammen mit ›Der am härtesten arbeitende Mann im Showbusiness‹«, sagte Hattie.

»Auch den hat er sich gegeben, wobei ich denke, den hatte er verdient. Was sicher nichts ist, was man mir vorwerfen könnte. Egal, am 15. April 1968 spielte JB in Detroit, Michigan, und ich und mein Bruder Cecil, alle nannten ihn Sess, beschlossen, hinzufahren und den Mann in Aktion zu sehen. Nun, wenn mich meine Erinnerung nicht täuscht, liegt Detroit nur vier, fünf Stunden östlich von Chicago. Wir sind also in Sess' verbeulter Schrottkarre los, einem 57er Chevy. Wir waren noch Kids, aufgekratzte Teenager, wissen Sie? Ich war siebzehn, mit einer einzigen aufgenommenen Single und einer in der Mache, Sess wurde zwanzig und war bereits seit zwei Jahren am College. Sess war klug, wissen Sie, viel klüger als ich. Las Bücher. Er hatte seine komplette Karriere geplant, wollte Anwalt werden, aber nicht irgendein beliebiger, sondern einer, der der Gemeinschaft half, *unserer* Gemeinschaft, den Leuten, *unseren* Leuten, gegen Ungerechtigkeiten anzukämpfen und Missstände zu beseitigen. Alles das. Sein Weg war der richtige Weg: das Spiel mitspielen, die Dinge von innen heraus angehen. Erst wirst du Teil des Systems, dann beherrschst du es. Änderst es von innen. Sess hatte den harten Weg gewählt, den richtigen Weg, durch Ausbildung und Qualifikation, und im zweiten Jahr dieser Ausbildung war er in jeder Hinsicht erfolgreich. Aber Mr Brown, an jenem Abend, er war cool, ein wirklicher Entertainer. Nicht der größte Sänger, aber als Showman? Oh Mann. Vergessen Sie alles andere. Unerreichbar. Er war so scharf, er schrie und schwitzte, und ich und mein großer Bruder Sess, wir schrien und schwitzten mit ihm und sahen in unseren schwarzen Lederjacken, den Hemden mit den riesigen Kragen und mit unseren schwarzen Sonnenbrillen auch verdammt scharf aus. Wir waren irrsinnig angeturnt von der Energie des Ganzen, von nichts sonst. Vielleicht ein kleiner Joint, ich weiß es nicht mehr. Jedenfalls nichts Hartes. Das machten wir damals nicht. Wie ich sage, wir waren noch Teenager, praktisch Kinder.«

Hattie und Dinah hörten Bucky beide aufmerksam zu, der leicht entrückt wirkte und nur mit einem Fuß in der Gegenwart zu stehen schien, mit dem anderen knietief im Sumpf seiner Erinnerungen. Seine Kraft ließ nach, aber er wusste, diese Geschichte musste er zu Ende bringen. Es war lange her, dass er sie erzählt hatte, und es gab kein Zurück.

»Was machst du nach einem JB-Konzert? Kriechst du mit einem schönen Glas warmer Milch und ein paar Keksen in dein Bett? Himmel, nein. Wir waren zwei heiße, hippe Typen, für eine Nacht in Detroit, mit ein paar Dollar in unseren Taschen. Detroit 1968, Mann, die Auto-Stadt. Berry Gordy hatte die Soul-Szene in der Hand, das Beste vom Besten. In seinem Motown-Palast waren sie alle. Tammi Terrell und Marvin, Miss Ross mit ihren Supremes, der kleine Stevie Wonder, der etwa in meinem Alter war, aber als er schließlich wählen durfte, schon an seinem achten Album saß, und, oh Mann, die Temptations, die Jungs waren *bad*, aber mein Gott, sie konnten singen. David Ruffin, was für eine Stimme. Ein wahrer, reiner Tenor, keiner war besser. Keiner war besser.«

Bucky hielt inne, für einen Moment völlig verloren in seinen Erinnerungen an die musikalische Vergangenheit. Dinah räusperte sich.

»Möchtet ihr noch was trinken? Ich würde uns das Gleiche noch mal holen.«

»Danke«, sagte Hattie.

»Tut mir leid, Sweetie«, sagte Bucky. »Ich schweife gerne ab. Ich hab darüber schon ziemlich lange nicht mehr gesprochen. Hatte es so gut wie begraben, verstehen Sie?«

»Nein, bitte. Das ist perfekt. Es muss schön sein, sich so einen Abend noch einmal ins Gedächtnis zu rufen.«

Er schüttelte den Kopf und sackte in sich zusammen. Eine lange Weile sagte niemand etwas, bis Bucky wieder zum Leben erwachte.

»Ich habe den Faden verloren.«

»Sie haben von Detroit erzählt, im April 1968. Nach der Show.«

Bucky trank seinen Kaffee aus, der längst kalt war. Er schluckte ihn dennoch. Ein weiterer eisiger Schauer fuhr ihm den Rücken herunter.

Der Entzug traf ihn mittlerweile wie ein äußerst übler

Grippeanfall. Er war ein Absturz von sechs Tabletten pro Tag auf eine, auf nichts, und die Landung war hart. Er schlug mit voller Wucht auf. Es war kein sanftes Hinabsegeln, sondern ein freier Fall, der ihm das Herz bis in die Kehle hochschickte.

Die Tabletten waren alles, woran er zu denken vermochte. Die reinen kleinen Dinger, die den Himmel enthielten.

Dinah kam mit frischem Kaffee und Wasser zurück.

»Also gut«, seufzte Bucky und drehte die Tasse auf ihrer Untertasse. »Jedenfalls sind wir los, einen heißen Schuppen suchen. Irgendwas, wo man tanzen und Himmel, ja, vielleicht auch ein, zwei nette Michiganer Miezen treffen konnte.«

»Das klingt nach einer Riesensause«, sagte Hattie. »Ich wünschte, ich wäre dabei gewesen. Ich wünschte, ich hätte damals schon gelebt.«

Etwas an Buckys Miene sagte der Journalistin, dass sie das nicht hätte sagen sollen. So wie er sein Gesicht verzog, wurde klar, dass die Geschichte eine unerwartete Wendung nehmen würde, falls er sie denn überhaupt beenden konnte. Wieder schüttelte er den Kopf. Unter dem Tisch verkrallten sich seine Hände im Stoff seiner Hose, um weniger zu zittern.

»Nun, wissen Sie, Detroit ist eine harte Stadt, und ich nehme an, wir sind irgendwo falsch abgebogen, denn fünf Bier später fanden wir uns in einem Viertel wieder, wo einige Leute es nicht mochten, dass zwei supergut aussehende Fremde in ihrem Revier auftauchten. Um es kurz zu machen, ein paar schmierige Schwachköpfe sind auf uns losgegangen. Ich meine, da fiel kaum ein Wort, und schon hingen sie auf uns und schlugen auf mich und Sess ein, auf mich ganz besonders. Traten, trampelten, das volle Programm. Brutal. Und weswegen? Ich sage es Ihnen: wegen nichts. Scheiße. Und sie hätten nicht wieder aufgehört, da habe ich keinen Zweifel. Dabei waren es keine Jungs, von denen ich rede, das waren Männer. *Männer.* Arbeiter, Väter, was auch immer. Aber sehen Sie, Sess lag auf der Erde, mit dem Rücken zu einer Mauer, doch weil er in dem Moment nur zwei von denen gegen sich hatte, schaffte er es, zurück auf die Beine zu kommen. Dann zog einer ein Messer. Später sagten alle, es wär seins gewesen. Aber das war es nicht, das weiß ich sicher, mein Bruder war nicht so, mein Bruder war ein Student und ein Gentleman, ein zukünftiger Anwalt, nicht weniger, aber es landete in *seiner* Hand, und er richtete es auf sie, sie sollten sich zum Teufel scheren.«

Bucky hielt inne, blies in seine Tasse und nahm einen Schluck. Dinah und Hattie hingen an seinen Lippen.

»Ich denke, dabei hat er einen erwischt. Es war ein kleiner Schnitt, ein leichter Schlenzer, damit sie, wie gesagt, zurückwichen. Sess wollte mich und sich da rausholen, bevor diese Männer uns totschlugen, aber dieser Kerl, dieser eine Typ, nun, er hob die Hände, vielleicht war er auch zu nahe dran oder zu langsam oder was zum Teufel auch immer, jedenfalls muss ihn die Klinge am Handgelenk erwischt haben. Keine große Sache. Nur ein kleiner Schnitt, ein leichter Schlenzer. Und dann waren da nur noch Sirenen, und die Männer, die rannten davon. Alle bis auf diesen einen Kerl, der zusammenbrach. Klappte da, wo er stand, in sich zusammen. Schien, dass er aus einer seiner Schlagadern blutete, Unmengen. Er wurde grau, grau wie ein Geist, direkt da vor unseren Füßen. Ich gebe gerne zu, dass ich auch weggerannt wäre, nur Sess wollte nicht. Ich sagte: Bruder, wir müssen hier weg. Aber er meinte: Nein. Keinesfalls, Mann. Sehen Sie, Sess hatte bereits nach dem Krankenwagen gerufen, bevor Fünf-Null ankam – Sie erinnern sich wahrscheinlich nicht an *Hawaii Five-0*, aber das war die große Krimiserie über eine Spezialeinheit in dem Sommer.

Wie auch immer, mein Bruder blieb da, weil er noch an Gerechtigkeit glaubte. Er dachte, weil wir uns nichts hatten zuschulden kommen lassen und die Männer das Messer gezückt hatten, würde sich die ganze leidige Situation schon klären, und vielleicht würden die Männer ja das Richtige tun und sagen, es sei nichts als eine Rauferei gewesen, die aus dem Ruder gelaufen war, nichts passiert und dieser ganze Scheiß. Ich meine, *die* hatten *uns* angegriffen. Aber wie naiv wir waren.«

Bucky trank noch etwas Kaffee. Er wollte nicht weitererzählen. Er wollte Schmerztabletten schlucken und mit einer sanften goldenen Flut auf die untergehende Sonne zutreiben. Aber seine Erinnerung näherte sich ihrem schrecklichen Schluss, dem einen Punkt, über den er, wie er gehofft hatte, nie wieder würde reden müssen.

»Was ist dann passiert?«, fragte Hattie und drängte ihn fortzufahren.

Bucky schnaufte.

»Um es noch kürzer zu machen: Der Richter gab Sess fünfundzwanzig bis lebenslänglich.«

»Was?«, kam es aus der Journalistin.

»Sie machen Witze«, sagte Dinah.

»Für vorsätzlichen Mord. Das ist das zwingend vorgeschriebene Strafmaß. *Zwingend*.«

»Oh, Bucky«, sagte Dinah. »Ich hatte ja keine Ahnung. Und was war mit Ihnen?«

»Mit mir? Ich hab achtzehn Monate in einer Jugendstrafanstalt in Untersuchungshaft gesessen, bis sie auf nicht schuldig entschieden. Ich meine, das mussten sie. *Mussten* es. Weil alles klar zeigte, dass meine einzige Schuld darin bestand, mir den Kiefer zu brechen, mir einen Milzriss zuzuziehen und ein junger Mann aus dem falschen Viertel im Amerika von 1968 zu sein. Aber mein Bruder, verflucht ...«

Bucky hielt erneut inne und schüttelte den Kopf. Er atmete tief und kummervoll durch.

»Sie haben ihm die ganze verdammte Palette vorgeworfen. Ich denke, sie müssen da einen starken, klugen, stolzen Mann vor sich gesehen haben, der ihnen nichts als Trotz entgegenbrachte, einen, der entgegen aller Erwartungen nicht geflohen war, sondern versucht hatte, dem Kerl zu helfen. Er machte seine Aussage und kooperierte von Anfang an. Und trotzdem hielt es die Jury für richtig, diesen artikulierten, gut aussehenden jungen Mann, der so klug war und ein so großes Herz hatte, schuldig zu sprechen. Sie wollten so einen nicht frei auf der Straße. Kleingeistige Gangster waren nichts Besonderes für sie, aber in Sess sahen sie eine andere Art von Bedrohung. Sie haben ihn begraben. Haben ihn ins Stateville Correctional geschickt und ins F-Haus gesteckt, wo es nichts gibt, um sich zu verstecken. Es ist extra so gebaut worden, es gab da keine verborgenen Ecken, sodass die Gefangenen ständig unter Beobachtung standen. In der Mitte war ein Turm mit bewaffneten Wachen, die rund um die Uhr ein Gewehr auf sie gerichtet hielten. Und das war das Letzte, was ich von meinem großen Bruder Cecil Bronco gesehen habe. Verflucht.«

Bucky starrte in seinen Kaffee. Starrte auf den öligen Regenbogenfilm auf seiner Oberfläche und spürte, wie seine Augen aufs Neue feucht wurden und sein Blick verschwamm.

»Ist er wieder herausgekommen?«, fragte Hattie, wobei sie argwöhnte, die Antwort bereits zu kennen.

Bucky hielt den Blick starr auf seine Kaffeetasse gerichtet und kämpfte gegen die Tränen an. Er weigerte sich, sich gehen zu lassen. Das hatte er nie getan und gelobte sich, es auch nie zu tun. Bucky holte noch einmal tief Luft und atmete langsam aus.

»Sess wurde bei einem Aufstand '73 getötet, so heißt es wenigstens. Weil, wer weiß es schon wirklich? Da war mein großer Bruder fünfundzwanzig. Ins Reich der Schatten haben sie ihn geschickt.«

»Mein Gott«, sagte Dinah. »Das ist ja fürchterlich.«

»Niemand wurde je für seinen Tod zur Verantwortung gezogen. Und ist das keine Überraschung?«

Alle drei schwiegen eine Weile.

»Was war mit Ihnen?«, fragte Hattie schließlich. »Was war, als Sie herauskamen?«

Bucky hob seine Tasse an, blies hinein und nahm einen Schluck, aber der Kaffee war kalt. Er hatte plötzlich Spannungskopfschmerzen, die wie aus dem Nichts gekommen waren. Vielleicht, dachte er, waren es all die Jahrzehnte, in denen er die Tränen zurückgehalten hatte.

»Nun, der Rest der Sechziger, meiner Sechziger, war schon mal vorbei. In den Wind geschrieben. Meine zweite Single ging den Bach runter, zusammen mit meiner Karriere, bevor sie überhaupt begonnen hatte. Die Single kam nie heraus und war längst Schnee von gestern. Tatsächlich wollte nie einer was davon wissen, bis vor ein paar Wochen die Leute von hier angeklopft haben.«

»Sie haben also danach nicht mehr gesungen?«, sagte Hattie.

»Ich konnte nicht«, sagte Bucky. »Mit Sess wurde auch ein Teil von mir ermordet. Und es *war* Mord, wie immer man es auch sieht. Und mittlerweile gab es dringlichere Dinge, um die sich zu sorgen war, ernste Dinge, zum Beispiel selbst am Leben zu bleiben und dem Gefängnis aus dem Weg zu gehen.

In solchen Zeiten verlässt einen aller Glaube. Es geht nur noch ums Überleben. Und ich bin nie dazu gekommen, dieses Album zu machen.«

Er nippte an seinem kalten Kaffee, und Dinah und Hattie, die Buckys Geschichte beide hatte verstummen lassen, spürten, dass jetzt etwas zu sagen, nur in Plattitüden enden konnte. Es war sinnlos.

»Wissen Sie, einige Leute meinen, Soulmusik sei ein Ausdruck von Sorgen und Schmerz, für mich ging es dabei immer um Freude. Die Freude zu leben. Das Geschenk all dessen. Aber wenn die Freude stirbt, stirbt auch das Bedürfnis, sie zu artikulieren. Mit Schmerz lebt es sich viel schwerer. Damit, ihn mit sich herumtragen zu müssen. Wenn er zu viel ist für Ihr Herz. Und manchmal ist er es auch für die Musik. Es gab keine Freude mehr in mir, eine lange Zeit nicht, wenigstens keine, die anhielt. Vielleicht gab es ein paar Augenblicke hier und da, einen schönen Sonnenuntergang, eine nette Bettgeschichte. Ein gutes Essen, und nur zu Hause sein zu müssen, in deinem Lieblingssessel, und damit zufrieden zu sein. Himmel, da in dieser Straße in Detroit war alle wirkliche Freude aus mir herausgeprügelt worden, genau wie aus Sess auf dem Präsentierteller da oder beim Hofgang. Der Unterschied ist, dass ich es zurück auf die andere Seite geschafft habe und mein einziger Bruder nicht. Aber die Freude starb nicht ganz, es gab noch ein paar Funken, etwas Glut, die über viele, viele Jahre wieder angefacht werden musste. Die Liebe einer guten Frau hat dabei geholfen.«

»Was haben Sie also gemacht?«, fragte Hattie. »Wie ging es weiter?«

»Mit ein bisschen Preisboxen, einer Menge Drogen und allem möglichen anderen Kram. Was immer nötig war, um in diesem Amerika zu überleben, in dem die Karten immer zu Ihren Ungunsten verteilt sind. Wo Sie kaum Gewinnchancen haben. Aber das sind Geschichten für einen anderen Tag. Etwas will ich Ihnen allerdings noch sagen: Ich habe nie wieder James B anhören können. Aber, Himmel, Ladies, ich könnte etwas frische Luft brauchen, ich habe über diese Sachen seit langer, langer Zeit nicht mehr gesprochen.«

Hattie griff nach ihrem Telefon und beendete die Aufnahme.

»Ich weiß das zu schätzen«, sagte sie. »Und zwar sehr.«

»Bucky, ich hatte ja keine Ahnung«, sagte Dinah.

»Wissen Sie, was das Schlimmste ist?«, sagte er, erhob sich auf seine steifen Beine und holte seine Zigaretten und sein Feuerzeug hervor. »Dass eine Geschichte wie diese unter mir und meinesgleichen keine Seltenheit ist.«

*

Bucky wanderte hinüber zur Ufermauer aus Beton, die sich die Küste entlangkrümmte, eine Kurzzeitmaßnahme gegen das Langzeitproblem der unumkehrbaren Erosion.

Er lehnte sich gegen den Beton und steckte sich eine Zigarette an. Eine Tafel erklärte, die Mauer sei ein Schutz gegen das Meer, aber Bucky wusste, dass die Tafel eines Tages nicht mehr da sein würde und auch die Mauer nicht, so wie alles, was sich dem Meer entgegenstellt, am Ende weggewaschen wird.

Es ist genau wie mit dem Leben, in das man hineingeboren wird, dachte er. Dinge werden dir genommen, nach und nach auf so subtile Weise abgetragen, dass du es womöglich nicht mal merkst, bis, was immer es ist, ganz verschwunden ist. Vielleicht geht es manchmal auch in ein, zwei großen Schritten. Durch tragische Ereignisse, seismische Verschiebungen. Ein Riss entsteht und lässt sich nicht mehr schließen. Aber so oder so befindet sich alles in einer langsamen Abwärtsbewegung, nur gelegentlich durch eine goldene Stunde hier oder da abgeschwächt, an die man sich klammern kann. Oh, verdammt, wie er Maybell vermisste. Er vermisste sie wie die Sommersonne an einem nassen Wintertag. Und auch Sess vermisste er, dessen Gesicht er sich, er schämte sich, es sich einzugestehen, kaum noch vor Augen rufen konnte. Abgesehen von einem Zeitungsausschnitt mit seinem Polizeifoto hatte er keine Aufnahme von ihm. Sess war nur mehr eine Erinnerung, eine in der Vergangenheit gefangene Präsenz, die an Schärfe verlor, ein zusammengefaltetes vergilbtes Stück Zeitungspapier. Was für ein Mann, fragte sich Bucky, wäre Sess geworden? Das Tragische war, dass er es nie wissen würde. Dinge änderten sich, dachte er, und Dinge blieben gleich. Das Meer weicht zurück und kommt wieder heran. Zu Hause gab es etliche junge Leute, die mit den gleichen oder ähnlichen Drangsalen kämpfen mussten, wie er sie durchgestanden hatte, jeden einzelnen Tag. Sogar schlimmere noch. Wenigstens hatte er eine intakte Familie gehabt. Eltern, die da waren. Es hatte immer zu essen gegeben, ein Dach über dem Kopf, Gemeinschaft, Lachen, Musik.

Er rauchte. Eine Feder schwebte aufs Wasser hinunter.

Es war kalt. Innen am Fenster seines Hotelzimmers hatte sich am Morgen Feuchtigkeit gesammelt, und hier jetzt konnte er nicht sagen, wo der Rauch endete und sein Atem begann. Ein englischer Herbst.

Hinter ihm kamen Leute zum Beginn des Weekenders. Die Türen waren am Mittag geöffnet worden. Er sah einzelne Männer, Paare, eine kleine Gruppe junger Frauen. Einige blieben draußen stehen, tauschten sich mit alten Freunden, Freundinnen und Bekannten aus, tranken Kaffee, rauchten sich die verkaterten Köpfe frei und genossen den langsamen Beginn eines Wochenendes voller Musik und Tanz. Und plötzlich schallte aus den Spring Gardens unvermittelt überlaute Musik, die Bucky als *You Didn't Say a Word* von Yvonne Baker identifizierte – die Bläser waren unverwechselbar – und die ebenso unvermittelt wieder verstummte. Die Lautstärke des abgewürgten Ausbruchs schien noch größer durch die gefühlt widerhallende Stille, die darauf folgte. Dann, einen Augenblick später, ein krudes Stück Garage-Rock, das von den Kingsmen stammen musste, womöglich *Little Latin Lupe Lu*, das er seit Jahrzehnten nicht mehr gehört hatte. Selbst hier draußen war es noch viel zu laut, und als Bucky über die Schulter hinüberblickte, konnte er sehen, wie sie drinnen einen schwindelerregenden Lichterwirbel testeten, blitzendes Rot, Grün und Blau in allen Schattierungen, dazu die weißen Diamantensplitter einer sich drehenden Discokugel und das abgehackte grelle Licht eines Stroboskops, Manifest einer Migräne. Er wandte sich wieder Meer und Himmel zu, beide so trüb wie riesig, beide ein Spiegel ihres Gegenübers, ihre ausgewaschenen Farben eine Erholung vom sensorischen Aufruhr hinter ihm.

Er wusste, er konnte da nicht wieder hinein, nicht heute. Es wäre eine Überreizung, der seine strapazierten Nerven nicht standhalten würden. Bucky fühlte sich wie das leere Haus einer Krabbe, die sich davongemacht hatte. Er fühlte sich wie ein zerbrechliches Glas, das bei der kleinsten Berührung von tausend Haarrissen durchzogen werden würde, wie eine Sandskulptur, die einzustürzen drohte, sollte sich der Wind drehen. Alles geriet aus den Fugen.

Er wusste, die richtigen Tabletten oder Pülverchen würden sein Nervenkostüm wieder in Ordnung bringen, oder doch zumindest dem Monstrum, das da in seinem Inneren mit noch größerer Niedertracht und Gewalt als zuvor wütete, die Klauen stutzen. Er würde alles schlucken, wenn es nur die Motten beruhigte, die in der Höhle seines Herzens herumflatterten. Er würde alles nehmen, was man ihm gäbe, wenn es den heißen, blubbernden Kessel Teer in seinem Gedärm beruhigte und herunterkühlte.

Aber alles, was er hatte, waren der Whisky und die nutzlosen Schmerztabletten, und er schluckte zwei von ihnen. Der Whiskey schmeckte nach verbrannten Orangen und nasser Asche, einsamen Nächten und bitteren Morgen. Stimmen des Zweifels wuchsen wie Stalaktiten in den dunklen, tropfenden Höhlen seines Geistes, ein Chor widerhallender Stimmen von echten Menschen, die Bucky aus seinem Viertel zu Hause kannte.

Hast du vom alten Bucky gehört? Er is' nach England und hat sich da übel in die Bredouille gebracht?

Bucky in England? Bist du sicher?

Jepp. Bucky geht's nicht gut da drüben.

Es kamen immer noch mehr Leute. Einige standen in einer Gruppe zusammen und hielten Platten an sich gedrückt, seltene Singles, mit denen sie angeben oder handeln wollten, oder sie hofften, dass die Discjockeys sie auflegen würden. Alle waren sonderbar altmodisch angezogen, wie Bucky es noch nie gesehen hatte, mit weiten, unten aufgekrempelten Jeans, langen fließenden Röcken, engen gemusterten Pullovern, ärmellosen Hemden, die so gar nicht angemessen schienen für die kalte Oktoberluft. Er sah Hosenträger, Lederslipper und eine Menge aufgenähter Flicken, alles war voller Flicken, und obwohl es ein grauer Tag war, trug eines der Kids eine breite schwarze Wrap-around-Sonnenbrille, genau wie er und Sess sie getragen hatten. Zusammen sahen sie aus, als hätte es sie aus einer alternativen Szene der 1970er, die er nie miterlebt hatte, hierher verschlagen. Das waren also die Leute, denen er unwissentlich ihren Soundtrack geliefert hatte, während er sich zu Hause als Hausmeister und Arbeiter hatte abrackern müssen und an den Grenzen des Gesetzes umhergeirrt war, immer im Bestreben, nicht wieder im Knast oder auf dem Friedhof zu landen.

Zwei Kids, ein Junge und ein Mädchen, wahrscheinlich Teenager, versuchten sich teilnahmslos und cool zu geben und nicht zu Bucky herüberzusehen, was ihnen jedoch misslang. Bucky nahm einen letzten Zug von seiner Zigarette. Er war immer stolz darauf gewesen, eine Situation lesen zu können, die Stimmung einschätzen und selbst kleine Veränderungen der Atmosphäre spüren zu können. Das Gefängnis lehrt dich das, und auch die Straße. Es war dort, wo er herkam, überlebensnotwendig, jeder Narr wusste das. Du spürst die Blicke auf dir, hörst die Schritte hinter dir. Das Klopfen an deiner Tür verrät dir, wer da mit welchen Intentionen zu dir hereinwill. Du nutzt deine Sinne. Alle.

Er drückte seine Zigarette auf der Mauer aus und sah zu, wie der Wind die kurz aufleuchtende Glut stahl und hinaus aufs Meer trug. Bucky fühlte sich körperlich wie geistig schrecklich. Nein, schlimmer noch – *beschissen*.

*

Es war Zeit für ihn zu gehen, aber seine alte Jagdweste hing noch auf der Lehne seines Stuhls an der Bar, und er wusste, er konnte ohne sie nicht hier weg, und so wandte er sich mit größtem Widerwillen um und humpelte zurück nach drinnen, hinein ins Licht und den Lärm. Köpfe drehten sich in seine Richtung, und er hörte, wie sie seinen Namen flüsterten, was sein existenzielles Gefühl, am falschen Ort zu sein, von Ekel und Paranoia noch vergrößerte, das ihn zusätzlich zu seinen körperlichen Qualen bedrängte. Die beiden Kids, die ihn beäugt hatten, fingen ihn kurz vor dem Haupteingang ab.

»Entschuldigen Sie«, sagte der Junge. »Sind Sie Mr Bucky Bronco?«

»Entschuldigung«, sagte das Mädchen, ohne dass Bucky einen Grund dafür hätte ausmachen können. »Entschuldigung.«

Bucky blieb stehen, nicht nur aus Höflichkeit, sondern auch, um zu Atem zu kommen. »Das bin ich. Und du musst dich nicht entschuldigen, Sweetie.«

»Wir können es nicht erwarten, Sie morgen zu sehen«, sagte der Junge. »Wir haben Karten für das ganze Wochenende.« Er hob den Arm und zeigte das Bändchen um sein Handgelenk.

»Wir sind große Fans von *Until the Wheels Fall Off*«, kam es aus dem Mädchen herausgeschossen. »Ich habe mich so darauf gefreut, Sie zu sehen.«

Diese Engländer, dachte er. So höflich und zaghaft manchmal, aber auch ungeschliffen und grob. Und dann ihr morbider Humor und der trockene Sarkasmus, den er nicht zuletzt bei Dinah erlebt hatte. Sie waren speziell.

»Das ist cool«, sagte Bucky. »Danke. Vielen Dank.«

Er fühlte sich schwach wie ein Kätzchen, und alles, was er wollte, war, zurück in sein Hotelzimmer zu kommen, die Vorhänge zuzuziehen und sich unter der Bettdecke zu verkriechen, oder besser noch, zu Hause in seinem winzigen Haus zu sein, eine Tablette aus einem neuen Blister zu drücken und sie mit einem kühlen Glas Wasser herunterzuspülen, oder sogar *noch* besser, sich ein großes Glas Bier, ein Pabst Blue Ribbon, einzuschenken, im Fernsehsessel zurückzulehnen und Classic Chicago zu hören, während frische Luft durchs Fenster hereinwehte. Vielleicht auch kein Radio und nur den Vögeln zu lauschen. Und der Geruch von Maybellene war immer noch da, er hing in ihren Kleidern, die er im Schrank behalten hatte. Er wusste, er musste sich irgendwann darum kümmern, aber jetzt noch nicht. Besser wäre natürlich, Maybell selbst wäre da, lehnte in der Küchentür und erzählte von etwas, das sie gesehen oder gehört hatte, von irgendetwas, egal, was es war, nur um sie vor sich zu haben und ihre Stimme zu hören. Himmel, sein Herz riss immer noch weiter auf. Es brütete eine neue Art Trauer aus.

»Wie finden Sie Scarborough?«, fragte das Mädchen.

Indem man über Grönland rechts abbiegt, wollte er antworten, so wie die Beatles damals geantwortet hatten, als sie in der Gegenrichtung unterwegs gewesen waren.

»Es ist alles sehr steil«, sagte er. »Aber gastfreundlich. Die Leute scheinen nett zu sein, und das Essen ist erstaunlich.«

Der Junge zog einen Flyer des Weekenders aus der Tasche, und er hatte auch einen Filzstift dabei.

»Könnten Sie mir vielleicht ein Autogramm geben, Mr Bronco?«

Ein Autogramm? Bucky wollte weg, weit weg. Selbst hier am Eingang, auf den Stufen, war die Musik noch viel zu laut, und seine Unruhe stieg an wie eine Flutwelle. Er fragte sich, ob diese Kids eine örtliche Quelle hatten, eine Connection. Alles, was er brauchte, war etwas, das ihn durch die nächsten zwei Tage brachte, aber so sahen sie nicht aus. Zu gesund, zu wohlerzogen. Unschuldig. Man wusste es einfach nicht bei diesen Engländern – mit ihrer blassen Haut und den schlechten Zähnen konnten alle Junkies sein, alle ohne Ausnahme.

Und er kannte auch ihre Drogengesetze nicht. Waren sie in Europa strenger als in den USA? Gras zum Beispiel war zu Hause mancherorts völlig legal, und hier? Gab es einen Unterschied zwischen dem Vereinigten Königreich und Europa? Gehörten sie überhaupt noch zu Europa, was war eigentlich mit dieser Brexit-Sache? Er hatte sich nicht darum gekümmert. Und waren die Regeln des Vereinigten Königreichs auch die von England? Verflucht. Er hatte keine Ahnung.

»Ihr zwei kennt meine Songs gut, wie?«

Die beiden nickten.

»Sie gehören zu meinen fünf meistgespielten Songs bei Spotify«, sagte das Mädchen. »Alle beide.«

»Das ist verrückt.« Er nahm den Flyer, schrieb sorgfältig seinen Namen darauf und gab ihn zurück. »Genießt das Wochenende, okay?«

»Das werden wir«, sagte das Mädchen. »Darf ich fragen, wissen Sie, wenn Sie Ihren Auftritt haben ...«

»Oh, aber sicher«, sagte Bucky, wandte sich von den beiden ab und ging nach drinnen. Er fühlte sich so schwach wie noch nie.

*

Die Bar füllte sich langsam, aber im großen Saal war noch so gut wie kein Mensch, und die Musik dröhnte durch den leeren, höhlenartigen Raum. Alles unter ihm fühlte sich unsicher an, als verschöben sich uralte tektonische Platten tief in der Erde und als könnte sich plötzlich ein gähnender Spalt auftun, ihn schlucken und in den infernalisch heißen Planetenkern fallen lassen, wo er innerhalb einer halben Sekunde verbrennen und zu Asche werden würde. Komplett verglüht. Der Gedanke reichte, um Buckys Puls zu beschleunigen und ihm Schweißtropfen auf Stirn und Schläfen treten zu lassen. Er wischte sie weg, während ihm immer noch mehr Blicke folgten. Er fand seine Weste und wollte gleich wieder gehen, doch Graham Carmichael hielt ihn auf.

»Bucky, ich hoffe, es stört Sie nicht, ich meine, darf ich Sie ein paar Leuten vorstellen, die schnell Hallo sagen wollen?«, fragte er, doch noch bevor Bucky Worte fand, um eine Entschuldigung hervorzubringen, war Dinah neben ihm.

»Ist alles okay, Bucky?«, fragte sie leise.

Er schüttelte stumm den Kopf, und sie sah, dass er ihren Blick nicht erwidern konnte, oder wollte. Und sie sah auch den Schweiß und das Zittern seiner Hände.

»Gibst du uns eine Minute, Graham?«

»Natürlich, Di. Ich muss sowieso weg«, sagte Carmichael und wandte sich ab. »Und zwar gleich.«

»Was ist? Sie sehen ein bisschen käsig aus.«

»Käsig?«

»Farblos. Ist das noch der Jetlag?«

»Ja. Aber nicht wirklich. Die Sache ist die, Dinah ...«

In diesem Augenblick wurden sie von einem Mann unterbrochen, der von der Theke auf sie zukam.

»Herrgott«, murmelte Dinah. »Nicht jetzt.«

»Ist er das?« Die Frage war an Dinah gerichtet, doch der Mann sah Bucky an. Er checkte ihn ab. »Ist er das?«

Der Mann war eher klein und schien nicht in der Lage, stillzustehen. Er hatte verblichene Tätowierungen auf den Unterarmen und hielt eine Dose Carling in der Hand. Es war Russell, ihr Ehemann.

»Was machst du denn hier?«, fragte sie. »Du hast nicht gesagt, dass du kommen wolltest.«

»Sie müssen es sein«, sagte Russell. Er ignorierte seine Frau, trat weiter vor und schlug Bucky viel zu fest auf die Schulter. Das Gefühl strahlte durch Buckys schmerzenden Körper. Er fühlte sich wie eine laut schallende Glocke.

»Sie sind eine große Nummer, wie? Ich meine, Sie sind kaum zu übersehen. Russell Lake.« Er neigte den Kopf zu Dinah hin. »Ich denke, sie hat Sie über mich aufgeklärt.«

»Mein Mann«, sagte Dinah, außerstande einen verächtlichen Seufzer zu unterdrücken.

»Aber ja«, sagte Bucky und bot ihm seine Hand an. »Russell, hallo. Dinah hat nur das Beste von Ihnen erzählt.«

Russell zog zweifelnd die Brauen zusammen.

»Nun, ich weiß, das ist gelogen, aber ich weiß auch, dass ihr Amerikaner die Kunst beherrscht, Scheiße zu reden, und irgendwie respektiere ich das. Man soll nicht von sich auf andere schließen *et cetera*. Was trinken Sie, Buckaroo? Di holt uns was, nicht wahr, Schatz? Sie hat hier ein Konto.«

»Bucky wollte gerade gehen.«

»Gehen? Jetzt schon?«

»Er tritt erst morgen auf, und ich habe ihm gesagt, er soll eine lokale Spezialität probieren.«

»Ketamin?«

»Sehr witzig.«

»Aber du hast das ganze Jahr drauf gewartet, dass er kommt.«

»Hier …«

Dinah griff in die Tasche, holte ein paar Coupons heraus und gab sie ihrem Mann. Aus der Lautsprecheranlage erklang ein Song, den Bucky kannte: *6 By 6* von Earl Van Dyke.

»Getränkemarken. Lass dich volllaufen.«

»Dann sag nichts, wenn ich's mache. Was nehmen Sie, Mr New York? Die Getränke gehen auf mich.«

»Bucky kommt aus Chicago ...«

»Ist das Gleiche.«

»... und wir sehen dich später.«

»Schön, Sie kennenzulernen, Rusty«, sagte Bucky im Weggehen.

»Ich heiße Russell«, rief Dinahs Mann ihnen hinterher, aber als sich darauf weder Bucky noch seine Frau umdrehten, ließ er den Blick um sich schweifen, und da niemand seine kleine Demütigung bemerkt zu haben schien, wandte er sich der Theke und der im Funkeln der Discokugel schimmernden Flaschenwand zu.

*

Buckys Eltern waren beide gläubig, und vielleicht war das der Grund, wie er schon oft überlegt hatte, warum er nicht wie so viele seiner Freunde und Zeitgenossen völlig vom rechten Weg abgekommen war. Warum er nach über sieben Jahrzehnten dieser knirschenden alten Achterbahnfahrt genannt Leben noch lebte und frei war, was ihn zu einer Minderheit unter denen gehören ließ, mit denen er sich Schulbank, Straßen und lange heiße Sommer geteilt hatte. Tod, Drogen und Gefängnismauern hatten so viele wichtige Geister geholt. Und auch die Armut. Armut, mangelnde elterliche Fürsorge und Führung, es gab alle möglichen Gründe.

Aber die Broncos waren nicht arm gewesen. Sie hatten nicht viel, aber doch genug, und die Familienbande hielten. Seine Eltern hatten ihren Glauben und noch etwas, das unbezahlbar war: die Fähigkeit, der großherzigen Liebe ihres Sohnes Raum zu geben. Die Liebe war der Leim, der alles zusammenhielt. Mehrmals in der Woche nahmen die Eltern ihn und Cecil mit in die Kirche, zu Vorträgen, Wohltätigkeitsveranstaltungen, Gemeindetreffen und Kirchenpicknicks, immer in gebügelten Hemden und mit auf Hochglanz polierten Schuhen – im »Sonntagsstaat« von Montag bis Samstag war eines der Mantras seiner Mutter.

Ihr Pastor war ein Freund der Familie, der mit dem Namen Presley gesegnet war. In den späten Sechzigern, als Bucky und Sess zur Schule gingen, Presley zu heißen hatte seine Vorzüge, und Pastor Presley machte gern Witze und erzählte, er sei ein Onkel zweiten Grades jenes Jungen aus Tupelo, nach dem alle Kids völlig verrückt waren. Dort, in der Gemeinde von Pastor Presley, hatte Bucky seine Stimme gefunden und zur Orgelmusik stolz all die alten Spirituals gesungen, *I Don't Know How to Get Along Without the Lord* und *The Lord Will Make a Way Somehow*, aber auch Neueres wie *There Is a Fountain Filled With Blood*, das gerade erst von Miss Aretha Franklin persönlich aufgenommen worden war, und *Touch the Hem of His Garment*, das ein paar Jahre zuvor ein Hit für Mr Sam Cooke gewesen war. Bucky wusste damals noch nicht wirklich zu schätzen, dass Pastor Presley ein auf seine Art hipper Typ war, vielleicht nicht so jung und wild wie sein Namensvetter, aber doch ohne Angst vor dem Neuen und Populären, wenn es ums Lobpreisen ging, solange die Lieder erbauliche Botschaften transportierten und die Sänger wie die Gemeinde Ihm den einen Schritt näherbrachten.

Mit vierzehn war Bucky der Vorsänger der Gemeinde und verbreitete die frohe Botschaft mit *This Little Light of Mine* und *How Can You Refuse Him Now?*, während den anderen beim Mitsingen Tränen der Dankbarkeit und Verehrung über die Wangen strömten und sie einen Arm in die Höhe hoben. Mit fünfzehn wurde er von Pastor Presleys Bruder, Walter Presley, entdeckt, dem Mitbesitzer der Sweet Chariot Records, und mit sechzehn sang er im Background-Chor des labeleigenen Studios mit. Mit siebzehn nahm er seine erste Single auf. Es schien sich alles so natürlich zu entwickeln, dass Bucky, als er seine eigene wahre Stimme gefunden hatte, dachte, er würde ewig so weitersingen. Es war, als hätte Gott ihn ganz erfüllt, als müsste er nur genau so weitermachen, lauter und rechtschaffen.

*

»Sieh mal, das ist doch der verdammte Bucky Bronco«, rief ein großer schlanker Kerl mit dem Gesicht und der Statur einer defekten alten Standuhr mit einem kaum verständlichen Akzent.

»Niemals«, sagte die Frau neben ihm, die im völligen Gegensatz zu ihrem Begleiter so breit wie groß schien, wobei sie überhaupt nicht groß war, und auf einen ihrer schweren fleischigen Unterarme ein mächtiges Feuerrad tätowiert hatte, um das Bucky überrascht die Worte *Until the Wheels Fall Off* zu erkennen glaubte.

»Doch, verdammt.«

Das Paar kam mit einigen anderen, die ihn ebenfalls entdeckt hatten, geradewegs auf Bucky und Dinah zu, die in diesem Moment hinaus auf die Straße traten, doch noch bevor die beiden sie erreichen konnten, hielt ein Auto am Bordstein vor den Spring Gardens.

»Rein mit Ihnen«, sagte Dinah und öffnete die Tür zum Rücksitz für Bucky. »Schnell, bevor wir dem weltweit langsamsten, aber Sie absolut vergötternden Massenansturm zum Opfer fallen.«

Bucky kletterte ins Auto. Es war eng hinten auf dem Rücksitz und roch stark nach einem der künstlichen Alpendüfte, die immer Übelkeit in ihm aufsteigen ließen, aber er war dankbar, drinnen zu sein, mit einer geschlossenen Tür zwischen sich und seinen Fans, von denen er nie etwas gewusst hatte. Dinah stieg zu ihm und instruierte den Fahrer.

»Zum Whaler bitte, Junge.«

Das Auto fuhr los, und Bucky sah Dinah an.

»Woher wussten Sie das?«

»Dass Sie einen ›französischen Abgang‹ machen mussten, wie manche es nennen, wobei ich lieber von einem klugen Schachzug sprechen würde?«

»Himmel, ja. Das war der reinste Präsidentenscheiß.«

»Als Sie sagten, Sie bräuchten etwas frische Luft, gingen dann aber raus, um eine Zigarette zu rauchen, obwohl Sie mir gestern gesagt haben, Sie hätten das Rauchen vor langer Zeit aufgegeben, habe ich Sie genauer angesehen, und mir war klar, dass was nicht stimmt. Das und, nehmen Sie mir's nicht übel, wie Sie schwitzen. Sie sehen aus, als hätten Sie ein Bad im Meer genommen. Also habe ich uns ein Uber bestellt, für in zehn Minuten, *et voilà*, zehn Minuten später sitzen wir drin.«

»Danke. Das war sehr aufmerksam.«

Einen Moment lang saßen sie schweigend da.

»Aber ich rieche nicht, oder?«, fragte Bucky. »Nach Schweiß, meine ich.«

»Überhaupt nicht. Und entschuldigen Sie das mit Russell vorher.«

»Ist schon okay. Scheint tatsächlich ein Original zu sein. Ein Energiebündel.«

»Oh, er ist eine verdammte Pfeife, eine echte Plage. Dreißig Sekunden länger in seiner Gesellschaft, und Sie hätten es auch gesehen. Nie war sich ein Mensch weniger bewusst, oder besser, nie war es jemandem so egal, wie schlecht der

Eindruck ist, den er auf andere macht. Und ich habe ihn geheiratet.«

Sie waren zurück auf der Foreshore Road und kamen aufs Neue an den Spielhallen vorbei. Buckys Kopf fühlte sich an wie ein zu prall aufgeblasener Luftballon, die Haut spannte. Der künstliche Alpenduft roch widerlich gallig. Ein paar Leute waren mit Paddelbrettern auf dem Wasser, und etliche Hunde rasten über den nassen Sand Bällen und Stöcken hinterher. Ihre Fußabdrücke folgten ihnen ein paar Augenblicke, bevor sie wie Zaubertinte verschwanden. Hoch in der Luft flatterte ein Drachen im Wind. Für Bucky sah er aus wie ein großer ledriger Pterodactylus, der gleich angreifen würde. Über eine Schnur und eine Rolle war ein kleines, schwankendes Kind mit ihm verbunden und schien nur Momente davon entfernt, in die Luft gehoben und übers Wasser davongetragen zu werden.

»War es das Interview?«, fragte Dinah. »War es zu viel für Sie?«

Seine Hände lagen flach auf seinen Knien, damit sie nicht so zitterten. Er sah ein weiteres *Niemals-die-Möwen-füttern*-Schild.

»Das Interview war okay. Es tut mir leid, dass ich Sie da weggeholt habe. Sie mussten nicht gehen. Ich weiß, wie viel Ihnen das alles bedeutet. Die Musik, meine ich.«

Bucky fuhr sich mit der Zunge über die Lippen. Er schmeckte Salz. Das Meer war überall zu spüren. Das Salz zerkratzte die bunten Plastiklichter der Spielhallen, nagte am Anstrich der Fenster und Ruhebänke mit Seeblick und schien auch die Gesichter derer, die darauf saßen, blank gescheuert zu haben. Einige ältere Einwohner sah er an geschützten Plätzen der Promenade sitzen, von wo sie auf die sich zurückziehende

Wand grauen Wassers hinausblickten und … worauf warteten?, fragte er sich. Auf das, worauf wir alle warten, nahm er an: ein Lebenszeichen oder einen Vorboten des großen Unausweichlichen. Aber vielleicht warteten sie auch auf nichts und waren völlig zufrieden mit der Stille des Augenblicks, keinerlei Besorgnis in sich tragend, wie er es sich für sich wünschen würde. Vielleicht kamen sie, saßen kaum da und gingen gleich wieder zurück in ihre Wohnungen im ersten Stock mit ihren elektrischen Heizdecken, den Katzenhaaren und ihren Erinnerungen. Er hatte sie schon vom Fenster des Majestic aus beobachtet. Einige zogen Schoßhündchen hinter sich her, andere Einkaufstrolleys mit Tartan-Muster. Er hatte ältere Paare gesehen, die sich liebevoll aneinanderschmiegten, als der Wind sich legte und das Meer seine magische Kraft über der Stadt entfaltete. Die von der See heranwehende Brise hallte in den sonoren Höhlen seiner Trauer wider, und er versuchte ein weiteres Mal nicht an Maybellene zu denken.

»Was ist es dann, Bucky?«, fragte Dinah. »Was stimmt nicht? Aber halt, bevor Sie antworten. Sie müssen was essen, Sir, und ich weiß, verdammt noch mal, ich auch. Und wir sind gleich da. Behalten Sie Ihre Gedanken also noch einen Moment für sich.«

*

Die alten Schwarz-Weiß-Fotos von den riesigen Thunfischen, von denen Dinah erzählt hatte, hingen an den Wänden des Restaurants. Sie bestellte für sie beide: Schellfisch, Pommes frites und *mushy peas*, Erbsenpüree, das in einer kleinen Schüssel kam, die Bucky verwirrt betrachtete.

»Ist das Guacamole?«

»Das sind Mushy Peas.«

Er nahm die Schüssel und roch daran.

»Davon habe ich gehört. Aber was ist es genau? Zu Brei zerstampfte Erbsen?«

»So ziemlich.«

Er probierte vorsichtig etwas mit der Gabel.

»Und das ist eine Delikatesse?«

»Das könnte nicht ganz das richtige Wort dafür sein.«

»Aber die Leute essen es als Beilage?«

»Ja, allerdings nur mit Fish & Chips. Oder Pasteten. Betrachten Sie es als Yorkshire-Salat.«

»Sind wir im Krieg, und ich weiß nichts davon?«

Dinah lachte und spießte eine Fritte auf. Bucky tat es ihr nach und hob seine kleine hölzerne Gabel in die Höhe. Sie war so winzig, dass sie kaum zu gebrauchen war, und sah in seiner großen Hand wie ein Spielzeug aus. Er hielt sie sich vors Gesicht.

»Ich fühle mich wie Gulliver in Liliput.«

Sie lachte wieder.

»Ich bin froh, dass Sie Ihren Humor nicht verloren haben«, sagte Dinah, den Mund voll mit Fisch und Pommes, die zu heiß waren, um einfach heruntergeschluckt zu werden. »Sind Sie also so weit, mir zu sagen, was mit Ihnen ist – ich meine, natürlich nur, wenn Sie wollen? Sind Sie krank?«

»Nein«, sagte Bucky. »Nun, ja. Vielleicht ein bisschen.«

»Sie sehen etwas mitgenommen aus, wenn ich das so sagen darf. Haben Sie gestern Abend was Falsches gegessen? Ich hoffe, es war nicht das viele Eis?«

»Nein, das nicht.«

Dinah klappte ein Stück gebuttertes Brot zusammen.

»Was ist es dann, Bucky?«

»Wollen Sie es wirklich wissen?«

»Aber sicher, sonst kann ich Ihnen nicht helfen.«

»Sie müssen mir nicht helfen.«

»Wenn es ein Problem gibt, würde ich gerne helfen, falls ich es kann. Sie wissen schon, geteiltes Leid ist halbes Leid und so weiter.«

Bucky schob das hintere Ende seines panierten Fischs in der Styropor-Schale hin und her.

»Also gut. Was damals geschehen ist, das mit Sess, das war das *Leben*, aber das im Moment ist der plötzliche Entzug von Opioiden, nachdem ich mich jahrelang auf sie verlassen habe, oder sagen wir, wenn ich ehrlich bin, von ihnen abhängig bin. Ja, es ist eine Sucht. Ich habe meine Tabletten im Flugzeug vergessen, und jetzt denke ich an nichts anderes. Ich brauche sie so sehr. Tja, ich denke, ich bin süchtig, und ein Idiot.«

»Oh, Bucky. Das hätten Sie mir sagen sollen.«

»Es ist so peinlich.«

»Peinlich? Aber ganz und gar nicht.«

»Doch, das ist es. Es ist einfach nur beschämend. Ich soll Earlon ›Bucky‹ Bronco sein, die große verlorene Hoffnung des amerikanischen Soul. Wenn meine Frau ...«

Bucky probierte ein Stück Fisch. Die ölig knusprige Panade schmeckte überraschend gut.

»Und ihr zahlt mir gutes Geld dafür, hier zu sein.«

»Ja, und? Sie sind ein menschliches Wesen mit menschlichen Problemen. Haben Sie nicht selbst gesagt, dass daraus die besten Songs entstehen, aus Freude und Schmerz? Größe und Geld haben damit sowieso nichts zu tun. Alle haben Probleme. Arm oder reich, Berühmtheiten, Versager, Soulsänger und unmusikalische Säufer, die den Wintermond anheulen. Wir alle leiden auf die eine oder andere Weise.«

»Aber die Sucht ...«

»Hey, wir sind alle nach etwas süchtig, Bucky. Russell nach Alkohol, mein Sohn Lee nach Gras, Computerspielen und Pornos. Nehmen Sie Graham Carmichael, den Mann, den Sie gerade kennengelernt haben? Der kann an keinem Wettbüro vorbeigehen, ohne denen nicht auch noch den letzten Penny zu geben, den er dabeihat, und wenn er nach Hause kommt, macht er online weiter. Diese Soul-Wochenenden hier im Norden, zu denen käme es nicht, wenn er keine örtlichen Geschäfte und Unternehmen als Sponsoren hinter sich bringen würde. Wenn es allein an ihm hinge, würde kein Künstler und keine Rechnung bezahlt. Er hat absolut nichts in die Suppe zu brocken, der alte Graham. Alle haben ihre Probleme. Sie haben Brian Waller noch nicht getroffen, der ist einer der Top-DJs der Szene, die Leute lieben ihn. Er ist heute Abend dran. Nun, Brian, er hat vier Jahre für einen bewaffneten Raubüberfall gesessen und Kinder, wohin man guckt. Mehr, als er zählen kann, und er sieht nie auch nur eines von ihnen. Aber er verheimlicht das alles, natürlich tut er das. Und sehen Sie sich nur Stevie Simms an.«

»Wo?«

Bucky drehte sich um, da war aber niemand.

»Er ist mit achtzehn in die Army und war mit zwanzig in Afghanistan. In der Provinz Helmand, dem Herzen des Konflikts. Hat Sprengfallen ausgegraben, ist ein verdammter Kriegsheld, und heute wandert er durch die Stadt, sieht aus wie Rasputin, schreit Laternen an und hält ihnen Vorträge über Bitcoins. Aber seine Soulmusik, die liebt er noch. Verpasst nicht einen Weekender. Sagt, die Musik ist die einzige Medizin, die er braucht, was ich persönlich bestreiten würde. Was ich sagen will, wir bauen alle Mist, also machen Sie sich keine Sorgen, was die

Leute über Sie denken, und haben Sie vor allem kein schlechtes Gewissen. Ich kann nicht sagen, wie es ist, wie Sie in Amerika zu leben, mein Eindruck ist jedoch, dass Sie nichts Falsches getan haben, abgesehen davon, in einer Zeit geboren worden zu sein, in der das Leben eine Herausforderung ist, und das ist es für alle auf die eine oder andere Weise. Im Übrigen, was Sie durchgemacht haben, der Verlust, das Trauma, für etwas eingesperrt werden, was Sie nicht getan haben, gar nicht zu reden davon, wie die Musikindustrie sie ausgesaugt und anschließend vor die Tür gesetzt hat? Da kann Ihnen niemand einen Vorwurf machen, dass Sie was nehmen. Um ehrlich zu sein, bin ich überrascht, dass Sie in einem so guten Zustand sind, mein Lieber. Viele Leute hätten längst aufgegeben. Aber das eine, worüber wir reden müssen, ist, wie wir Sie wieder auf die Beine bringen und tun, was immer nötig ist, damit Sie sich besser fühlen.«

Bucky sah sie niedergeschlagen an.

»Hey, kommen Sie, es ist nicht das Ende der Welt.«

»Genauso fühlt es sich im Moment an, glauben Sie mir.«

»Dagegen kann man was tun, da bin ich sicher«, sagte Dinah. »Erzählen Sie mir von diesen Opiaten. Oder sind es Opioide? Ich weiß nie den Unterschied. Egal, ich wette, beides ist schön, sonst würden Sie es nicht die ganze Zeit nehmen wollen, habe ich recht? Das ist es doch, was sie einem in ihren Artikeln und Dokumentationen immer verschweigen, oder? Wie gut Drogen tun können.«

Ein Lächeln kroch über sein Gesicht.

»Ich meine, ja, Sie haben recht. Wenn sie gut sind, dann richtig gut. Und wenn nicht, nun, was auch immer. Wonach sind Sie süchtig?«

Dinah fuhr mit einer Fritte durch ihre Schale Erbsenbrei.

»Gott, ich weiß es nicht wirklich. Nach kaltem Wasser, Soulmusik und den falschen Männern, nehme ich an.

*

Voll mit Essen, oder »Pampe«, wie Dinah sagte, liefen sie am Meer entlang zurück. Der bevorstehende Winter wehte vom Wasser heran, blies Abfall aus übervollen Mülleimern und wickelte fettiges Papier unten um Laternenmasten. Es waren jetzt mehr Spaziergänger am Strand und warfen Stöcke und Tennisbälle über den Sand, denen ihre Hunde mit der freudvollen Hingabe frisch in die Freiheit Entlassener hinterhersprinteten. Bucky beneidete sie um ihren Sinn für das Unmittelbare, ihre Fähigkeit, ganz im Hier und Jetzt zu existieren, statt über Vergangenes oder mögliche kommende Gefahren nachzudenken. Manche Leute meinten, Hunde seien dumm, aber er hatte noch nie einen gesehen, der zu einem Therapeuten musste oder Steuern zahlte.

Verflucht.

Draußen vor einer der Spielhallen stand eine Bude, in der die obere Hälfte eines lebensgroßen Wahrsagers namens Zoltar saß. Er trug einen mit Edelsteinen geschmückten Turban und hielt eine Kristallkugel in den Händen.

»Kommen Sie«, sagte Dinah und holte eine Fünfzig-Pence-Münze aus der Tasche. »Sehen wir mal, was die Zukunft für den alten Bucky so bereithält, okay?«

»Oh nein, das brauche ich nicht.«

»Kommen Sie, man weiß nie. Vielleicht gibt er Ihnen die Lottozahlen der nächsten Woche.«

»Was ist das mit Ihnen und den Zahlen?«

»Oder vielleicht erzählt er Ihnen auch, dass hinter der nächsten Ecke das Glück auf Sie wartet.«

Bucky schien unsicher.

»Sie sind doch nicht abergläubisch?«, fragte sie.

Er überlegte.

»Ich denke, ich habe mich einfach nie mit Voodoo beschäftigt.«

»Voodoo?« Dinah lachte. »*Voodoo*, Bucky?«

»Ich meine, ich habe es immer für das Beste gehalten, die Finger von allem zu lassen, was man nicht versteht.«

»Es ist nur eine Maschine, die dazu da ist, den Touristen das Geld aus der Tasche zu ziehen, sonst nichts.«

»Also gut, warum nicht.«

Dinah warf die Münze ein, und die Bude erwachte zum Leben. Unheilverkündende Musik erklang, in Zoltars Augen blitzten rote Lichter auf, und er beugte den Kopf zur Kristallkugel hin. Er begann zu sprechen: »Hör gut zu, Zoltar hat ein weises Wort für dich: Wer zuletzt lacht, denkt am langsamsten …«

»Was soll das jetzt heißen?«, sagte Bucky.

Der Automat fuhr fort: »Bleibe aufmerksam, mein Freund, und lache herzlich – und schnell. Für eine kleine Gebühr wird Zoltar dir mehr von seinen Geheimnissen verraten. *Seine Weisheit ist unbezahlbar.*«

Er schloss die leuchtenden Augen und kehrte in seine Position der Starre zurück.

»Nun«, sagte Bucky und wandte sich ab. »Da haben Sie's. Ich nehme an, Sie haben recht. Weise ist der, der in zwanzig Sekunden fünfzig Pence verdient.«

»Warten Sie«, sagte Dinah. »Da kommt noch was.«

Aus einem Schlitz vorne in der Bude stotterte ein schmaler gelber Pappstreifen. Dinah riss ihn ab und gab ihn Bucky.

»Vergessen Sie Ihre Schicksalskarte nicht.«

Auf der einen Seite war eine Zeichnung von Zoltar, umgeben von den zwölf Zeichen des Sternkreises, auf der anderen eine gedruckte Mitteilung.

»Los doch«, drängte sie. »Was sagt er?«

Bucky hob die Brauen. Er hielt die Karte ein Stück von sich weg, bis die Worte scharf wurden. Seit Jahren kämpfte er mit kleinen Buchstaben, war aber, wie Maybell immer sagte, viel zu eitel, um eine Brille zu tragen. Er las langsam vor:

»Du bist ein Glückspilz, so wurdest du geboren, und das Glück folgt dir auch weiter. Die wahre Liebe ist ganz nahe, und du weißt, wo, also verstecke deine Gefühle nicht und überlass der Liebe alles andere. Richte deinen Groll auf Probleme, nicht auf Menschen. Versenke dich nicht in der Vergangenheit oder deinen Schwächen, und eher, als du denkst, werden deine Träume Wahrheit. Der Wandel zum Besseren ist nahe – öffne die Augen und begrüße ihn. Glaube an dich, denn du bist mutiger und talentierter, als du denkst. Du kannst mehr, als du dir vorstellst. Du bist LUCKY!«

»Lucky Bucky«, tönte Dinah. »Da fehlt nur ein Buchstabe.«

»Vielleicht hätte das mein Künstlername sein können: Lucky Bucky Bronco.«

»Es ist immer noch Zeit.«

Er lächelte etwas schief.

»Glauben Sie?«

»Natürlich. Zoltar täuscht sich nie.«

»Also wenn Sie beide das sagen.«

»Das tun wir. Ich komme zum alten Zoltar, so lange ich zurückdenken kann, und er hat mich nie enttäuscht. Wenn er sagt, dass Glück und Liebe hinter der nächsten Ecke auf Sie warten, machen Sie sich besser bereit.«

»Verflucht«, antwortete Bucky. »Ich schätze, das bin ich längst. Hab mein ganzes Leben auf ein bisschen Glück gewartet.«

»Und auch wieder etwas Liebe?«

Bucky spürte, wie er rot anlief. Sein Gesicht fühlte sich mit einem Mal trotz der kalten, feuchten Herbstluft ganz warm an. Er wandte sich ab.

»Oh, verflucht, Honey«, stammelte er. »Eins im Leben ist sicher, es schafft es immer wieder, dich zu überraschen.«

*

Das Studio, das erste und einzige Aufnahmestudio, in dem er je gewesen war, hatte keine Fenster. Damals, bevor es aufgekauft und aufs Zweifache vergrößert wurde, um all den Bands der großen Labels zu genügen, die in den 1970ern kamen, war es ein schäbiger Kellerraum, nichts weiter. Die schalldichten Wände und das Fehlen von natürlichem Licht sorgten für ein Gefühl unterirdischer Abgeschlossenheit. Draußen konnten unbemerkt Tage und Nächte vergehen, während die wechselnden Studiomusiker von Sweet Chariot Records drinnen Stück um Stück aufnahmen. Im Sommer wurden drei riesige Ventilatoren hereingerollt und zwischen den Aufnahmen eingeschaltet, aber da die Bänder fast pausenlos liefen, war die Luft stickig, und es stank nach Schweiß und dem Zigarettenrauch, in dem die Musiker saßen. Auch nach Gras. Daran erinnerte sich Bucky vor allem, an den Gestank in dem ungelüfteten Bunker. Allein ein ummauerter Hinterhof bot ein bisschen frische Luft zum Atmen, und drei Türen weiter gab es eine Kneipe mit einem guten, scharfen Chili, das sich mit einem schönen eiskalten Bier herunterspülen ließ, wenn jemand was essen musste.

Als er das erste Mal dort unten war, sang Bucky im Hintergrundchor bei *Midnight Is Just a Passing Moment* von Rufus Redwood, dann bei *I Love Love* von den Seven Emeralds, und am nächsten Tag war er schon wieder da bei *You Shut the Door on Love (Didn't You)* von Pee-Wee Prentice und *When* von Margot and Connie, den Coney Sisters, und da ging er noch in die Highschool. Mit dem Geld kaufte er sich einen Mohairanzug, italienische Lederschuhe und leistete eine Anzahlung auf einen neuen Farbfernseher für seine Eltern. Er kaufte ein paar Bücher, die Sess fürs College brauchte, eine Silberkette und legte an den meisten Sonntagen etwas Geld auf Pastor Presleys Spendenteller.

Sweet Chariot folgte einem straffen Produktionsplan. Das sah Bucky von Beginn an. Alles lief genau nach Motown-Muster, jedoch ohne die großen Budgets und die kreative Vision eines Mr Gordy: Treibe die Künstler an, und wenn sie kurz davorstehen zusammenzubrechen, setz noch eins drauf. Und es zahlte sich aus – zumindest für die ganz oben. Für die jungen »Talente«, die die Musik unter Pseudonym und für standardisierte Stundensätze aufnahmen, sah es anders aus.

Nach fast einem Jahr, an einem Donnerstagabend, an dem es so kalt war, dass die Leute Hunde von den Hydranten loseisen mussten, kam Pastor Presleys Bruder Walter Presley Jr., der, wie es hinter vorgehaltener Hand hieß, mehr als nur flüchtig bekannt war mit den großen Namen, denen man in Chicagos Unterwelt besser aus dem Weg ging, zu den Broncos nach Hause und bot ihm einen Vertrag über zwei Singles und ein Album an. Bucky, ein Steinbock, stur, ein einsamer Kletterer am Berg, der im neuen Jahr siebzehn werden würde, unterschrieb, ohne zu zögern. Ihm kam nicht einmal der Gedanke, den Vertrag von seinen Eltern ansehen zu lassen, geschweige denn von einem Anwalt, oder Sess, der doch Jura studierte und bereits ziemlich gut darin war, Juristenlatein in einfaches Englisch zu übersetzen. Es waren einfach nur Worte auf Papier, die nichts zu tun hatten mit dem Gefühl, wenn er Soulmusik sang, ganz und gar nichts, und im Übrigen ist mit siebzehn »für immer« ein unverständliches Konzept. Ein Gefühl vertraglich zu erfassen war ungefähr so, als versuchte man mit einer Mistgabel Erdöl in einen Tank zu schaufeln, und so schenkte er den fünfundfünfzig Seiten keine Beachtung und unterschrieb. Fünfundfünfzig Jahre später verfolgte ihn sein Fehler immer noch.

Als das erste Frühlingsgrün aus den Ritzen der Bürgersteige spross, war Bucky zurück in den stickigen Kellerräumen von Sweet Chariot Records und sang im Studio Nummer zwei. Diesmal war er der Leadsänger mit seinen eigenen Back-up-Jungs und einer taffen Band erfahrener, mit unbewegter Miene spielender Studiomusiker hinter sich, Burschen, die in einer Woche fünf Singles einschließlich der B-Seiten aufnehmen konnten und die ganze Zeit über high zu bleiben vermochten. Burschen mit schlechten Gewohnheiten und leichten Mädchen, die dennoch jeden Morgen mit gebügeltem Hemd und Krawatte pünktlich auf der Matte standen. Das war eine der skurrilen Vorschriften Walter Presleys für das Imperium, das er im Windschatten von Labels wie Stax, Atlantic, Motown und FAME aufbaute. Zwei lange Tage nahm Bucky *Until the Wheels Fall Off*, *All the Way Through to the Morning*, *The Bees & the Birds* und *Too Much Love (Is Still Not Enough)* auf. Heiser und bereits zu spät dran für seine Hausaufgaben blieb Bucky nicht, um zu hören, wie die Songs abgemischt wurden. Am Montagmorgen war er wieder in der Schule, ausgelaugt, aber berauscht von der Vorstellung, zwei Leben zu führen. Freitags waren die Songs bereits im gerade eröffneten Plattenpresswerk von Midwest Music bei Pinckneyville, Illinois, und *Until the Wheels Fall Off* bald darauf schon auf dem Weg in die Plattenläden und zu den Radiosendern.

Doch was sich wie ein Anfang anfühlte, war tatsächlich ein Ende.

*

Sie kamen an einem Pub voller Tagestrinker vorbei. Bucky blieb stehen, um zu Atem zu kommen. Getrocknete, verhärtete Möwenexkremente zogen sich in gut sichtbaren Striemen die Fassade herunter.

»Kann ich Sie zu einem Drink einladen?«, fragte er. »Zu einem schnellen Danke? Oder vielleicht haben Sie es ja eilig? Ich will nicht, dass sie das große Wochenende verpassen.«

»Nein, nein, ich habe Zeit«, sagte Dinah. »Es geht erst später richtig los. Danke, das wäre nett.«

Bucky stieg die Stufen hinauf in einen großen Raum mit holzvertäfelten, teils gläsernen Nischen. Ihm war heiß und kalt, er war müde und aufgedreht, und unter seinen geschwollenen Füßen schien ein psychedelischer Teppich zu kreisen. Die Kneipe erinnerte ihn an die altmodischen Saloons aus den Western seiner Kindheit, allerdings rauchten die Leute hier E-Zigaretten, und in einer Plastikvitrine auf der langen Theke wurden verschiedene Pasteten von Fliegen umschwärmt.

Einige der Gäste waren Besucher, neugierige Tagesausflügler unten aus den Industriestädten Teessides, die sich einen schönen Samstag machen wollten, aber die meisten waren Einheimische, die ihren Wochenlohn vertranken, darunter einige Hardcore-Stammgäste, für die der Pub mehr als ein Ort war, an dem man ein paar vereinzelte Stunden verbrachte, sondern eher ein Gotteshaus, in dem man rituell seinen allmorgendlichen Segen empfing, nachmittags eine Taufe erfuhr, am Abend die Kommunion einnahm und mit der letzten Runde seine Beichte ablegte. Die Ledersitze der Stühle trugen die Abdrücke von Gewohnheit, Regelmäßigkeit und Wiederholung. Es waren die immergleichen Plätze, die gleichen Drinks, gleichen Witze. Ein Union Jack hing schlaff über der Theke, und sein sonnenbleiches Rot und das verblichene Blau zeugten von vergangenen Tagen voller Hoffnungen und Möglichkeiten.

Bucky bestellte Bier für sie beide, dann auch noch zwei Whisky und fasste die vier Gläser mit seinen Händen, die so knotig waren wie eine alte englische Eiche. Auf dem Weg zum Tisch wandten sich mehrere Köpfe in seine Richtung und taxierten ihn unverhohlen von Kopf bis Fuß. Obwohl er sich immer noch unangenehm wie außerhalb der ihn umgebenden Welt fühlte – so, als sehe er alles durch eine gläserne Wand –, hatte das frittierte Essen ihn doch etwas gestärkt und half, sein Beben und Zittern zu unterdrücken. Wenn er doch nur, dachte Bucky, etwas anderes als Alkohol bekommen könnte, um dem andauernden sengenden Dazwischen, in dem er sich befand, die Schärfe zu nehmen, bevor diese trotzige Oktober-Cocktailstunde ein Ende fand und sich der langen, dunklen Nacht ergab. Etwas, um den Tag mit glitzernder Magie zu bestäuben. Etwas, um dem stechenden Gefühl des Entzugs die Kraft zu nehmen, das immer noch weiter in ihm anschwoll.

Nahebei hing eine weitere Fahne an der Wand. Sie war blau mit einer weißen Blüte. Einer Rose vielleicht.

»Was ist das?«, fragte Bucky.

»Eine Flagge.«

»Kein Sherlock, Scheiß.« Bucky hörte, wie die Worte in falscher Reihenfolge aus ihm herauskamen. »Entschuldigung, das war falsch herum. Was ich meine, ist …«

»Ich weiß schon«, lachte Dinah. »Ich mache Spaß. Es ist die Flagge von Yorkshire.«

»Yorkshire hat seine eigene Flagge?«

»Sieht so aus.«

»Warum?«

Sie zuckte mit den Achseln.

»Irgendwas Historisches, kein Zweifel. Ich glaube, die verschiedenen Countys in Yorkshire haben auch noch mal eigene Flaggen. Das geht lange zurück und ist kompliziert. Bestimmt hatte irgendeine sinnlose Rauferei irgendwann auf irgendeinem Feld auch damit zu tun.«

»England ist wirklich ein merkwürdiges altes Land, oder?«

»Ganz sicher. Darauf trinke ich.«

Sie stießen an, als ein Rentner mit puterrotem Gesicht, einem emphysematischen Husten und dem mürrischen Ausdruck der chronisch Enttäuschten an ihrem Tisch vorbeikam.

»Dinah«, sagte er, legte einen Finger an seine flache Mütze und hustete etwas Festes in ein graues Taschentuch. Sie lächelte und nickte: »Reg«, und als sie Buckys fragenden Blick sah, fügte sie an: »Mein Aktienmakler. Der Beste im Westen.«

Er lachte. »O-kay. Kennen Sie etwa jeden in dieser Stadt?«

»Mehr oder weniger. Ich hab lebenslänglich.«

»Sie waren nie weg?«

Sie schüttelte den Kopf und nippte an ihrem Bier. »Nein, und es gibt auch wenig Hoffnung auf Bewährung.«

»Hat Sie nie der Wunsch gepackt, irgendwo anders zu sein?«

»Oh, das hat er. Ich hab's nur nie getan.«

»Warum?«

Sie nahm einen größeren Schluck.

»Das Übliche. Die Arbeit. Der Mann. Das Kind. Angst.«

»Angst?«

Dinah zuckte mit den Schultern.

»Vor dem Unbekannten, würde ich sagen. Ich bewundere Menschen wie Sie, die in der Lage sind, sich in ein Flugzeug zu setzen und irgendwo hinzufliegen, wo es so anders ist als da, wo sie herkommen.«

Bucky lächelte, sagte aber nichts. Stattdessen trank er seinen Whisky aus und schüttelte sich, als die Flüssigkeit so süßlich wie ätzend durch seine Kehle rann und sich in ihr festsetzte. Er ließ den Blick durch den Raum schweifen und hielt nur halb nebenhin nach jemandem Ausschau, der in der Lage sein würde, ihm zu verkaufen, was er brauchte. Die Art Radar verlierst du nie, sagte er sich. Die Fähigkeit, die Dealer auszumachen, die Nutten. Das war das Leben auf der Straße. Da wächst du nie ganz raus. Himmel. Unter anderen Umständen könnte sich diese Stadt, dieser Pub wie ein Ort der Verheißungen, der Geheimnisse und Möglichkeiten anfühlen, aber unter all den Geräuschen, dem leisen Lachen, den lockeren Gesprächen und dem Kratzen der Barhocker über den Holzboden nahm er nur den Geruch des Scheiterns wahr – misslungener Pläne, unerfüllter Ziele. Sicher nicht bei allen. Er würde es hassen, wenn man von ihm dächte, er maße es sich an, die Leben von Menschen zu beurteilen, die er nicht kannte, besonders angesichts seiner eigenen Unzulänglichkeiten. Aber der Geruch saß tief. Er roch das Sich-Abfinden der sich langsam betrinkenden Gäste mit den Unbilden des Lebens. Den Geruch kannte er. Er war ihm mehr als vertraut. Nur ein paar der wilderen Gesichter schienen das Licht der Unbeschwerten, der wirklich Freien zu verströmen, und wer wusste, wie es um Mitternacht um sie stand, hielt der freudvolle Zustand des schweren Trinkers doch selten sein Gleichgewicht. Dinah unterbrach seine Träumerei.

»Ich wette, Sie sind ein bisschen herumgekommen, Bucky. Haben Amerika gesehen, meine ich.«

Er schüttelte den Kopf und trank den Rest seines Biers aus.

»Nein. Nur den winzigen Prozentsatz eines kleinen Teils, würde ich sagen. Sie und ich, Dinah, ich denke, wir sind uns ähnlicher, als uns bewusst ist.«

*

Der Tag war dahingegangen, der Morgen hatte sich in den Nachmittag geweitet, der Nachmittag zu einem kühlen Herbstabend gestrafft. Einem Abend, der in Richtung Nacht blickte.

Als Dinah gegangen war, trank Bucky langsam ein zweites Bier und wartete auf die Gelegenheit, einen Deal zu machen. Als sie nicht kam, trank er noch eins, und einen weiteren Whisky. Und noch mal das gleiche. Nachdem er schließlich auf der Suche nach einem Gesicht, einem verschlagenen, einladenden Blick von jemandem, der nicht nur etwas hatte, sondern es auch verkaufen würde, durch den Gastraum gewandert war, allerdings nur müde gelbe Augen, unruhige Finger und Goldketten gesehen hatte, ging er hinaus auf die Straße, um zu rauchen und seine Optionen auszuloten. Er hatte Dinah gesagt, er würde probieren, später noch in die Spring Gardens zu kommen, wusste aber, er würde es nicht. Stattdessen spürte er, was immer auch passieren sollte, dass die Nacht wahrscheinlich kein gutes Ende nehmen würde, und dann galt es, durch den morgigen Tag zu kommen. Der Gedanke an die Menge, die Musik, das Geschrei, all die unbekannten Gesichter, die zu ihm aufsehen würden, genügte, seinen letzten Rest

Whisky herunterzustürzen, seine Zigarette auszudrücken und hinunter in die Stadt zu schlingern. Er versuchte, nicht an Drogen zu denken, und Maybell, und Sess, doch es gelang ihm nicht.

Bald schon begann der Horizont zu kippen. Bucky hatte seine Mitte verloren. Die Straße wurde erst länger, dann kürzer, und er fühlte sich wie eine verblichene Version seiner selbst, ein altes Fotonegativ, dessen Konturen verwischten. Blutlos fast. Was ihm von seiner Energie noch geblieben war, sein Wesen, verschwand wie ein Eimer Salzlake im Abfluss eines Fischhändlers. Sein Gleichgewichtssinn war angeschlagen.

Die Luft fühlte sich dickflüssig an, seine Glieder schwer, während die Wirklichkeit um ihn herum zusammenschmolz – Straßenlärm, vorbeiziehende Gesichter, das abnehmende Tageslicht. Wie war es möglich, dachte er, sich gleichzeitig high und am Boden zu fühlen, ohne sich auf etwas dazwischen einigen zu können? »Und wie lange«, hörte er sich laut mit überraschend ruhiger Stimme fragen, »dauert es, bis eine Art Stabilität erreicht wird?«

Eine Möwe schoss über ihm herab, eine Kanaille des Himmels, dann noch eine, und Bucky fuhr zusammen, schrumpfte in seiner dünnen Haut, alle Vernunft drohte zu kentern. Seine Hände suchten nach seinen Zigaretten, seinem Feuerzeug. Das Inhalieren und Ausatmen des Rauches war bereits zu einer Krücke geworden, einer Meditation, um die galoppierenden Pferde in seinem Kopf zu zügeln. Wie schnell er wieder an den Nikotinstängeln hing. Er bog in eine Seitenstraße und verweilte einen Moment, genoss die fehlende Bewegung um sich herum, und schnipste die halb gerauchte Zigarette in die Gosse. In trunkener Trance sah er ihr beim Verglühen zu.

Sein Gesicht leuchtete im staubigen Glas einer Tür auf,

eine ausdruckslose Maske, leicht verzogen, was den kalten Entzug, der ihm sein Inneres verknotete, nur andeutete. Er betrat sein Gesicht, betrat den Laden. Bucky fragte sich kurz, ob es wohl Dinahs Laden war, und stellte fest, dass er es hoffte – dass er auf etwas Vertrautes hoffte, eine vertraute Person, an die er sich klammern könnte, falls es zu einer Krise käme – doch stattdessen hockte hinter der Theke ein verbraucht wirkender Mann mit wildem grauen Haar und der von geplatzten Äderchen durchzogenen Tomatennase des disziplinierten Trinkers. Der Mann blickte von einem Buch auf, und sein halbes Lächeln ließ Zähne wie alte, schmutzige Kreidestummel erkennen. Hinter ihm hing eine blaue Fahne mit gelben Sternen. Bucky konnte sich nicht erinnern, ob das was Jüdisches war, was Schottisches, Europäisches oder was zum Teufel sonst. Wieder beschämte ihn sein Unwissen, was alles Internationale, über die Grenzen seines Heimatlandes Hinausgehende betraf.

Er war in einem Trödelladen. Jeder Zentimeter Wand und Regalraum war gefüllt, hing und lag voller Seidentücher, ausgestopfter Tiere, Militaria, alter Blechschilder mit Reklame für Öl, Zahnpasta und Schokolade. Es gab Zylinder, Kolanis, Aquarelle bäuerlicher Szenen und vom Sturm an Land gepeitschter Schiffswracks, Zigarettenkarten-Sammlungen, Pfauenfedern, Pfeifen, Kinderspielzeug wie Puzzles und Kreisel, nautische Ausrüstung, Sextanten, Fernrohre, Seekarten, dazu Taue, Pelzmäntel, angeschimmelte Bücher, Maracas, Medizinfläschchen, Aschenbecher, Kuckucksuhren, Schmuckmesser, Fußwannen, Plaketten für Pferdegeschirre, Kassetten, Bojen, Hummerkörbe und sogar einen alten Taucherhelm, dessen Glasscheibe einen Sprung hatte und dessen Messingverschraubungen ganz grün waren nach Jahrzehnten, vielleicht auch Jahrhunderten der Erosion durch Salzwasser und Seeluft.

Wie in allen Trödelläden roch es nach Feuchtigkeit, Staub und vergangenen Dekaden. Bucky atmete den Geruch ein, und das vertraut Muffige hatte etwas Tröstendes. Gedankenverloren sah er durch eine Kiste mit schmuddeligen alten Maxi-Singles – Black Lace, Black Uhuru, Black Sabbath – und fuhr mit der Hand über ein Regal, bis sie an etwas Kaltem, Festem hängen blieb, einem Stein. Einem Felsbrocken. Auf einer Seite war er grob behauen und trug die Spuren seiner Ausgrabung, aber die andere war sauber geglättet und poliert, denn in ihr saßen die versteinerten Überreste von etwas Fremdem und Urzeitlichem, das so gar nicht in seine moderne Umgebung passte. Die Kreatur war oval mit einem skelettartigen Rückenpanzer. Sie glich einer überdimensionalen Assel und war etwa so groß wie ein Essteller. Kopf, Körper und Schwanz waren intakt, als hätte sie eben erst zu krabbeln aufgehört.

»Das ist ein Trilobit«, sagte der Ladenbesitzer, sah über seine Brille und fügte ganz so, als könnte er Buckys Gedanken lesen, noch hinzu: »Er ist etwa 450 Millionen Jahre alt, plus/minus drei, vier Wochen. Ich kann Ihnen einen guten Preis machen.«

Bucky legte die Hand auf das Fossil, drückte die Handfläche darauf, spreizte die Finger und spürte die Kälte des polierten Steines. Vier-hundert-fünfzig Millionen Jahre. Die Ehrfurcht gebietende Größe der Zahl durchfuhr ihn wie ein Stromschlag. Jesus war vor zweitausend und ein paar Jahren gestorben, dachte er. Das war gestern im Vergleich zu diesem merkwürdigen Burschen. Eine unfassbare, uralte Welt lag unter Buckys Hand, und wer wusste, was für ein Leben dieses Wesen gelebt hatte, aber gelebt hatte es, und zweifellos mit dem gleichen Sinn für Verlangen, Gefahr, Kampf und Überleben, der allen Lebewesen innewohnte und sie als solche definierte. Einen Moment lang zerfiel die Zeit, und Bucky stellte sich fruchtbare Weiten und undurchdringliche Wälder vor, dazu einen Himmel, an dem zwanzigmal größere Kreaturen als Scarboroughs Möwen kreischten, mit ledernen Flügeln, Klauen und üblen Absichten. Einen Moment lang spürte er eine Verbindung zu jenen vergangenen Existenzen. Dieses Ding, diese Assel, die vor 450 000 000 Jahren über die Erde gekrabbelt war, hatte ein Herz. Sie hatte es noch, zu Stein geworden und zwischen die Seiten einer Geschichte gepresst, die Zeit genannt wurde. Hier wurden diese Seiten festgehalten, ganz nahe. Er drückte seine Hand fester auf den Trilobit. Sie waren beide auf demselben Planeten geboren, waren über dieselbe kugelförmige Oberfläche einer Erde aus Wasser, Stein und Gas gewandert. Bucky atmete ein. Bucky atmete aus. Er schloss die Augen. Fühlte sich lebendig.

*

Als sie vor ihrem kleinen Haus vorfuhren, sagte Dinah dem Taxifahrer, er solle warten, und lief hinein. Lee war in der Küche und wärmte in der Mikrowelle Nudeln auf. Sie hatte zwei Minuten, rannte die Treppe hinauf, nahm jeweils zwei Stufen auf einmal, zog Top und Rock aus, besprühte sich mit Deo und stieg in ein sauberes Kleid. Sie stopfte das Nötigste an Make-up in ihre Tasche und gurgelte mit Mundwasser.

Dinah ging in Lees Zimmer und direkt zu seiner Vorratsschachtel. Sie schnappte sich eine ansehnliche Knospe von dem kleinen Zweig, den ihr Sohn darin hatte, steckte sie in ihren Tamponbeutel und den ebenfalls in ihre Tasche. Im Bad spuckte sie die Mundspülung aus, gerade als in der Küche der Timer der Mikrowelle blingte. Sie lief nach unten und steckte den Kopf durch die Tür.

»Alles in Ordnung, Schatz?«

Lee sah sie an, eine Gabel Nudeln auf halber Höhe zum Mund.

»Ziehst mit deinem neuen Freund los, oder?«

Sie überhörte seinen Sarkasmus.

»Hast du deinen Dad gesehen?«

Er zuckte mit den Schultern.

»Also, hast du?«

»Nein, sag ich doch.«

»Hast du nicht gesagt, oder?«

Er reagierte nicht und starrte auf sein Telefon. Musik war zu hören, geistlose Musik mit einer hohen Zeichentrickstimme.

»Was vor heute Abend?«, fragte sie.

»Wir sind verabredet«, sagte er, den Mund voller Nudeln. »Ich treffe Ning.«

Dinah verdrehte die Augen.

»Sag ihr Grüße, ja?«

Lee hob überrascht den Kopf, aber als er sich zu ihr hindrehte, war seine Mutter bereits verschwunden und zog die Haustür sanft hinter sich zu.

*

Wieder ging es einen Hügel hinauf. Immerzu ging es hinauf. Er spürte es in den Hüften und in den Fußballen, es zehrte am Rest seiner Kraft. Er spürte es in den Knien und im unteren Rücken. Hügel waren schön anzusehen, warum musste man Häuser auf sie bauen? Zu Hause waren sie wenigsten so vernünftig gewesen, die Stadt, Chicago, in eine flache Ebene zu setzen, die einmal, wie es hieß, ein prähistorischer See gewesen war, zu Zeiten seiner trilobitischen Freunde. Das ergab Sinn. Aber Scarborough? Himmel, die Engländer mussten Masochisten sein, kein Zweifel. Oder waren schon alle flachen Gegenden besiedelt und sonst nirgendwo mehr Platz gewesen?

Ein Schatten fiel auf seinen Weg, als er aus dem Augenwinkel heraus sah, wie etwas ihn langsam überholte. Es war der Pick-up, den er schon zweimal gesehen hatte, der mit der aufwendig mit sinistren Clowns, sich aufbäumenden Pferden und Hochseilartisten dekorierten Plakatwand und der Aufschrift: *»Der Zirkus kommt in die Stadt!«*

Diesmal bekam er ihn genauer in den Blick, konnte aber immer noch nicht sehen, wer ihn fuhr. Das verdammte Ding folgte ihm. Wenigstens fühlte es sich so an. Vielleicht litt er unter Verfolgungswahn. Trotzdem, wie sagte man noch: *Dass du paranoid bist, heißt noch lange nicht, dass sie nicht hinter dir her sind?* So in der Art.

Bucky trottete wie aus einem Fluchtreflex heraus schneller weiter, mit schmerzenden Hüften, gesenktem Kopf und vorgebeugten breiten Schultern. Es war immer noch Samstag, und er hatte das Gefühl, als sei es immer schon Samstag gewesen und werde es auch immer bleiben. Es war kein Ende in Sicht, und er würde immer hier sein, verfolgt, mit schwerem Herzen, eine unendliche Anzahl von Samstagen lang voller Angst vor allem und jedem. Wie die versteinerte Kreatur, die einmal über diesen Planeten gekrabbelt war, fühlte er sich der Zeit enthoben, und nur das Auf und Ab der nahen Gezeiten sagte ihm, dass er nicht komplett aus ihr herausgenommen war wie eine ägyptische Mumie oder eine der viertausend Jahre alten, aus einem Moor hochgeholten Leichen, die fast perfekt konserviert geblieben waren, jedoch, vom Sonnenlicht geblendet, beim ersten Kontakt mit der modernen Zeit zu zerfallen begannen.

Er fand sich in einem Park wieder, der nach viktorianischen Vorstellungen gestaltet war, mit einigen abschüssigen Wegen,

Ligusterhecken und versteckten Winkeln, mit Teichen, kleinen Statuen und Blumenbeeten, die im Frühling und Sommer sicher voller Blüten waren, im Moment aber brach und farblos dalagen. Er ließ sich auf eine Bank in einer der verborgenen, vom Weg abgesetzten Nischen sinken. Die Klauen der Unruhe rissen an seinem Inneren, und die Erschöpfung hing steinschwer an seinen Lidern. Eine leichte, flauschige Feder lag neben ihm auf der Bank.

Seine Gedanken wanderten zurück zu einem Ort, der Sicherheit und Trost versprach, zurück in heiße Chicagoer Sommer und den Geruch der Stadt. Jedes Viertel hatte seinen eigenen Sound, seine eigene Energie. Damals hatten er und Bell kein Bedürfnis zu reisen gehabt. Keiner hatte das. Urlaub verbrachte man zu Hause. Es machte keinen Sinn, irgendwo anders hinzufahren, wo doch alles, was sie brauchten, Essen, die Familie, Freunde, Musik, direkt vor ihrer Tür war. Vertrautheit, Herrgott, sie wurde unterschätzt. Er war nie groß im Erkunden gewesen, und doch war jeder Tag ein Abenteuer, wenn man ihn richtig betrachtete. Du sorgtest für deine eigene Unterhaltung, und die kostete kaum mal mehr als ein, zwei Flaschen. Es herrschte kein Überfluss, doch es gab immer von allem genug. So empfand er es jedenfalls, zumindest eine Weile lang, als er noch jünger gewesen war.

Oh, bei Gott, den üblen alten Dreckskerl namens Tod, den verfluchte er. Bucky wünschte, er wäre zuerst geholt worden, das tat er wirklich. Maybell war einfach besser dafür gerüstet, mit dem täglich neuen Schauspiel des Lebens klarzukommen, und es *war* ein Schauspiel, war das So-tun-als-ob doch ein Teil davon, war es immer gewesen. So zu tun, als ob alles bestens ging und man nicht nur gerade so den Kopf oben behielt, als wäre man stark, obwohl man sich schwach fühlte, als wäre einem alles scheißegal, obwohl einem doch schon jeder Schatten Angst einjagte. So zu tun, als wäre man glücklich, cool drauf, ganz entspannt. Als ob alles golden wäre.

Es war aufreibend, dieses ganze Theater.

Der Park war voller Eichhörnchen. Bucky kam an mehreren vorbei, die über Äste schlichen und unter Büschen her huschten, und wenn er sich setzte, kamen sie langsam aus allen Richtungen. Ein gut genährtes Exemplar schien besonders mutig, blieb erst eine Handbreit vor seinem rechten Schuh stehen und blickte zu ihm hoch. Ihm fiel ein, dass er im Flugzeug ein Päckchen Nüsse eingesteckt hatte. Bucky stand auf, und noch bevor er die Folie aufgerissen hatte, kletterte das Eichhörnchen bereits sein Schienbein herauf, und seine scharfen Krallen kratzten ihm durch die Hose über die Haut. Es kam unerwartet, war aber nicht wirklich unangenehm.

»Oho, mein kleiner Kerl«, sagte Bucky und hielt ihm in Hüfthöhe eine Cashewnuss hin. Unerschrocken kletterte das Eichhörnchen höher, legte eine winzige vierfingrige Pfote oben auf seinen alten Ledergürtel, schnappte sich mit der anderen die Nuss und versenkte die Zähne darin – drehte sich ziemlich lässig um und kletterte das Bein wieder hinunter. Die Unverschämtheit der kleinen Kreatur rang ihm Respekt ab.

*

Eine Zeit lang, nachdem er wieder auf freiem Fuß, die zweite Single von den Sweet Chariot Records jedoch noch vor der Pressung aus dem Katalog gestrichen worden war (»Ich fürchte, der Zug ist abgefahren, mein Junge«, sagte Walter Presley Jr. mit einem Achselzucken), wollte niemand einem unqualifizierten Sänger, dessen bedeutendste Tat eine Straftat gewesen war, eine Chance geben, und Bucky war gezwungen zu kämpfen, im wortwörtlichen Sinn, um an Geld zu kommen. Über die Jahre hatte er in vielen Straßenraufereien triumphiert, und so sehr er derartige Auseinandersetzungen auch hasste, wissentlich hatte er in seinem Leben nicht eine einzige Schlägerei angefangen, sah er doch, dass er erschreckend gut darin war. Er wusste sich zu ducken und abzutauchen, auszuteilen, auszuweichen und den Gegner mit seinen Finten zu bezwingen. Er steckte einen Schlag ein und teilte zwei aus. Sein Kinn war stark, und er ging niemals zu Boden. Diese Talente waren im Knast noch gestärkt worden, wo er seine Zeit mit Boxen und Büchern verbracht hatte, und als ihm $ 100 – *einhundert Dollar!* – angeboten wurden, um mit einem schweren Brocken, einem alternden Türsteher namens Daryl oder Devonte oder so in einem unlizensierten Kampf in einem Lagerhaus irgendwo am Stadtrand in den Ring zu steigen, nahm er die Herausforderung an und steckte das Preisgeld ein, nachdem er seinem Gegner den Kiefer gebrochen hatte, ohne selbst kaum einen Kratzer davonzutragen. Nachdem er die anfängliche Angst erst einmal überwunden hatte, machten seine Beinarbeit und seine taktische Schläue den Unterschied. Die nachfolgenden Kämpfe in ganz Illinois waren nicht so leicht zu gewinnen, aber Bucky brauchte das Geld – im kommenden Sommer würde er ein süßes junges Ding namens Maybellene heiraten, die ihm sein Herz gestohlen und ihn überredet hatte, mit der windigen Boxgeschichte aufzuhören. Die ewigen blauen Augen und geplatzten Lippen sahen nicht so gut aus. Das Versprechen eines geradlinigen Lebens, wenn sie verheiratet waren, wollte er nur zu gerne einhalten.

*

Bucky setzte sich wieder, und einen Moment später kam eine mürrisch guckende Katze aus dem Gebüsch und stolzierte lauernd wie eine müde Pole-Tänzerin an ihm vorbei.

»Oh, hallo, Miss Kitty«, hörte Bucky sich sagen.

Die Angesprochene blieb kurz stehen, um ihn ausdruckslos zu mustern, und setzte dann ihren Weg fort. Bucky zündete sich eine Zigarette an und rauchte schweigend. Für einen Augenblick hing eine blaugraue Giftwolke vor ihm in der Luft, die gleich darauf vom Wind verweht wurde.

England, das alte England lag vor ihm. Buckys Füße standen auf uraltem Land, wobei, wie er sich betrunken sagte, natürlich alles Land alt war. Er hatte schon vor Langem dafür gesorgt, nicht dem Schulmythos zu verfallen, dass Amerika vor ein paar Jahrhunderten gegründet worden sei. Lächerlich. »In God We Trust« – nein, tun wir nicht. Aber dennoch. Das hier war England, das raue, ruppige Yorkshire, und es war anders. Es hatte einen reicheren, volleren Geschmack, und man spürte es unter sich, sah es in den Gesichtern der Leute. Vielleicht lag es daran, dass es eine Insel war, ein kleiner Fels, der sich jederzeit und aus jeder Richtung angreifen ließ, was es zu einem Land edler Wilder oder vielleicht auch wilder Edler machte. Auf jeden Fall zu etwas Sonderbarem, Altem.

Die Menschen hier sprachen die gleiche Sprache, waren aber von einem anderen Schlag als die zu Hause. Sie besaßen einen kruden Fatalismus, einen pechschwarzen Humor, und vielleicht war es Überheblichkeit oder ein ungezwungenes Verhältnis zum Leben, das es den Leuten erlaubte, ihr eigenes Körpergewicht an Schnaps zu trinken, welcher Art auch immer. Es war eine Nation Betrunkener.

Bucky starrte aufs Meer hinaus, wo sich eine mächtige Wolkenbank, ein Raumschiff, eine riesige heimtückisch aussehende himmelweite Front mit hoher Geschwindigkeit auf das Land, die Stadt und damit auch auf ihn zubewegte. Die metallene Bank drückte kalt von unten gegen seine Knochen.

Aus einer frisch geschnittenen Hecke hoppelte ein Kaninchen zögernd auf den Weg, drehte sich dann aber auf der Stelle um und verschwand wieder, als ein Teenager auf einem Skateboard um die Ecke gerast kam, dessen Räder laut über den schartigen Teer dröhnten. Er schoss an Bucky vorbei, die Knie leicht gebeugt, die Arme tief herunterhängend, machte einen Boardslide über die nächste Bank und kam vor der dahinter seitwärts zum Stehen. Geschickt katapultierte er das Board hoch in seine Hand, lehnte es an die Bank, setzte sich, holte einen Joint hinter dem Ohr hervor und steckte ihn sich mit einem Zippo an, das anschließend tief in seiner Hosentasche verschwand. Bucky war beeindruckt, wie flüssig und mühelos der junge Mann sich durch den ihn umgebenden Raum bewegte. Eine derartige körperliche Unbefangenheit war das Privileg der Jugend. Er konnte sich gerade noch erinnern, sich selbst einmal so gefühlt zu haben, furchtlos und unbeschwert, ohne negative Erfahrungen, jene gezinkten Karten aus dem Kartenspiel des Lebens.

Eine süße, kräftige Wolke moosig riechenden Rauchs waberte zu ihm herüber, ähnlich der schweren Vorboten drohenden Regens. Verdammt, dachte Bucky, das riecht *gut*. Ohne sich ein Zögern zu erlauben, stand er auf und ging auf den Skater zu. Das Kaninchen sah mit großen, feuchten Augen aus seinem Heckenversteck heraus zu.

Bucky nickte im Näherkommen, und der Skater, der ihn bisher nicht bemerkt hatte, schien überrascht.

»Easy, Bruder«, sagte Bucky. »Alles gut?«

Der Skater überlegte einen Moment.

»Yeah«, sagte er mit einem leichten Zögern in der Stimme, wobei er keinerlei Anstrengungen unternahm, den großen Joint in seiner hohlen Hand zu verbergen. »Sicher.«

»Tut mir leid, wenn ich so frage, aber hast du was?«

»Was soll ich haben?«

»Keine Sorge, Junge, ich bin kein Cop.«

Der Skater zog an seinem Joint, und seine Stimme klang dünn und versengt durch den Rauch, den er ausatmete.

»Habe ich ehrlich gesagt auch nicht gedacht.«

»Nun, verflucht, gut zu wissen.«

»Sind Sie Amerikaner?«

»Eindeutig.«

»Woher?«

»Chicago.«

Der Skater nickte.

»Sweet.«

Es kam kurz zu einem verlegenen Schweigen, dann sagte der junge Mann: »Mögen Sie es?«

»Was?«

»Chicago. Mögen Sie es?«

Bucky überlegte: *Mochte* er Chicago? Er war nicht sicher. Es war so, als würde er gefragt, ob er den Mond mochte oder gerne atmete. Er kannte kaum etwas anderes. Chicago war einfach da, und er war Teil davon. Irgendwo weit weg, oben im Wohnviertel beim South Cliff, hörte er das lange, wütende Hupen eines Autos. Möwengeschrei. Ein Hund bellte.

»Ich nehme es an. Ich kenne kaum was anderes.«

»Egal. Sind Sie stolz drauf, woher Sie kommen? Amerikaner scheinen ständig ihre Fahne zu schwenken und ›USA! USA!‹ zu rufen, ohne wirklichen Grund.«

»Nein. Meine Eltern sind von da, also bin ich es auch. Die

Fahnenschwenkerei ist nichts für mich. Im Übrigen könnte ich leicht auch aus Namibia, Grönland, Ägypten oder Tonga kommen.«

»Tonga? Wo ist das?«

»Keine Ahnung.«

»Wie kommt es, dass Sie hier in diesem Loch gelandet sind?«

»Oh Mann«, sagte Bucky. »Das ist eine lange Geschichte. Sagen wir einfach, ich bin nur auf der Durchreise – denke ich.«

»Weise Entscheidung, Mann. Wenn Sie zu lange bleiben, hackt die Stadt ihre Klauen in Sie rein und lässt Sie nicht wieder los.«

Der Skater zögerte, hielt Bucky dann aber den Joint hin. Der nahm ihn. Zog daran.

Im Zusammenklang mit dem Alkohol entfaltete das Gras seine Wirkung auf der Stelle. Umhüllte ihn, durchdrang ihn, eine sanfte grüne Welle wusch das dümpelnde Treibgut seiner maroden Gefühle davon. Er spürte ein angenehmes Absacken, sein ganzer Körper schien sich zu entspannen. Loszulassen. Es war zu lange her.

»Kann ich mich setzen, Bruder?«

Der Skater zuckte mit den Schultern. »Klar.«

Bucky nahm noch einen Zug und reichte den Joint zurück.

»Was suchen Sie also?«

»Was?«

»Sie haben gefragt, ob ich was habe?«, sagte der junge Mann.

»Oh. Ja. Ich denke, ich hab mich gefragt, ob du irgendwelche Drogen hast, die ich dir abkaufen könnte?«

Der Skater sah ihn von der Seite an und lachte. Es klang überraschend schrill.

»Irgendwelche Drogen?«

»Ja.«

»Was Spezielles?«

Bucky dachte an Brando in *Der Wilde*, als er gefragt wurde, wogegen er rebelliere. *»Musst mal raten.«*

»Ich weiß, was du denkst«, sagte er. »Ein alter Knabe wie ich. Aber, Bruder, ich bin weit weg von zu Hause und brauche einen kleinen Auffrischer, um durchs Wochenende zu kommen. Etwas, um meine aufgewühlte Seele zu beruhigen.«

Der Skater nickte und holte sein Portemonnaie aus der Tasche. Er öffnete es und zog eine Lage Tabletten daraus hervor.

»Ich hab die hier.«

»Was ist das?«

»Ich bin nicht sicher.«

»Nun, putschen die mich auf oder holen die mich runter?«

Der Skater sah die Tabletten in seiner Hand an und lächelte.

»Tja, das weiß ich auch nicht wirklich, aber Sie können gerne ein paar nehmen.«

»Ich meine, im Moment bin ich für alles zu haben.«

Bucky nahm die Tabletten, »Darf ich?«, und drückte sich eine in die Hand. Sie war klein, rund und weiß. Und verriet nichts.

»Das könnte alles sein.«

»Das ist der Witz«, sagte der Skater. »Man kann Glück haben oder auch nicht.«

Bucky drehte sie in seiner Hand.

»Ich meine, ich habe die Konstitution eines Ochsen, und eine Tablette von irgendwas kann mir nicht viel anhaben, könnte ich also vielleicht zwei bekommen? Und was willst du dafür?«

Der Skater steckte seinen Joint neu an und sprach wieder durch den Rauch.

»Nichts, Mann.«

»Sicher?«

»Betrachten Sie's als Geschenk. Ihr habt uns das Skaten gebracht, Hip-Hop und Cheeseburger, und jetzt schenke ich Ihnen … was immer das ist.«

Bucky lächelte.

»Das kommt mir wie ein fairer internationaler Tauschhandel vor. Gott segne Amerika und Gott schütze den König. Das muss die besondere Beziehung sein, von der ich gehört habe. Also dann.« Er schluckte beide Pillen trocken herunter, lehnte sich zurück und nahm den Joint, den ihm der Skater noch einmal gab.

»Das ist verdammt großzügig von dir. Falls du mal nach Chicago kommst und was brauchst, komm mich besuchen. Bucky Bronco ist mein Name. Ich denke, die jungen Leute heute werden ungerechterweise schlechtgemacht. Geradezu dämonisiert.«

»Kein Problem. Die waren sowieso umsonst. Ich hab sie meinem Dad geklaut.«

Draußen auf dem Meer fielen Regensäulen. Die schwangere Wolke hatte es nicht geschafft, ihre Ladung bei sich zu behalten, bis sie das Land erreichte.

»Was macht er? Ist er Dealer oder so was?«

Bucky gab den Joint zurück.

»Nein«, sagte der Skater. »Er ist Tierarzt.«

*

Dann kam sie zu ihm. Maybellene.

Sich wie betäubt fühlend, aber gelassen hob Bucky das Kinn, das schwer auf seiner Brust lag, und da war seine Frau, nicht so, wie er sie zuletzt gesehen hatte, erschöpft, ausgezehrt, geschwächt, sondern so, wie sie ihr Leben gelebt hatte, lachend und voller Liebe. Sie trug ihre gewohnten Hauskleider und die kaputten Hausschlappen, hielt die Arme ausgestreckt und die Hände zum Gebet in die Höhe gewandt. Sie kam auf ihn zu, direkt dort im Park, und verströmte Liebe, Glück und Ruhe. Er spürte es wie etwas Körperliches, Fassbares, eine glühende Hitze. Größte Wärme.

»Meine Maybell«, hörte er sich sagen. »Bist du es wirklich?«

Sie antwortete nicht, nickte nur und lächelte. Bucky spürte, wie ihm ein Schluchzer aus der Brust in die Kehle stieg, eine kleine Blase. Und dann hörte er, wie sie aus seinem Mund entwich, zu etwas Hörbarem wurde. Er konnte es nicht unterdrücken.

»Gott, wie ich dich vermisse. Ich glaube, ich kann nicht …«

»Doch, du kannst es, du musst es und du wirst es.«

Wärme erfüllte ihn. Das Gefühl war allumfassend und schön. Er stand auf, um sie zu begrüßen, die Arme ebenfalls ausgestreckt. Er fühlte sich leicht und schwerelos. Es war eine Freude. Er fühlte sich frei.

*

Die gefederte Tanzfläche des großen Saals der Spring Gardens war gesteckt voll mit Körpern, schweißnasse Rorschach-Muster wucherten über die Hemden der Tänzer und Tänzerinnen, und gelegentlich, in den Bruchteilen von Sekunden andauernden Momenten der Stille, in denen die Musiker, Sängerinnen und Sänger vor fünfzig, sechzig oder mehr Jahren eine Note hinausgezögert, Luft geholt oder eine dramatische Pause eingelegt hatten, war ein Gummiquietschen oder Lederknarzen auf dem polierten Holzboden zu hören, und die Tänzerinnen und Tänzer drehten und wiegten sich, beugten und dehnten die Knie gegen die Schmerzen des Alters, und Jahre und Jahrzehnte fielen wie tote Haut von ihnen ab.

Dinah umkreiste die Tanzfläche. DJ Kath Bullard verkündete: »Und als Nächstes haben wir für euch, liebe Leute, einen Klassiker, der auch noch die Letzten in Bewegung versetzen wird, *Blowing Up My Mind* von den Exciters, und er ist meiner und eurer Freundin Dinah Lake gewidmet.« Sie war überrascht, ihren Namen zu hören, und dass sich alle Köpfe in ihre Richtung wandten. Sie sah hinüber zu Kath, die durch eine Kiste mit Maxi-Singles auf dem Tapeziertisch neben sich sah. Ihre Blicke trafen sich, und sie hoben beide den Daumen.

Tänzerinnen und Tänzer bewegten sich im Takt der Snare-Drum, und Dinah gefiel es, dass auch eine Handvoll jüngerer Leute, einige von ihnen Teenager, voller Energie unter den gewohnten Gesichtern herumsprangen, die sie über die Jahrzehnte auf ähnlichen Tanzflächen im Norden und den Midlands hatte alt werden sehen, viele von ihnen in Stoke und Whitby, Blackpool und Burnley, Darlington und Driffield, Halifax und Rotherham, und eben auch hier in Scarborough einmal oder zweimal im Jahr, immer im Herbst oder Winter – und ja, an einige von ihnen erinnerte sie sich auch von jenen letzten glorreichen Tagen in Wigan. Die damals Jungen waren jetzt alt, waren gealtert, doch die Musik war zeitlos. Neues Blut war nötig, und solange es ein paar Neuzugänge gab, würde die Northern-Szene nicht komplett aussterben. Nostalgie spielte eine Rolle, das war klar. Und sie mochte es. Es gab keinen Grund, warum Nostalgie etwas Schlechtes sein sollte, nicht wenn sich dadurch ein Raum wie dieser an einem tristen Oktoberabend mit Jubel füllte. Das ekstatische Leuchten vorübergehender, aber vollkommener Loslösung war auf Gesichtern von Leuten zu erkennen, die hatten miterleben müssen, wie ihre alten Jobs durch neue Technologien überflüssig gemacht worden waren, deren Kinder sich von ihnen entfremdet hatten, die sich mit Geldeintreibern an der Tür herumschlagen mussten, sich um geliebte, ans Bett gefesselte Eltern kümmerten und nicht länger das Geld hatten, ihre Autos zu betanken. Viele hatten ihre Söhne, Töchter und Geschwister an Schulden, Süchte, Krankheiten, Depressionen oder Krieg verloren. Nostalgie war kein Verbrechen. Nicht, wenn sie einem endlosen Nachrichtenfluss etwas entgegenzusetzen vermochte, der von nichts als wirtschaftlichem Niedergang berichtete, von Lebensmittelknappheit, steigenden Lebenshaltungskosten, häuslicher Gewalt, willkürlich auf der Straße Erstochenen, Erschossenen, Internetkriminalität, der Klimakrise, der Finanzkrise, der Krise des nationalen Gesundheitssystems, Hunger, Vertreibung, Menschenschmuggel, Kindesmissbrauchsringen, Babys, die im kalten Wasser des Ärmelkanals ertranken, von Ölkriegen, Kulturkriegen und Kriegen, die schon so lange andauerten, dass man sich nicht mehr erinnern konnte, warum sie begonnen hatten. Dinah war froh über das Schwelgen in Nostalgie, froh über die Erinnerungen, die sie auslöste. Froh, immer noch zu leben auf dieser Welt, die sich immer schneller zu drehen schien, die wütete, brannte und in Fluten und Chaos unterzugehen drohte.

Kath Bullard senkte die Nadel auf *Get It Off My Conscience* von den Lovelites, und Dinah spürte den Sog der Musik, der sie tief in ihrem Inneren erfasste. Sie tauchte in die tanzende

Masse ein und atmete ein weiteres Mal den süßen Duft der sich gemeinsam bewegenden Muskeln und Körper ein.

*

Er erwachte von einem Schrei, der ihm das Blut in den Adern gerinnen ließ und so nahe und so laut war, dass es sich anfühlte, als käme er aus seinem eigenen Schädel.

Als er die Augen öffnete, lag Bucky der Länge nach auf einer kalten metallenen Bank, und eine riesige Möwe schwebte über ihm. Er wusste gleich, dass es die Möwe war, die vor seinem Fenster gesessen hatte. Der Skater war nirgends mehr zu sehen.

Die Möwe war so groß wie ein kleiner Hund.

Sie neigte den Kopf in seine Richtung und schrie noch einmal.

Wieder sah er sich mit dem geöffneten Schnabel und der fleischigen, sengend rosa marmorierten bebenden Kehle dieser widerwärtigen Kreatur konfrontiert. Ihr Schrei war ein Schrei der Wut, der Warnung und des Schmerzes. Ein Schrei aus ferner Urzeit, tief aus der Vorgeschichte, so unergründlich und unberechenbar wie England selbst.

Angst durchfuhr Bucky, gefolgt von einem Adrenalinstoß, der so heftig war, dass er dachte, sein Blut begänne zu kochen. Die Möwe schien bereit zum Angriff, krümmte den Rücken und spreizte die Flügel. Die Spannweite wirkte aus der Nähe und von unten betrachtet noch größer, und die sich langsam entfaltenden Verästelungen aus Knochen und Federn schoben sich vor das letzte wässrige Tageslicht, bevor sie sich leicht nach innen bogen, als wollten sie ihn ganz einhüllen. Bucky lag noch immer benebelt ausgestreckt auf der Bank. Die schwarzen Perlenaugen des Vogels waren rot gerändert und wie aus Glas, ihr kalter, durchdringender Blick voller Verachtung. Es waren diese Augen, mehr als alles andere, die ihn aus seiner liegenden Position hochrissen und zu einem wild um sich schlagenden Energiebündel werden ließen. Er schoss empor und versuchte die Möwe zu packen. Zu spät. Mit einem einfachen Flügelschlag schwang sich der Vogel auf in die Luft, verharrte einen Moment, während Bucky sich kurz wunderte, wie dieses Biest überhaupt fliegen konnte, und landete dann locker auf dem anderen Ende der Bank.

Das brachte Bucky nur noch mehr in Rage. Er hatte sich seit Jahren nicht mehr so schnell bewegt. Er würde dieses aufdringliche, höhnische Drecksstück mit bloßen Händen erwürgen, Händen, von denen er wusste, dass sie nach wie vor Schaden anzurichten vermochten. Den Kropf würde er ihr eindrücken und sie, wenn nötig, mit seinem Gürtel oder einem Schuhriemen strangulieren. Lass sie hängen! Die Federn würde er ihr ausreißen, sie bei den verachtenswerten kleinen Füßen packen und das gerupfte Gerippe wieder und wieder und wieder auf die Bank dreschen. In die Erde würde er sie stampfen, unter seinen Füßen zermalmen und in die Büsche treten, wo sie von Füchsen, Kojoten, oder was auch immer hier in der Gegend an verdammten Viechern herumlief, im letzten Licht des Tages geholt und zernagt werden würde, während weiter unten die Wellen aufs Ufer schlugen. Ja, er würde diesem widerlichen Vogel zeigen, dass er, Bucky Bronco, der harte Zeiten durchlebt und sich gegen größere Männer behauptet, sie geschlagen hatte, der Ungerechtigkeit, Trauer, Sucht und Hunger überlebt hatte und in der zweiten Hälfte des letzten Jahrhunderts in Amerika als Underdog aufgewachsen war, alt und angeschlagen sein mochte – dass trotzdem mit ihm nicht zu spaßen war.

Ja, er würde diese Möwe töten und am Spieß braten, über einem Feuer, in dem die Leichen sämtlicher Drecksäcke der Musikindustrie schmorten, die ihn betrogen und ihm gesagt hatten, dass er es zu nichts bringen würde.

Er schoss noch einmal vor, die Arme ausgestreckt, doch seine Hände bekamen nichts als Abendluft zu fassen. Die Möwe kreischte und hob sich dieses Mal etwas höher in die Luft, den Kopf nach unten gereckt, wie ein Spielzeug-Mobile über der Wiege in einem Kinderzimmer. Bucky kletterte auf die Bank, Schmerz durchfuhr seine Gelenke, doch er spürte es kaum, war völlig im Angriffsmodus, sprang hoch, um die Möwe zu erwischen, zu schlagen, zu packen, diesen dummen Vogel fertigzumachen, doch der bewegte sich einfach etwas zur Seite, als würde er von Hebeln und Schnüren bewegt. Und für eine überlange Sekunde schwebte Bucky in der Luft, bewegte sich durch das Nichts des leeren Raumes in einem Park am Meer auf einer fremden Insel weit weg von zu Hause – und fühlte sich in dem Moment unbelastet von Zweifeln, Angst, Einsamkeit, Nervosität, schmerzlichem Verlust und körperlichem Niedergang, fühlte sich schwerelos und frei.

Doch dann meldete sich die Schwerkraft zurück in seiner Realität, und mit einem harten, heftigen Schlag, der alle Luft aus seinem Körper holte, landete er krachend auf der Erde. Er war ein geplatzter Ballon. Eine gestrandete Qualle.

Die Möwe flog mit einem grausam krächzenden Lachen auf, einem kaltblütigen Gackern, und schwebte davon. Bucky fand sich bereits wunderbarerweise auf seinen Beinen wieder und rannte den abschüssigen Weg des Parks mit einem Tempo hinter dem gottverdammten Viech her, das er nie für möglich gehalten hätte. Dann stolpert er und fiel erneut, stand dieses Mal aber nicht wieder auf – es ging nicht.

Die Tabletten, die er geschluckt hatte, waren sehr stark. Wirklich sehr stark.

*

Die Hochzeit war keine große Sache. Maybell trug Weiß, Bucky seinen Mohairanzug. Er war damals schlank und rank. Dürr. Maybell sagte stolz, dass ihm der Anzug gut stehe. Pastor Presley traute sie, auch wenn Bucky nach der Sweet-Chariot-Geschichte und dem Gefängnis aufgehört hatte, in die Kirche zu gehen.

Später, als sie sich das Ja-Wort gegeben und die Ringe ausgetauscht hatten, gab es im Veranstaltungsraum neben der Kirche Rippchen und Maisbrot, Krautsalat und Kuchen. Dazu viel Musik und Tanz. Seine Eltern waren gekommen und auch Maybellenes Mutter, ihr Vater war im Koreakrieg gefallen, da war sie noch ein kleines Kind. Sie hatte ihn nie kennengelernt. Es gab nur Fotos, die Geschichten ihrer Mutter und einen Orden, der an ihn erinnerte.

Dass Cecil Bronco, Buckys Bruder, fehlte, schmerzte sehr auf seiner Seite der Familie. Sess lebte noch, war aber tief im Strafvollzugssystem begraben. Ein paar kurze Monate später sollten sie durch zwei knappe Sätze in einem Telegramm von seinem Tod erfahren.

Danach verlor Bucky eine Weile jeden Halt und versuchte mit Alkohol und Drogen durch die Düsternis seiner Trauer zu finden. Maybellene gelang es, ihn zurückzuholen, mit Liebe, Verständnis und Zärtlichkeit. Und Geduld. Geduld gegenüber den selbstzerstörerischen Kräften, die er entwickelte. Sie hatte Cecil nie kennengelernt, wusste aber, dass er von allen in der Gemeinde hochgeschätzt worden war. Seine Geschichte wurde als Beispiel großer Ungerechtigkeit gesehen und war zumindest für eine Weile Anlass öffentlichen Eintretens für ihn. Die Hoffnung war, dass die Wahrheit ans Licht kommen würde. Aber sie hatte keinen Platz in diesem so allgewaltigen System. Gegen die Macht Amerikas und seine vielen Mythen hatte die Wahrheit keine Chance.

Es gab eine Beerdigung. Auch diese Messe wurde von Pastor Presley gelesen, obwohl es eine rein symbolische Veranstaltung war, bekamen die Überlebenden Cecil Broncos Leiche doch nie zu sehen. Eine weitere Wahrheit, die unterdrückt wurde. Sein geschundener Körper hätte die wahre Geschichte seines Todes erzählt, und das durfte nicht zugelassen werden.

Diesmal gab es keine Musik. Keinen Tanz.

*

Als Bucky langsam zurück zum Majestic schwankte, gingen die Wellen wieder höher, und es waren einige Surfer auf dem Wasser. Der Tag würde bald in Dunkelheit versinken, dennoch machte etwa ein Dutzend Männer und Frauen das Beste aus dem letzten Licht. In ihren schwarzen Neoprenanzügen, die sie wie eine zweite Haut umhüllten, paddelten sie hinaus. Das Wasser wirkte ölig. Die Surfer warteten geduldig auf eine Welle, die groß genug war, um auf ihr zu reiten, und surften dann strandwärts, einige gekonnt, andere gingen bereits beim ersten Stehversuch wieder baden, aber alle kamen Bucky so agil vor, so frei und so ohne jeden Gedanken an etwas anderes als die nächste anwachsende, sich auftürmende, brechende Welle.

Wieder ruckte der Aufzug auf dem Weg nach oben und Bucky mit ihm. Er schlug gegen die dünne Kabinenwand. Die enge kleine Kiste rappelte, und er stellte sich vor, wie das ganze Ding von seinen uralten Seilen riss und den Schacht hinunterrauschte, ihn ins Nichts stürzte und tief unten auf dem Boden aufschlug, der noch aus alten Holzbohlen bestand, die unter dem Aufprall zerbrachen und zersplitterten und ihn weiter nach unten schickten, in die nasskalte Unterwelt unter dem Hotel. Er dachte kurz an die aus den Zwillingstürmen fallenden Körper, ihre langsamen Umrisse in der Luft jenes Septembermorgens, dachte an Amerika, seinen Lärm und seinen Geruch. Er dachte an die Waffen, die Einkaufszentren, die Schulmassaker, die Cops und die wütenden Talkshow-Moderatoren. Es war wirklich ein Wunder, dass er all das überlebt hatte. Viele wie er hatten es nicht. Im Vergleich war England vielleicht doch nicht so verrückt. Exzentrisch, ja, ein Fiebertraum, eine verstaubte alte Insel, die einen neuen Anstrich gebrauchen könnte, aber es fühlte sich nicht gefährlich an. Keine Cops, die sich dir auf den Hals stellen wollten. Oder etwa doch? Verflucht. Vielleicht hatte ihn Amerika die ganze Zeit über angelogen – die Vorstellung, dass es jeder schaffen konnte, wenn er es nur versuchte, aber hatte er das nicht immer schon gewusst?

Er dachte an sein kleines Haus mit dem durchgesessenen Sofa, der alten Matratze und dem Kühlschrank, aus dem gelbes Wasser tropfte, und er dachte an Maybellene, die nicht mehr da war und es auch nie wieder sein würde, und dass er ohne sie nichts für diesen Ort empfand. Es waren nur noch Mauern und Erinnerungen.

Zurück in seinem Zimmer tat ihm immer noch alles weh, und er fühlte sich ein bisschen stoned und durch die offensichtlich weiter schrumpfenden Ausmaße des Zimmers herausgefordert. Er öffnete seinen Koffer und holte ein Bündel Blätter hervor, die er auf einem seiner breiten Schenkel glattstrich. Er konnte sich kaum an die Songs erinnern, die er vor einem halben Jahrhundert geschrieben hatte. Da sie für die schlimmen Zeiten standen, die direkt darauf folgten, hatte er sie fast ganz aus seinem Kopf gestrichen.

Er wusste, er musste zu sich kommen, und das jetzt schien ein guter Zeitpunkt, sich auf etwas anderes als Möwen, Übelkeit, die Abschürfungen an seinen Knien und die Steinchen in seiner pochenden Hand zu konzentrieren, auf sich selbst.

Er hatte sich nie um Internet, E-Mails, YouTube und all den Blödsinn gekümmert, und so hatten die Songs nie die Gelegenheit bekommen, aus der frühen Düsternis seines Gedächtnisses aufzusteigen und ihn daran zu erinnern, was hätte sein können. Bedauern war etwas, zu dem er auch ohne absolut in der Lage war, vielen Dank auch.

Vor zwei Wochen war er in die örtliche Bücherei gegangen, um online die Texte von *Until the Wheels Fall Off* nachzusehen, von *The Bees & the Birds* und *All the Way Through to the Morning*. Ohne, das wusste er, wäre er geliefert.

Bucky war überrascht gewesen, wie auf die Lektüre der ersten Zeile alles ganz einfach gefolgt war. Am Ende hatte er doch nicht alles vergessen, sondern es hatte unter den vergangenen Jahrzehnten verborgen in ihm geschlummert.

Die Leute vom Weekender hatten gesagt, er brauche kein Band oder irgendwelche Aufnahmen mitbringen, sie hätten alles da. Er musste nur rauf auf die Bühne und singen. Dieses *nur* war es, was ihm zu schaffen machte. Es deutete an, dass die Rückkehr in die Teenager-Version seiner selbst, den jungen, unerfahrenen Bucky, dem die Welt zu Füßen lag und der gut zu Ruhm hätte kommen können, so einfach sein würde, wie in ein tiefes, warmes Bad einzutauchen. Aber so war es nicht. Erst letzte Woche hatte er den Mut aufgebracht, sich die Songs wieder anzuhören, mit Hilfe eines Jungen aus der

Nachbarschaft, der sie für ihn heruntergeladen und auf eine CD gebrannt hatte. Es war das erste Mal gewesen, dass der Junge einen Grund gehabt hatte, eine CD zu kaufen, für ihn waren die Dinger so antiquiert wie ein Grammophonzylinder. Bucky hatte ihm zwei Zehn-Dollar-Scheine für seine Mühen zugesteckt.

Die Songs laut zu singen, und wenn auch nur für ihn selbst, war ein Trip gewesen. Als die ersten Noten von den *Wheels* ertönten, waren all die Jahre von ihm abgefallen, und er war mit einem Fingerschnipsen zurück in der Vergangenheit gelandet. Die Erinnerungen flammten vor ihm auf, verschlangen ihn – schallendes Gelächter, der Geschmack vom Red-Ripple-Wein, den sie alle tranken, klebrige Tanzflächen, das Knarzen von Lederschuhen und Ledermänteln, der Rauch von Nelkenzigaretten, Katerfrühstücke im Diner an der Ecke nach einer durchfeierten Nacht, seine Eltern, die zu Weihnachten durchs Wohnzimmer tanzten, die Namen lange vergessener Mädchen, Lula, Sadie, Patty, das stumme, breite Lächeln von Sess an dem Tag, als er die Noten bekam, die er brauchte, Bucky als Kind, wie er an der Ecke auf einem Eimer stand und für ein paar Münzen aus vollem Hals sang, der harte Sattel seines ersten Fahrrads, ein ausgeschlagener Zahn bei einem Faustkampf, sein erster Lehrer, die Kirche.

Der Text war gleich wieder da, doch er schmerzte. Diese Worte zu dieser Musik zu singen bedeutete weit mehr, als einen alten Song wiederzubeleben – es war wie ein Ritual, das in dem Moment, er allein in seiner Wohnung, die Geister der Toten heraufbeschwor, seiner Eltern, so lange schon nicht mehr da, aber nie vergessen, und auch vom geliebten, vom System getöteten Sess und natürlich von Maybell, die gerade erst gegangen war. Dazu sah er auch all die anderen wieder vor sich,

Freunde, die gestorben waren, an Krebs, Armut, dem Leben. Ein oder zwei von eigener Hand, was es noch schlimmer gemacht hatte. Das Singen war so schmerzlich, weil es nicht einfach irgendwelche Songs waren, es waren Klagelieder für die Toten. Klagelieder, zu denen man tanzen konnte, ja, aber doch Klagelieder. Und verflucht, er musste es zugeben, Klagen auch über so viele verpasste Gelegenheiten.

*

Dampf stieg von den Tänzern auf, die nach draußen gegangen waren, um zu rauchen und Luft zu schnappen.

Dinah zog an ihrer Selbstgedrehten. Fern am Horizont funkelten die Lichter auf dem Wasser dümpelnder Trawler, und das Meer ließ seinen kehligen Atem auf die Küste schlagen. Drinnen dröhnte immer noch Musik, aber die Auswahl der Songs sagte ihr, dass es auf das Ende zuging. Sie hatte überall nach Bucky Ausschau gehalten, in den Fluren hinten, den abgeschlossenen Lounges, dem Turmzimmer am Ende der engen Wendeltreppe, in der Bar, bei den Mülleimern und sogar unten am steilen, grasbewachsenen Hang, der vom sanft abfallenden Kliff hinter den Spring Gardens heraufführte, aber er war nirgends zu finden gewesen. Bucky war nicht schon wieder weg, er war gar nicht erst gekommen.

Sie war besorgt, unfähig, sich dem Abend hinzugeben. Nicht, als Graham Carmichael sie gebeten hatte, mit ihm die Tür zu machen und später einen Sani zu finden, weil ein dummer Kerl böse umgeknickt war, als er sich zu wild im Kreis drehen wollte. Bucky Bronco war nicht gekommen, hatte sein bekümmertes Gesicht nicht gezeigt, ein Gesicht, das, wie sie dachte, Buckys bewegte Geschichte und seinen Seelenschmerz nicht zu verbergen vermochte.

Morgen um diese Zeit würde die letzte große lebende Stimme des Northern Soul das Wochenende mit anderthalb Hits beschließen, und alle würden damit angeben können, Earlon Bronco live gesehen zu haben. Oder etwa doch nicht?

Draußen auf dem Meer bildete sich ein heftiger Sturm und gewann an Kraft. Seine ersten Böen wirbelten Abfall aus den Papierkörben auf, die wie Kerzen überflossen. Papier und Plastik flog an Dinah vorbei hinein in die sirupdicke Dunkelheit hinter dem weichen Licht der letzten Laterne der Stadt.

*

Er wollte mehr Whisky. Brauchte ihn. Bucky verließ sein Zimmer, doch noch bevor er den Aufzug erreichte, sah er Shabana den Flur herunterkommen. Diesmal trug sie nicht ihr Arbeitsoutfit, sondern war eher zwanglos gekleidet und fast unmerklich geschminkt.

»Hallo, Shabana«, sagte er.

»Hi, Bucky, fühlen Sie sich heute besser?«

»Besser?«

»Gestern Abend wirkten Sie ziemlich mitgenommen, als ich Ihnen zurückgeholfen habe.«

Bucky war verwirrt. Er versuchte sich zu erinnern.

»Mir … zurückgeholfen? Ich fürchte, davon weiß ich nichts mehr, Sweetie.«

Shabana lachte.

»Ich denke, es muss der Jetlag gewesen sein.«

Jetzt war es an Bucky zu lachen.

»Der Jetlag? Das ist eine sehr diplomatische Art, es auszudrücken, nehm ich an. Aber ernsthaft, ich erinnere mich nicht an viel – hab ich mich danebenbenommen?«

»Nein, nicht mehr als viele andere Gäste hier. Eher weniger, ehrlich gesagt. Und Sie haben gesungen.«

»Gesungen? Großer Gott.«

»Aber Sie waren gut, Bucky. Ich glaube, Sie haben doch keinen Quatsch erzählt.«

»Sie haben an mir gezweifelt, Shabana?«

Sie zuckte verhalten mit den Schultern. Er strahlte sie an.

»Und Sie hatten nur einen Strumpf an.«

Er stöhnte, schüttelte den Kopf und fuhr sich mit der wunden Handfläche über Brauen und Gesicht.

»Oh Mann.«

»Sie haben einfach ein bisschen die Orientierung verloren. Es war ziemlich spät, und Sie sind verloren auf einem der Korridore umhergewandert, das ist alles. Sie wären überrascht, wie oft das vorkommt. Selbst mir passiert es noch. Ich nehme eine falsche Treppe und weiß kurz nicht, wo ich bin. Und von den geheimen Stockwerken unter dem Hotel will ich gar nicht erst anfangen.«

»Sie meinen, dieses Irrenhaus hat noch mehr zu bieten?«

Shabana nickte.

»Oh, ja. Es gibt einige versteckte Etagen, zu denen die Gäste keinen Zugang haben. Aber ich war mal unten, und es ist, als wanderte man in der Zeit zurück. Da sind dunkle und verstaubte geheime Korridore und Hallen wie große Höhlen, rostige alte viktorianische Rohre, aus denen Meerwasser leckt, das sie da offenbar immer noch hochpumpen, dazu verlassene Küchen, die seit Jahrzehnten nicht mehr benutzt werden. Es gibt Durchgänge, dunkle Ecken, eine leere Einkaufs... wie sagt man, eine Einkaufspassage?, und einen Raum, der von der Royal Air Force im Zweiten Weltkrieg benutzt wurde. Die Grafiken, Karten und Pläne hängen immer noch an der Wand.

Es gibt zugemauerte Türen, eine ehemalige Brauerei, eine Bäckerei und sogar eine Art Stall, in dem sie Kühe gehalten haben. Ich sage Ihnen, dieses Gebäude ist verrückt. Eine Zeitmaschine. Was witzig ist, weil das ganze Hotel der Zeit nachempfunden wurde. Dem Kalender.«

»Wie meinen Sie das, ›der Zeit nachempfunden‹, Shabana?«

»Oh, das ist eine interessante Geschichte. Als es erbaut wurde, ich glaube, in den 1860ern, war es das größte aus Ziegeln errichtete Gebäude in Europa, etwas für Könige, und der Architekt war ganz offenbar wie besessen von der Zeit als einer Art Strukturgeberin. Wer sich näher damit beschäftigt, stellt fest, dass die vier Ecktürme die Jahreszeiten repräsentieren, Frühling, Sommer und so weiter. Die zwölf Stockwerke stehen für die zwölf Monate des Jahres, und auf dem Dach gibt es zweiundfünfzig Kamine.«

»Wie die zweiundfünfzig Wochen des Jahres? Entschuldigung, ich wollte Sie nicht unterbrechen.«

»Genau. Was noch? Oh, ja: Es gibt insgesamt dreihundertfünfundsechzig Zimmer, eines für jeden Tag des Jahres, obwohl ich sie nie wirklich gezählt habe.«

»Das ist ja völlig irre. Der Architekt plant dreihundertfünfundsechzig Zimmer, nicht weil sie gebraucht werden, sondern wegen der Zahl? Das ist wahre Besessenheit. Ich habe eine Freundin hier in der Stadt, die sich auch für so was interessiert. Sie ist verrückt nach Zahlen.«

»Und es gibt noch was Verrücktes«, sagte Shabana. »Offenbar wollte Hitler das Majestic als seine Basis nutzen, wenn England erobert war, und so hat er der Luftwaffe gesagt, wenn irgendwer bei ihren Bombardierungen dem Hotel auch nur einen Kratzer zufügen würde, müsste er sich persönlich vor ihm dafür verantworten.«

»Wow.«

»Ja, wow. Aber heute …« Shabana zögerte, lehnte sich zu Bucky hin und sagte mit gesenkter Stimme: »Heute ist es kein so besonderer Ort mehr. Das Gebäude, ja. Aber die Gäste? Nicht immer. Das geht jetzt nicht gegen Sie.«

»Oh, schon gut, Sweetie. Ich wollte etwas von England kennenlernen, und ich würde sagen, das ist genau das, was ich gerade tue. Und wissen Sie, ich glaube, ich fange an, es zu mögen. Hey, und was noch witzig ist? Ich hoffe, es macht Ihnen nichts, wenn ich sage, dass Sie ein besseres Englisch sprechen als ich.«

»Das ist so, weil Sie Amerikaner sind. Amerikaner sprechen Amerikanisch. Das ist ein großer Unterschied.«

»Denken Sie?«

»Ich weiß es. Sie verschlucken Buchstaben und haben oft andere Worte für Dinge. Auberginen sind *Eggplants* für Sie. Eier wachsen nicht an Büschen, Mann.«

Bucky lachte. »Stimmt. Ich schätze, Sie haben recht. Aber danke für die Hilfe gestern Abend, ich kann mich wirklich nicht an viel erinnern.«

»Gern geschehen. Und Sie sind ein ziemlich guter Sänger. Ich habe sogar ein paar Worte verstanden.«

Shabana fing an, eine Melodie zu singen, die Bucky vertraut war. Es war der eingängige zentrale Teil der Melodie seiner unveröffentlichten zweiten Single *All the Way Through to the Morning*, folgte jedoch einer leicht anderen Kadenz. Und statt anschließend in den Refrain überzugehen, fing sie mit etwas an, das wie ein Freestyle-Rap klang, und das mit einer beeindruckenden Diktion und Fertigkeit.

»Moment mal«, sagte Bucky und trat einen Schritt zurück. »Jetzt mal *eine Minute!* Aber zuallererst, woher zum Teufel kennen Sie diesen Song? Bis auf ein paar Soulfans kennt den keiner. Dazu kommt, dass er fünfzig-und-noch-was Jahre alt ist und nie veröffentlicht wurde. Und dann, sind Sie eine *Rapperin*? Ich meine, Himmel, was geht denn hier ab?«

»Nun, zuerst mal kennt ungefähr eine Million Kids die Zeile: *You and me, we're gonna be alright, because tonight we're going to dance all the way through to the morning.* Und zweitens, zum Teufel, ja, ich bin eine Rapperin.«

Bucky schüttelte den Kopf. Er hob die Hände. Shabana sah die Kratzer in ihnen.

»Also gut, also gut. Können wir kurz zurückspulen?«

»Haben Sie sich wehgetan, Bucky?«

»Was?«, sagte er, drehte die Hände um und betrachtete sie. »Ach, das? Das ist nichts. Was meinen Sie mit, ›ungefähr eine Million Kids kennt die Zeile‹?«

»Sie kennen den Rap-Song nicht?«

»Welchen Rap-Song?«

»Den Hit, Bucky. Den Hit.«

Sie fing wieder an zu singen. Dabei wiegte sie sich hin und her, schnipste mit den Fingern und gestikulierte enthusiastisch mit einer Hand. Die Zeile folgte exakt der Melodie, die er an jenem warmen Frühlingstag 1967 im Sweet-Chariot-Studio in Chicago aufgeschrieben hatte, wenn auch in einem leicht anderen Tempo.

»*You and me, we're gonna be alright, because tonight we're going to dance all the way through to the morning ...*«

»Nein, Sweetie, ich weiß wirklich nicht, was hier gerade läuft.«

»Oh, mein Gott«, sagte Shabana. Überraschung breitete sich auf ihrem Gesicht aus. »Es hat Ihnen niemand gesagt.«

»Was gesagt?«

»Sie wissen es wirklich nicht?«

»Ich glaube, Sie müssen mir erst sagen, was es ist, wovon Sie denken, dass ich es nicht weiß, bevor ich Ihnen sagen kann, ob ich es weiß oder nicht. Aber vorher brauche ich einen Drink. Ich hab einen gewissen Pegel und nicht vor, bald schon wieder auszunüchtern. Vielleicht könnte ich Sie zu einem Schluck einladen?«

»Wissen Sie, in Afghanistan, nach islamischem Gesetz, ist Alkohol verboten. Er gilt als *harām*.«

»Oh, sicher. Entschuldigung, das hatte ich vergessen.«

Shabana griff in ihre Tasche und ließ halb verdeckt eine kleine Pfeife und einen ansehnlichen Ziploc-Beutel mit Gras erkennen. Bucky war überrascht, lächelte dann aber und nickte.

»Okay. Okay. Und was sagt der Islam dazu?«

»Ich weiß es nicht, aber wenn Sie mit mir kommen, zeige ich Ihnen den besten Ort der ganzen Stadt.«

*

Jobs, die Bucky im Alter zwischen zwanzig und siebzig hatte: Lebensmitteleinpacker, Verkäufer in einer nachts geöffneten Bäckerei mit Lebensmittelecke, Waschsalonsaufseher, Tellerwäscher beim Chicago Symphony Orchestra, Imbissstand-Verkäufer im Wrigley-Field-Baseball-Stadion, Tankwart, Produktinspektor, Bewehrungsstahlschweißer, Auslieferungsfahrer für eine Brauerei, für eine Tiefkühlkostkette, Telefonvertrags-Verkäufer (über Anzeigen in Firmenkatalogen), Fleisch- und Fischverkäufer, Hausmeister einer Highschool, Verkäufer in einem Video-Store, Telefonvertreter (für teilgenutzte Eigentumswohnungen in Florida), Wartungstechniker, Hausmeister in einem College, Wachmann in einem Krankenhaus, Parkservicebediensteter eines Golfplatzes, Chauffeur, Postbote (saisonabhängig), Gabelstaplerfahrer in einer Fabrik, stellvertretender Warenlageraufseher, Sicherheitsbeamter einer Reha-Klinik, Boxtrainerassistent, Jugendgruppenleiter der Gemeinde, Assistent eines Immobilienmanagers, Lebensmitteleinpacker. Es war nicht so, dass Bucky unzuverlässig oder unbrauchbar gewesen wäre, tatsächlich legten seine verschiedenen Zeugnisse nahe, dass das Gegenteil der Fall war. Aber das Arbeitsleben eines Vorbestraften, der im Gefängnis gesessen hatte (wenn auch am Ende alle Anklagepunkte fallen gelassen wurden) und über nicht mehr als einen Highschool-Abschluss verfügte, bestand in Amerika aus befristeten Verträgen auf Mindestlohn-Basis, ausbeuterischen Firmen, sadistischen und/oder moralisch zweifelhaften Vorgesetzten sowie minimalen Aussichten auf Vergünstigungen wie eine Kranken- oder Rentenversicherung. Er musste einfach immer weiter in Bewegung bleiben, um die Miete für Maybells und sein Zuhause aufzubringen, eine Zweizimmerwohnung ohne Aufzug und warmes Wasser, die sie sich gelegentlich mit Ratten, Mäusen und anderem Ungeziefer teilten.

So ging es dahin.

*

Bucky folgte Shabana eine enge Treppe hinauf, die sich geheim und kaum benutzt anfühlte. Die Stufen waren hoch und wanden sich eng im Kreis. Sie stahlen ihm seine letzte Energie.

Shabana zauberte einen Schlüssel aus ihrer Tasche, schloss eine Tür auf, und dann traten sie auf das Dach des Majestic, und zum ersten Mal verstand Bucky den Namen des Hotels. Die beiden standen oben auf dem Gebäude, umgeben von den vier Ecktürmen, und unter ihnen lag die South Bay, mit ihren funkelnden Neonlichtern und den knallbunten Schildern der Spielhallen. In der Ferne vermochte er geradeso die Umrisse der Burgruine auszumachen, die wie eine Beschützerin gegen anlandende Feinde auf der Landspitze hockte.

»Wow«, sagte er.

Der Wind pfiff um die scharfen steinernen Ecken des Hotels, und seine Kälte weckte Bucky auf. Was immer er zuvor geschluckt hatte, war noch in seinem System, zusammen mit dem Alkohol und den paar Zügen Gras, die der Skater ihm abgegeben hatte, doch das alles beruhigte sich zu einem handhabbaren leichten Rauschen. Er füllte seine Lunge mit der ruhigen Meeresluft und atmete lang und tief aus, bis auch die letzten Reste der Panik verflogen, die über den Tag in ihm aufgestiegen war. Das schmerzende Verlangen nach Opioiden war noch da, und die Übelkeit kam und ging in Wellen, aber hier oben über allem auf dem Dach zu stehen gab ihm ein merkwürdiges Gefühl von Hoffnung, dass nicht alles verloren war.

»Wow«, sagte er wieder.

»Ich habe mir meinen eigenen Schlüssel machen lassen«, sagte Shabana, während sie ihre kleine Pfeife sorgfältig mit Gras stopfte. »Wenn sie mich so schlecht bezahlen, muss ich andere Möglichkeiten finden, um durch den Tag zu kommen. Und wie immer das Wetter ist, es ist schön hier oben. Das Hotel ist so groß, und die Leitung kommt nie dahinter.«

Sie hielt die Pfeife in die Höhe.

»Ganz genau«, sagte Bucky. »Du musst immer etwas für dich zurückbehalten, sonst stehlen sie dir die Seele und die besten Jahre deines Lebens. Lass das nicht zu. Fast ein halbes Jahrhundert unterbezahlter Jobs haben mich das gelehrt. Gib ihnen niemals alles. Niemals.«

Shabana bot ihm die Pfeife und ihr Feuerzeug an, aber Bucky bedeutete ihr, sie solle sie selbst anzünden. Sie tat es.

»Aber ich dachte, Sie seien Sänger?«

»War. Gerade so.«

Sie gab ihm die Pfeife, und er spürte, wie ihm der schwere Rauch des Grases die Lunge füllte. Wärme erfasste ihn, und er war auf der Stelle high, aber auf wohltuende Weise. Ein plötzliches Gefühl von Dankbarkeit weckte den Wunsch in Bucky, auch Shabana etwas zu geben.

»Sagen Sie, würde es Ihnen gefallen, zu kommen und mich singen zu sehen?«

»Sie laden mich ein?«

»Natürlich.«

»Wo und wann findet es statt?«

»Morgen, gleich da drüben.« Bucky machte eine vage Handbewegung. »In den Spring Gardens. Es heißt, ich bin so gegen neun Uhr an der Reihe.«

»Oh ...«, sagte sie. »Ich meine ...«

»Sie müssen nicht kommen.«

»Da habe ich Schicht.«

»Klar, das verstehe ich völlig. Geld geht vor. Aber wenn Sie tauschen können, kann ich Sie auf die Liste setzen.«

»Die Liste?«

»Ja, die Gästeliste. Ich bin sicher, es ist kein Problem. Aber ich verstehe vollkommen, wenn Sie nicht können oder es nicht so ihr Ding ist, und um ehrlich zu sein, ganz unter uns, ich kann nicht mal versprechen, dass ich es auf die Bühne schaffe, oder wenn, dass ich gut sein werde.«

»Natürlich schaffen Sie das, Bucky. Natürlich. Sie werden super sein. Sie müssen nur an sich glauben. Und klar, wenn ich meine Schicht tauschen kann, gebe ich mein Bestes, um da zu sein. Aber was den Song von gestern Abend angeht ...«

»Sicher, sicher«, sagte Bucky. »Ich kann mich nur wirklich

nicht an letzte Nacht erinnern. Es ist verrückt, dass Sie ihn kennen.«

»Aber ich kenne ihn nicht.«

»Sie haben ihn aber doch gesungen?«

Er reichte Shabana die Pfeife, die sie ganz nach dem Ritual neu anzündete. Sie nahm einen Zug und schüttelte den Kopf.

»Nein, ich hab *Honey Trap* gesungen, von Lil Widowmaker.«

»Little was?«

»Lil Widowmaker. Der Rapper.«

»Das Vergnügen hatte ich noch nicht.«

»Nun, sollten Sie. Er ist super.«

»Das kann ich Ihnen nur glauben, Sweet Pea.«

»Aber das ist es, Bucky. Das ist es, was ich zu sagen versucht habe. Sie müssen es mir nicht einfach so glauben.«

Shabana holte ihr Telefon heraus, suchte den Track und drückte auf Play. Bucky kam ein Stück näher, um durch den Wind der kalten Nacht und das gedämpfte Rauschen des auf den Strand brechenden Meeres zuhören zu können. Er hörte die Stimme eines kaputt klingenden Kids, das langsam und monoton zu einem sich dahinschleppenden Minimalbeat rappte. Eine deutliche Unlust lag in seinem Vortrag, eine Art taube Gleichgültigkeit. Es war das kaum zusammenhängende Geleire des jungen Amerika, dachte Bucky. Gewollt desinteressiert und lethargisch, schon in so jungen Jahren müde. Doch dann, gerade als sich Bucky zu fragen begann, ob sich der Song seine ganze Dauer über im eigenen Elend suhlen wollte, hörte er, wie der Junge das Motiv von *All the Way Through to the Morning* brachte, und der Song schaltete eins rauf. Shabana fiel in den Refrain ein, das Telefon in der einen, Pfeife und Feuerzeug in der anderen Hand, und schob die Füße zu einem kleinen Tänzchen auf dem Dach hin und her.

»Das ist mein Song!«, rief Bucky. »Dieser Lil Windowcleaner *hat meinen Song geklaut.*«

Immer noch tanzend, lachte Shabana und schüttelte den Kopf.

»Nicht gestohlen, Mann. Er hat ihn gesampelt. Das ist ein Unterschied.«

»Sind Sie sicher?«

»Klar.«

»Wirklich? Klingt so, als wäre das einzig Gute an dem Song meine Melodie.«

»Diebe stehlen, Künstler sampeln. Und es rentiert sich.«

Bucky zog zweifelnd die Stirn kraus.

»Hat der Junge Erfolg?«

»Riesigen.«

»Wie riesig?«

»Wie können Sie das nicht wissen? Der Song ist seit vier Monaten im Internet ganz oben und so mit das Größte weltweit im Moment. Ich kann nicht glauben, dass Ihnen das niemand gesagt hat.«

»Honey, ich hab in den letzten vier Monaten das Haus kaum verlassen. Aber rein aus Interesse, wie oft ist der Song in der Zeit gespielt worden?«

Shabana hielt ihm das Telefon hin und zeigte auf die Zahl.

»Heiliger Bimbam, ich muss ganz schön high sein, denn für mich sieht das aus wie siebenhunderteinundsechzigtausend.«

Sie lachte wieder.

»Nein, Bucky. Sehen Sie noch mal hin. Da steht siebenhunderteinundsechzig Millionen. *Millionen.*«

*

Sie hatten keine Kinder. Entweder Bucky oder Maybell – oder beide, obwohl das unwahrscheinlich schien – war dazu nicht in der Lage, und sie akzeptierten es ohne das Bedürfnis, dem weiter nachzugehen. So vermochten sie der Zurechnung von Verantwortlichkeit und den dazugehörigen Vorwürfen, die mit Vorstellungen von *unfruchtbar* oder *zeugungsunfähig* verbunden waren, aus dem Weg zu gehen. Es stärkte ihre Verbindung und brachte sie einander noch näher. Sie akzeptierten einfach, dass sie keine Kinder bekommen konnten, und fühlten sich nach einer Weile, nachdem sie den Tod einer bestimmten Möglichkeit betrauert hatten, gebührlich befreit. So sahen sie ihr Leben: Es war dazu da, es gemeinsam zu genießen, was es zu tun und zu feiern galt, und die Liebe, die einem Kind hätte entgegenbracht werden müssen, teilten sie nun auch weiter unter sich auf.

Über die Jahre hatte Bucky bei verschiedenen Gelegenheiten immer wieder gehört, dass Paare, die sich gegen eigene Kinder entschieden, irgendwie egoistisch seien, aber auch wenn die Entscheidung in ihrem Fall von Mutter Natur getroffen worden war, war dieser Planet nicht sowieso schon bevölkert genug? Man konnte sogar argumentieren, dass, noch mehr Menschen auf die Welt zu bringen, wo doch die Hälfte der Menschheit Schwierigkeiten hatte, genug zu essen zu bekommen, eine weit egoistischere Sache war, aber er oder sie, also Bucky und seine ihn liebende Frau, sahen auch das nicht unbedingt so. Alles, was er wusste, war, sie konnten und würden keine Kinder haben, und so war es nun mal. Er hatte noch niemals etwas wirklich vermisst, was er nie besessen hatte.

Das Einzige, was ihn in der Hinsicht tatsächlich berührte, etwas, das ihm einfach nicht aus dem Kopf wollte, war, dass er, da weder er noch Cecil Kinder gezeugt hatten und mittlerweile alle anderen Broncos tot waren, der letzte Überlebende seiner Familie war, die abschließende Seite im letzten Kapitel einer Geschichte, die Jahrhunderte zurückreichte. Sie endete mit ihm, Bucky. Lass den Tod seines Amtes walten. Es machte sowieso kaum mehr was. Er würde schon bald nicht mehr sein.

»Himmel«, sagte er und trat gegen den wackeligen Rahmen seines schrottigen Betts.

»Himmel«, sagte er und warf ein leeres Glas gegen die Wand.

»Himmel«, sagte er, schlug gegen den Spiegel und fiel wie eine Ziehharmonika auf dem Badezimmerboden in sich zusammen.

*

Das Meer tobte in jener Nacht. Mit einer Urgewalt brandete es gegen die Küste an, brodelte, dröhnte und bleckte die Zähne. Bucky konnte hören, wie es das weniger werdende Land belagerte. Unmerklich fraß es an der Küste, einen Brocken Ton hier, einen zerschmetterten Klumpen Sandstein da. Es schluckte Bissen um Bissen des alten England. Was für merkwürdige Geheimnisse das Wasser in sich trug, dachte er, was für mächtige unterirdische Höhlen es tief unten in sich verbarg, wohin niemals auch nur ein Lichtstrahl reichte.

Er wälzte sich in seinem Bett, im Bettzeug verheddert, kalt war ihm, obwohl er doch schwitzte. Bucky hatte nie so nahe am Wasser geschlafen, wenn man es denn schlafen nennen konnte. Das ständige Rauschen des Meeres war entnervend in seinem halbwachen Zustand. Seine Beine wollten nicht stillliegen, seine Haut juckte, und die Wellen wurden immer noch größer und kühner, bevor sie sprühend und spritzend in sich zusammenstürzten, Hunderte Millionen Kiesel aufwühlten und voller Niedertracht auf den Strand schleuderten. Das war Erosion und Neuformung auf feinkörniger Ebene. Hier in der Düsternis seines Zimmers vergrößerte die Nähe des missgünstigen Meeres seine Angst und die Totalität seiner Einsamkeit um ein Vielfaches, und irgendwo im schäumenden Rauschen des weiß schäumenden Wassers hörte sich Bucky leise murmeln, ein brabbelndes Grummeln in fremden Zungen.

Einige Fetzen und Bruchstücke rief er laut heraus, was ihn hochschrecken ließ – *»Meine Seele hat ein Loch so tief wie die Geschichte«*, *»Liebe ist ansteckend«*, *»Rette mich!«* –, und dann begriff er, dass es alles Sätze aus seinen eigenen Liedern waren, Verse, die er seit dem letzten Jahrhundert nicht mehr ausgesprochen, geschweige denn gesungen hatte. Verflucht. Irgendwann spürte er, wie sich die Matratze mit dem sich verlagernden Gewicht eines anderen Menschen bewegte: Seine Frau Maybell wand sich neben ihm und seufzte, und als er die Hand nach ihr ausstreckte, wie er es in so vielen tausend Nächten getan hatte, war ihre Abwesenheit fast nicht zu ertragen. Nachts war sie immer am schlimmsten, seine Einsamkeit, das Gefühl des Verlusts, aber heute war es eine gewaltige brechende Flutwelle. Er ertrank, allein und ohne Hoffnung, während der Sturm gegen die Fassade des Hotels peitschte, an seinem Fenster rüttelte und eine eiskalte Melodie unsäglichen Elends pfiff.

Ganz nahe kreischte eine Möwe im Sturm.

Schlaf war unerreichbar, die Trauer allumfassend.

TEIL DREI

All the Way Through to the Morning

Lautes Würgen und Keuchen weckte sie auf.

Russell war im Bad und erbrach die Reste einer Samstagnacht, die erst lange nachdem auch die letzten wundgetanzten, freudestrahlenden Versprengten aus den Spring Gardens raus und die Lichter eines nach dem anderen erloschen waren, ein Ende gefunden hatte.

Dinah wusste, dass sein Sinkflug in einem von etlichen grauenhaften Häusern oder einer Wohnung irgendwo in der Stadt geendet haben musste, wahrscheinlich mit den Fingern in etwas weißem Pulver, das sie sich in den Mund tupften, er zusammen mit einem halben Dutzend Leute im Alter ihres Sohnes, mit ohrenbetäubend wummernder Musik und Hardcore-Pornos auf einem Flachbildschirm, der zu groß für den Raum war, in dem ein vernachlässigter Hund oder eine Katze an der Tür kratzte, um rausgelassen und ihr/sein Geschäft verrichten zu können, von der versammelten hoffnungslosen Truppe jedoch ignoriert wurde. Sie wusste das, weil ihr Mann so gut wie von Anbeginn an solche Nächte durchlebte. Früher mal hätte sie ihn womöglich begleitet, aber schon lange nicht mehr. Das hatte vor Jahrzehnten aufgehört. Auf dem langsamen Weg nach Hause dann, mit billigen Amphetaminen im Blut, hatte sich der Vogelgesang fraglos metallisch angehört, und das langsame mechanische Erwachen des Himmels musste ihm wie das schleppende Anlaufen einer ihr Tagwerk beginnenden Maschine erschienen sein.

Dinah wandte sich von ihrem Mann ab, als er, ohne die Toilettenspülung betätigt zu haben, aus dem Bad kam und mit einem dünnen Schleimfaden am unrasierten Kinn zurück neben sie ins Bett fiel. Morgenlicht ließ den Faden glänzen, und der Gestank der Nacht war widerlich. Ein bitterer Geschmack, Batteriesäure nicht unähnlich, beschichtete seinen Mund. Er trug eine muffige Ablagerung von Scham mit sich. Sie konnte all das riechen. War es gewohnt. Hatte es aber nie akzeptiert. Er stank. Und in diesem Moment verschob sich etwas. Etwas in ihr riss.

»Russell«, sagte sie zur Wand, »ich will die Scheidung.«

Russell schnarchte.

*

Bucky Bronco lag umgeben von den traurigen Überresten des Samstags in seinem Bett. Richtig zusammengesetzt mochten sie einen Sinn ergeben, doch es war noch zu früh für strukturiertes Denken, und so trieb er unbeweglich in einem kummervollen Nebel. Er erinnerte sich an den Park, die Tabletten, das erneute Wandern über die Korridore des Majestic, an wenig sonst. Und Moment – war er auf dem Dach gewesen?

Aber der Verlust seiner Frau vor genau einem Jahr übertönte alle Gefühle von Bedauern und Scham. Er war größer als alles, unüberwindlich. Wie war es möglich, dass eine so bescheidene, so schöne Frau, die so voller Leben war, einfach so aus dem Blick verschwinden durfte? Wie konnte es gerecht sein, dass ihr Geist auf diese Weise verschwand? Bucky hatte zugesehen, so verzweifelt wie machtlos, und die Ungerechtigkeit dieser gottlosen Welt brannte in ihm, wobei er natürlich wusste, dass es nicht um Gerechtigkeit ging. Der Tod kannte keine Vorurteile, seine Auswahl war nicht launenhaft, ja, es war nicht einmal eine Auswahl. Der Tod hatte kein Gewissen, keine Motivation, irgendetwas anderes zu denken, war dumm. Er geschah einfach.

Und die Tatsache, dass er einfach geschah, war die Wurzel von Religion und allen möglichen anderen Philosophien. Der Tod war schlicht zu tragisch, um ihn ohne Erklärung und Rechtfertigung zu akzeptieren.

Während Maybell schnell verblich, hatte es ihm alles abverlangt, nicht auch selbst zu zerfallen. Nur die Steppnähte von Pflicht und Schuld hatten ihn zusammengehalten.

Er hatte diesen Krebs gehasst – etwas, das der Arzt »schlechtes Blut« genannt hatte. *Schlechtes Blut.* Bucky verfluchte es in jeder wachen Minute. Er wünschte, er hätte den Krebs aus ihr herauszerren, zu einem fühlenden Wesen machen und ihm dann allen Saft, alle Kraft aus dem Leib prügeln können, genau wie er es, als er noch jung gewesen war, stark und furchtlos, mit dem Boxsack gemacht hatte. Er wünschte, er hätte ihn zwei, drei Runden lang auseinandernehmen und demütigen können, bevor er ihn völlig zerstörte. Er wünschte, er hätte handeln können. Kämpfer verlieren diesen Instinkt nicht, er verlässt sie nie, aber nicht alles ist so schlicht und einfach wie brutale Gewalt. Dieser Feind war unsichtbar, unbesiegbar. Absolut. Er wünschte, er hätte ihr sein Blut geben können, doch das ging nicht, nichts konnte er tun, und daran zerbrach er.

Maybellene war eine stattliche Frau. Sie aß gern, liebte Süßes und war eine wunderbare Köchin, alle sagten das. Aber am Ende schrumpfte sie da auf ihrem Stuhl in sich zusammen. Bucky hatte nur zusehen können. Der bösartigste aller möglichen Gegner tat ihr das an, direkt vor seinen Augen. Aller Glanz wich aus ihr, und an seine Stelle trat eine Dunkelheit, die immer tiefer wurde.

Vor genau einem Jahr hatte sie ihr Ende gefunden, und er lag heute hier, in einer anderen Welt, gebeugt vom Trauma des Verlustes, dem Diebstahl von etwas Unersetzbarem.

Bucky zwang sich in die Senkrechte, zog den Vorhang auf und sah den Regen mit zeitlosem nördlichen Grimm vom Himmel fallen. Mit aller Macht, derer er in Yorkshire fähig war, prasselte er herunter. Selbst die Möwen hatten Zuflucht vor ihm gesucht.

Das Wasser rann in Bächen die Scheibe hinab, und Bucky sah hinaus ins Grau und wunderte sich, dass er den Regen willkommen hieß. Irgendwie passte der Wolkenbruch zu seiner Sonntagslaune und gab ihm das Gefühl, nicht allein zu sein in seinem bemitleidenswerten Zustand. Dem Regen war alles egal. Er regierte die Welt, unterstrich Buckys Bedeutungslosigkeit und erinnerte ihn daran, dass es, wenn man dachte, man hätte die Talsohle erreicht, immer noch weiter bergab gehen konnte. Bucky musste über seine trüben Gedanken lächeln. Er dachte daran, was Bell sagen würde: »Verflixt, lass dein Lächeln dein Regenschirm sein, Honey.«

Es ging ein heftiger, stürmischer Wind. Die Fahnen auf den vier Türmen des Hotels knatterten laut, und tief unten unter Buckys Fenster, jenseits der Terrasse, auf der man einst seinen Nachmittagstee eingenommen hatte, die zuletzt aber nur noch ein Ort fürs Rauchen und Herunterkippen von billigem Bier gewesen war, wurde das Meer zu einem ansteigenden, schaumgekrönten weißen Mahlstrom. Große quer zueinander heranbrandende Wogen fielen in einem wütenden Rennen zur Küste übereinander her. Der Himmel grollte, der schwerweiße Schaum schlug auf den harten, nassen Sand, der unter dem Ansturm zischte und gurgelte. Wild verknotete Blasentangstränge wurden ans Ufer geworfen und vom mächtigen Sog des Meeres zurück in die brodelnden Wirbel gerissen.

Bis auf zwei kleiner werdende Umrisse in der Ferne war der Strand leer. Der eine war der eines Hundes, der immer neu vor den heranwehenden grauen Schaumfetzen flüchtete, der andere gehörte seinem stoisch tief in seinem Mantel vergrabenen Besitzer. Bucky hatte nicht gewusst, dass das Meer so unheilvoll und launisch sein konnte. Nur in Filmen hatte er es so stürmisch erlebt. Da er im Landesinneren lebte, war er nie zuvor mit seiner gewaltigen Macht konfrontiert worden.

Bucky spähte zum Horizont hinaus, und seine Knochen schmerzten vor Sehnsucht und einem Hunger, der fast schon etwas Sinnliches hatte. Aber auch vor Leben. Sein Herz schlug noch, und das war immerhin etwas. Zu lange schon erwehrte er sich der Tatsache, noch am Leben zu sein.

Wieder dachte er an Bell, hörte ihre Stimme, klar wie ein Glas Gin: »Reiß dich am Riemen, Bucky Bronco, weil es sonst niemanden gibt, der es für dich tut. Du bist auf dich allein gestellt, Sweet Pea.«

*

Es war selten, dass sich alle drei Familienmitglieder gleichzeitig im selben Raum befanden. Es war ein Sonntagmorgen-Gipfel mit brodelndem Wasserkessel, schweren Köpfen und verstreuten Cornflakes.

Dinah war geduscht, angezogen und entschlossen, den Tag früh zu beginnen, wobei es ihr allein um eines ging: Earlon »Bucky« Bronco auf die Bühne zu bekommen. Dabei mitzuhelfen, eines der größten Comebacks zu inszenieren, das die

Northern-Soul-Szene je erleben würde. War sie dazu auserkoren, die Hebamme bei Buckys Wiedergeburt zu sein, dann sollte es so sein. Eine größere Berufung konnte es nicht geben. Jede weitere Minute, die sie in diesem Haus verbrachte und diesen unbrauchbaren Männern hinterherräumte, die sie ihre Familie nannte, war ein tragischer Missbrauch ihrer Zeit. Die Uhr ihres Lebens tickte immer drängender, und sie hatte es über, es ihnen zu Diensten zu leben. Keine Nachsicht mehr für ihren Mann oder ihren Sohn. Fortan waren sie auf sich gestellt. Ernsthaft zu überlegen war auch, was mit ihrem undankbaren Job werden sollte, den sie schon so lange machte. Es gab andere Möglichkeiten, über die Runden zu kommen.

Wie um diese lange überfälligen Entscheidungen zu unterstreichen, sah sie stumm zu, wie ihr Sohn einfältig über seinem Handybildschirm vor sich hin lachte, während aus der unbeachteten Pfanne mit brutzelndem Speck das Fett auf den aufgeklappten Herddeckel spritzte, den sie erst am Montag sauber geschrubbt hatte. Russell saß ihr gegenüber am Tisch, hatte den übernächtigten Kopf in die Hände gelegt, und seine gelblichen Finger klumpten in den dünner werdenden Locken. Die Nachwirkungen seiner nächtlichen Exzesse machten ihn untypisch stumm, und Dinah hoffte, sein Kater, Absturz oder unter was immer er leiden mochte, hielt noch eine Weile an, quälte und zermürbte ihn. Sie betete, dass er noch wenigstens ein, zwei Tage kleinlaut vor sich hin litt.

Ohne wirklich hinzusehen, wendete Lee seinen Speck in der Pfanne und scrollte weiter auf seinem Handy. Es kam mehr billige Musik, mehr tumbe Blabberei.

Sie stand auf, um ihre Schüssel und ihre Tasse abzuspülen.

»Himmel, Russell. Pack ihn ein.«

Er hob langsam den Kopf und sah sie mit rot geränderten Augen an. Ein schwacher Protest.

»Was?«

»Deinen Pimmel. Er hängt raus. Pack ihn ein.«

Das Ding lag schrumpelig wie eine totgeborene Spitzmaus auf seinem Schenkel. Dinah war absolut und endgültig sicher, dass sie ihn nie wieder berühren würde. So sicher, wie zweimal am Tag die Flut kam. Nie wieder.

»Oh, lass uns in Ruhe«, sagte er, steckte ihn aber dennoch zurück in seine Shorts.

»Aber gerne.«

*

Drei Federn fielen vom Sims über dem Eingang zum Majestic. Dinah streckte die Hand aus, fing eine auf und drückte sie zusammen. Als sie die Hand wieder öffnete, lag ein zerquetschter struppiger Daunenball darin. Sie strich die Feder glatt und steckte sie in ein Knopfloch ihrer knallroten Bluse mit Goldborte, die sie schon seit Jahren, ja, Jahrzehnten zu den Weekenders trug. Und wenn sie mittlerweile um die Brust auch etwas enger saß und die Manschetten etwas höher über den Handgelenken endeten, war sie doch stolz darauf, dass sie immer noch hineinpasste. Die Bluse stand für so viel, und in sie eingewoben waren zahllose Erinnerungen an Musik, ihre Musik, Soulmusik.

Sie klopfte mehrmals an die Tür, bis Bucky antwortete und verlegen ihrem Blick auswich, als er zur Seite trat, um sie hereinzulassen. Das Zimmer war ein einziges Chaos. Überall lagen Kleidungsstücke verstreut, leere Flaschen, und ein Stuhl war umgekippt. Auf dem Teppich gab es einen neuen Fleck, er war voller Krümel, und die abgestandene Luft roch so intensiv nach Rauch, dass sie sich in ihre Kindheit zurückversetzt fühlte, als alles, Busse, Kinos, die klammen Wollmäntel ihrer Großeltern, nach Zigaretten gerochen hatte. Sie sah etwas Unidentifizierbares im Papierkorb. Etwas Flüssiges.

Dinah zog den Vorhang auf und versuchte, das Fenster zu öffnen, musste jedoch feststellen, dass ihrem Vorhaben Farbe, Nägel und die Zeit entgegenstanden. Das Möwennest unterhalb war leer. Während Bucky erfolglos zu erklären versuchte, warum er gestern nicht in die Spring Gardens gekommen war, und auch nicht zu sagen vermochte, welchen Verlauf sein Samstagabend eigentlich genommen hatte, kochte Dinah ihm einen starken löslichen Kaffee und gab ihm zwei Tabletten, die er ohne Fragen entgegennahm. Sie konnte ihn gerade noch stoppen, als er sie gleich schlucken wollte.

»Warten Sie, wollen Sie nicht wissen, was es ist?«

Seine Hand verharrte auf halbem Weg zu seinem Mund.

»Ich denke, vielleicht schon.«

»Es ist Diazepam.«

»Okay. Und was ist das?«

»Eine Art Valium, glaube ich. Es nimmt den Dingen die scharfen Kanten. Ich schlucke manchmal eine, um durch eine meiner Achtstundenschichten zu treiben. Nehmen Sie erst nur eine und bewahren Sie die andere für später auf. Aber nur, wenn Sie sie brauchen.«

»Sweetie, ich denke, ich brauche an diesem Punkt in meinem Leben das Doppelte von dem, was jeder andere Mann, oder jede andere Frau, sorry, schlucken kann. Ich habe eine dieser eisenharten Konstitutionen, die man sich mit einer lebenslangen Hingabe an die eine oder andere Art von Rauschmittel erwirbt. Und es ist einer der Vorzüge, die es bedeutet, wie Sie es nennen mögen, wuchtig zu sein.«

»Sie könnten ein Glas Wasser brauchen.«

»Wasser? Wasser ist zum Waschen da. Kein Mensch trinkt Wasser.«

»Was ist das hier, das Mittelalter? Es geht keine Cholera um, verstehen Sie.«

»Ich weiß nicht«, sagte Bucky. »Vielleicht würde ein Brandy helfen«, obwohl sein Mund ganz trocken war und das Wort unter dem Gewicht seines Rausches halb verwischte.

»Nein, kein Brandy.«

Dinah ging ins Bad, nahm Buckys Zahnbürste aus ihrem Glas, spülte es aus und füllte es.

»Hier, trinken Sie das, Sie Spinner. Wann haben Sie das letzte Mal was gegessen?«

Bucky zuckte mit den Schultern und schüttelte den Kopf. Er setzte sich auf das ungemachte Bett. Schluckte seine Tabletten. Nippte an seinem Kaffee, am Wasser und dachte an den Tag vor einem Jahr.

»Also gut. Dann müssen wir Sie erst einmal richtig füttern.«

»Schon wieder?«, flehte er.

»Schon wieder.«

Er sah Maybellene auf dem Stuhl dort sitzen, so eingefallen, so klein. Vor seinen Augen zog sie sich in sich selbst zurück. An jenem hellen Oktobertag. Die Sonne vertrug sich nicht mit der Situation. Und draußen zwitscherten die Vögel.

»Es ist der Jahrestag, richtig?«, sagte Dinah.

»Was?« Bucky wurde zurück in die Gegenwart geholt.

»Ihre Frau. Heute vor einem Jahr.«

Er nickte langsam.

»Himmel, Dinah, es ist, als könnten Sie meine Gedanken lesen.«

»Nun, einfach so zum Spaß geraten Sie nicht so aus der Spur. Es gibt immer einen Grund für so was, oder?«

Bucky rieb sich ein trockenes Auge mit der Faust und gähnte.

»Stimmt.«

»Ich kann mir nicht mal ansatzweise vorstellen, wie Sie sich fühlen.«

Bucky rieb sich das andere Auge.

»Wie ein Hund, der in den Graben getreten wurde.«

»Hatten Sie beide ein Lied?«

Er trank noch etwas von seinem Kaffee. Hob den Blick.

»Wie meinen Sie das?«

»Sie und Maybellene. Ich frage mich, ob es vielleicht einen speziellen Song gab, den Sie zu Ihrem gemacht haben. Ihrem *eigenen* Song. Zu etwas, das Sie über die Jahre begleitet hat.«

Er rieb sich mit der Hand über das Gesicht und mühte sich zurück ins Hier und Jetzt.

»Ja, tatsächlich, den hatten wir. Kennen Sie *Come On Train* von Don Thomas?«

»Nur jedes einzelne Wort. Natürlich kenne ich den. Kam, glaube ich, bei NUVJ Records heraus, die aber nur ein kurzes Leben hatten, 1972. Nein, warten Sie. Das war 1973.«

»Ja, so ungefähr. Jedenfalls hat der Song uns immer dazu gebracht, ein schnelles Tänzchen hinzulegen. Müssen zehntausend Tänzchen gewesen sein, vielleicht mehr.«

»Woran erinnert er Sie?«

»An so viel. Die frühen Jahre unserer Ehe, eine Menge Tanzen bis in die Morgenstunden. Eine Menge Lachen. Eine ganze Ära. Er erinnert mich an etwas ganz Spezielles, ein Stück Ewigkeit, das wir erlebt haben.«

Während Bucky redete, holte Dinah den Song auf ihr Handy, und die vertrauten Klavierakkorde des Intros erklangen.

»Ich habe sie nicht gekannt, aber ich nehme an, Ihre Frau hätte nichts dagegen, ihn noch einmal zu hören – wenn es Ihnen nichts ausmacht?«

»Honey, ganz sicher nicht.«

Als der Gesang einsetzte, begann Dinah ein paar sanfte Fußbewegungen, zog einen zum anderen und wieder zurück, schob und glitt dahin und bewegte sich mühelos von den Fersen auf die Zehen. Sie beugte sich leicht in der Taille und schnipste mit den Fingern. Ihr Tanz war von einer beeindruckenden Leichtigkeit, als wäre sie von einer Last befreit. Bucky lächelte. Er wünschte, auch er könnte sich so frei bewegen. Bucky lachte. Er hatte den Song schon lange nicht mehr gehört, ganz sicher nicht im letzten Jahr. Plötzlich drehte sich Dinah im Kreis und glitt in einem halben Spagat zu Boden, ein Bein gerade ausgestreckt, da stand sie auch schon wieder und ließ dasselbe Bein vor sich bis auf Kopfhöhe in die Luft fahren.

»Wow«, sagte Bucky, gerade als Don Thomas die lang gezogene Note in der Mitte des Songs anschlug, ein tief berührendes bebendes Vibrato, das Bucky jedes Mal so rührte. Und trotz seines Katers und seiner überwältigenden Trauer fiel Bucky in perfekter Tonlage in den Gesang mit ein.

Dinah ergriff seine Handgelenke und drängte ihn mitzutanzen, während der Song mit Schlagzeugunterstützung, gezupften Noten und dem dröhnenden, heulenden Thomas seinem Höhepunkt entgegenstrebte. Obwohl Dinah sich weit jenseits seiner Möglichkeiten bewegte, konnte Bucky nicht anders und sang lauthals mit, und einen Moment lang, nur für einen kurzen Moment, fühlte auch er sich leicht und von aller Last befreit.

*

Als er in seinen Mittvierzigern gewesen war – sechsundvierzig, dachte er, vielleicht auch siebenundvierzig –, hatte Bucky eine schwierige Phase an der Jobfront, was hieß, dass er keinen fand. Er hatte gerade erfahren müssen, wie viel schwieriger die Dinge mit zunehmendem Alter wurden und dass sein Körper nicht mehr die fein abgestimmte Muskelmaschine war wie noch mit einundzwanzig. Für eine Reihe eher körperlicher Jobs war er nicht mehr in Betracht gezogen worden, was ihn mit Angst erfüllte, und er tat, was er immer in solchen Situationen tat: Er lehnte sich zurück und wartete ab.

Damals hatte er einen Freund, Ernest, Ernie – lange tot –, und Ernie hielt Tauben auf dem Dach seines Wohnblocks. Er züchtete sie und trainierte sie, und fast ein Jahr lang verließ Bucky morgens das Haus mit einem Kuss und einer braunen Lunch-Tüte von Bell und ging zu Ernie. Neben dem Taubenschlag da oben gab es einen kleinen, alten Schuppen, in dem Ernie Futter, Rollen feinen Maschendrahts und so weiter aufbewahrte, und Bucky streckte sich auf den prallen Säcken aus und ließ sich von ihrer trockenen, steifen Körnigkeit sanft den Rücken massieren, las die Zeitung und verdöste den Nachmittag mit den Stiefeln an den Füßen. Wenn der Tag schließlich geschafft war, die Sandwiches gegessen, und vielleicht ging Ernie noch mit auf zwei, drei Bier, kehrte er zurück zu Maybellenes Kochkünsten und den Neuigkeiten aus dem Viertel. Vier Jahreszeiten erlebte er dort oben in all ihrer Pracht. Er war nie so pleite und glücklich gewesen, vorher nicht und auch nachher nicht.

*

Hattie stand an der Theke des Pubs, als Bucky und Dinah sich an einen Tisch in der Nähe des Fleischbüfetts setzten. Halb zerlegte Schweine, Haxen und Rinderkeulen lagen in Kopfhöhe auf heißen Platten. Dinah winkte Hattie heran.

»Es stört Sie doch nicht, Bucky?«, fragte sie, aber noch bevor er antworten konnte, war die deutsche Journalistin schon bei ihnen, und die beiden Frauen tauschten sich über den letzten Abend aus, über Leute, die sie getroffen hatten, was an Musik gespielt worden war, wer sich auf der Tanzfläche blamiert und wer es allen gezeigt hatte. Bucky spürte den warmen inneren Griff des Valiums, und wenn es ihm auch die Schmerzen nicht nahm, so dämpfte es doch ein wenig sein Verlangen nach Opioiden. Es verschaffte ihm nicht die weiche, konzentrierte Klarheit seiner geliebten goldenen Stunde, und doch schien er einen gewissen vergoldeten Rand zu spüren, und das gewohnte Grauen löste sich in einer leise summenden Unruhe.

Dinah bestellte drei Sonntagsessen, und als sie kamen, wurde Bucky bewusst, dass er tatsächlich in der Lage war zu essen, was es gab, auch wenn er sich zum ersten Mal einem Yorkshire-Pudding gegenübersah, und anämisch wirkendem Rosenkohl, einem Gemüse, dem er bisher immer aus dem Weg gegangen war. Die Soße war dickflüssig und gut, und er schüttete sich eine Extraportion auf den Teller, wo sie einen kleinen See bildete.

»Der Junge hat es sich gestern richtig gegeben«, sagte Dinah und deutete mit einer Gabel Roastbeef auf ihn.

»Hat sich was gegeben?«, fragte Hattie.

Dinah warf Bucky einen Blick zu und lächelte trocken. »Etwas zu viel.«

»Oh, Alkohol, meinst du?«

»Betrunken, bekifft und noch einiges«, sagte Bucky.

»Sie haben nicht gesagt, wo Sie am Ende gelandet sind.«

»Oben. Oben auf dem Dach.«

»Auf was für einem Dach, wo?«, fragte Dinah.

»Auf dem Dach des Irrenhauses, in dem ihr mich untergebracht habt.«

»Sie sind auf das Hoteldach gestiegen?«

»Nicht so sehr gestiegen wie gebracht worden.«

»Von wem?«

»Von einer Bekanntschaft.«

»Gott, ich bin beeindruckt, Bucky Bronco. Sie sind ja noch nicht mal zwei Minuten in der Stadt.«

»Sweetie, ich fühl mich geschmeichelt. So hat schon lange niemand mehr über mich gesprochen.«

Er schob sich eine Röstkartoffel in den Mund, und so wie das knusprige Äußere mit dem flockig weichen Inneren harmonierte, das war fast schon perfekt. Er wollte schon eine weitere aufspießen, sah aber, dass seine Begleiterinnen ganz offenbar mehr erfahren wollten, und so fuhr er fort.

»Oh, sie arbeitet da. Eine junge Afghanin, sie heißt Shabana. Superschlau und gut drauf.«

»Aber was habt ihr auf dem Dach gemacht?«

»Uns endgültig abgeschossen, nehme ich an. Um ehrlich zu sein, habe ich da ein paar Lücken, die noch gefüllt werden müssen, aber so langsam kommt einiges wieder. Richtig, sie hat mir was ziemlich Interessantes erzählt, woran ich mich jetzt erst wieder erinnere.«

»Und was war das?«, fragte Dinah.

»Sie hat mir diesen Track vorgespielt, den ich noch nie gehört hatte. Und ich war mit drauf.«

»Sie waren mit drauf?«, fragte Hattie.

»Jaja.«

»Sie meinen, Sie haben drauf gesungen?«

»Jepp.«

»Aber alle wissen, dass Sie nur diese vier Soulsongs aufgenommen haben«, sagte Hattie.

»Nun, genau das ist es. Es war kein Soulsong.«

»Sind Sie noch betrunken, Buck?« Dinah lächelte. »Das ergibt keinen Sinn.«

»Ja, wenn es kein Soul war, was war es dann?«, fragte die Journalistin. Beide, sie und Dinah, hatten das Essen eingestellt und beugten sich vor. Ihnen war die Erwartung anzusehen.

»Hip-Hop. Rap-Musik. Irgendein Kid hat mich gesampelt. *All the Way Through to the Morning* hat er gesampelt. Den Refrain, wenn ich mich richtig erinnere.«

»Was für ein Kid?«, fragte Hattie. »Wer?«

»Und wann?«, fügte Dinah hinzu.

»Tja, das sind wohl die Fragen. Mein Gott. Lasst mich nachdenken. Der Track ist noch nicht alt. Nur ein paar Monate, glaube ich. Aber wie hieß der Bursche? Er ist einer von den ›Lil‹-Rappern. Lil Warrior? Lil Windowcleaner? So was.«

Hattie und Dinah hatten beide schon ihre Handys hervorgeholt und tippten wie wild darauf ein. Hattie fand ihn als Erste.

»Lil Widowmaker?«

»Das ist er. Genau. Lil Widowmaker.«

Der Track erklang, und sie hörten genau zu. Ihr Essen war vergessen und wurde kalt.

»Großer Gott«, sagte Hattie.

»Was?«

»Er ist 762 Millionen Mal gespielt worden.«

»Die Zahl kommt mir bekannt vor.« Bucky nickte. »Verrückt, oder?«

»Und Sie haben das nicht freigegeben?«, fragte Hattie.

Er zuckte mit den Schultern. »Mich hat keiner gefragt, und ich kann mich nicht erinnern, ob ich da überhaupt zusagen könnte.«

»Aber es ist Ihr Song. Sie haben ihn geschrieben, meine ich.«

»Sicher. Nur ist das verdammt lange her.«

Hattie sah von ihm zu Dinah und wieder zu ihm. Dinah lachte.

»Sie wissen, was das bedeutet, oder?«, sagte Hattie.

»Ich nehme an, dass vier Sekunden von etwas, das ich vor fünfzig Jahren gemacht habe, etwas länger leben.«

»Und ...?«

»Und?«, sagte ein verwirrter Bucky, nahm sein Besteck und wandte sich wieder seinem Essen zu. »Diese Röstkartoffeln sind gut. Alles, was ich weiß, ist, dass ich in ein paar kurzen Stunden auf die Bühne soll, und Hand aufs Herz? Ich hatte in meinem Leben noch keine so große Angst vor etwas.«

»Bucky, Sie großer, verrückter Tölpel«, sagte Dinah. »Sie kapieren nicht, was Hattie Ihnen da sagt, oder?«

Jetzt lachte auch die Journalistin.

»Es bedeutet, dass man Ihnen Geld schuldet«, sagte sie.

»Normalerweise schulde ich den Leuten Geld.«

»Viel Geld.«

»Aber ich habe gehört, dass heute keiner mehr was mit Musik verdient. Es heißt, das World Wide Web hat den Markt komplett abstürzen lassen. Aber nur aus Interesse, was ist viel?«

»Ich habe keine Ahnung«, sagte Hattie. »Aber 762 Millionen Abrufe müsste schon was Respektables ergeben.«

»Zehntausende«, sagte Dinah.

»Eher Hunderte.«

»Moment mal. Hunderte Dollar?«, sagte Bucky.

»Hunderttausende, Sie Triefel«, grinste Dinah und stieß ihm gegen die Rippen. »Hirn einschalten.«

»Hey, kein Grund, persönlich zu werden«, sagte er. »Oder gar handgreiflich. Wobei ich denke, ich kann Ihnen diesmal vergeben. Aber Hunderttausende Dollar, meinen Sie das ernst?«

»Natürlich, mindestens. Ihre Stimme ist die Basis für den ganzen Song dieses Jungen.«

»Nun, okay. Aber wie auf Gottes schöner Erde soll ich das Geld bekommen, von dem ihr zwei denkt, es liegt da irgendwo?«

»Wir folgen der Spur«, sagte Hattie.

»Welcher Spur?«

»Den Dokumenten. Einnahmequellen, Honorarabrechnungen, Veröffentlichungsverträgen. Dem Urheberrecht.«

»Ich wüsste nicht, wo ich da anfangen sollte.«

»Müssen Sie auch nicht.«

»Darum hat Hattie ›wir‹ gesagt«, erklärte Dinah. »Weil sie eine mit der berühmten deutschen Effizienz, von der wir alle gehört haben, gesegnete Profijournalistin ist …«

»… und *sie* ist die hartnäckige britische Bulldogge, von der wir ebenfalls gehört haben«, sagte Hattie. »Und mehr als alles andere sind wir Fans Ihrer Musik. Wir zwei, da bin ich sicher, könnten uns für Sie darum kümmern.«

Dinah nickte. »Recht ist Recht.«

»Und was Ihnen gehört, gehört Ihnen.«

Nicht zum ersten Mal wirkte Bucky verblüfft. Er schüttelte den Kopf und legte Messer und Gabel wieder zur Seite.

»Es ist wieder mal Ihr Glückstag«, sagte Dinah.

»Ihre Glückswoche«, sagte Hattie.

»Ihr Glücksjahr, würde ich sagen.«

Bucky sah aus dem Fenster auf die Straße hinaus, gerade als der Pick-up mit dem Reklameschild *Der Zirkus kommt in die Stadt!* auf der Ladefläche vorbeirollte. Dahinter, unten bei den Hafenanlagen, kreisten Möwen über einem Trawler, während die Mannschaft das Deck abspritzte und Überbleibsel von Fischinnereien zurück in das Meer spülte, aus dem sie gekommen waren.

»Wer hätte das gedacht«, sagte er.

*

Er erzählte den Leuten, dass er bei ihr war, als sie starb, aber das war eine Lüge, um seine Schuldgefühle zu lindern, nur ließ sie ihn sich keinen Deut besser fühlen.

Nachdem er die ganze Nacht bei ihr gesessen hatte, ihre winzige Hand in seiner, war er mit dem ersten Licht des Tages zum Eckladen gegangen. Der Gedanke an Whisky füllte seinen Kopf. Whisky war das, was er wollte, was er brauchte. Whisky und einen Moment für sich. Einen Schluck Alkohol und die Sonne auf seinem Gesicht. Frische Luft ohne den erbärmlichen, erbitterten Geruch des alles verschlingenden Todes. Er war nur für Minuten weg gewesen. Höchstens zehn. Als er anschließend erschöpft die Stufen heraufgestapft kam und den Schlüssel ins Schloss steckte, die Hand schwer, alles schwer, und ins Haus trat, saß Maybellene Bronco tot in ihrem Sessel. Ihr Körper war da, aber ihre Seele war aus ihr gewichen.

Sie mussten sich fünfhundert Mal voneinander verabschiedet haben, doch es war nicht genug. Immer noch fühlte er sich beraubt, das Opfer eines schweren Irrtums. Und das fügte der Schuld eine weitere Ebene hinzu – die Schuld dessen, der überlebt, der zurückbleibt.

*

Sie nahmen ein Taxi zurück ins Majestic, damit Bucky sich sein eines gebügeltes Hemd anziehen konnte. Er sagte, Dinah und Hattie sollten in der Halle warten, in den Schalensitzen bei den Spielautomaten. Seine Nerven drohten erneut mit ihm durchzugehen und brauchten ein Ventil, ein Badezimmer, einen ruhigen Moment.

Die Möwe war wieder da. Sie patrouillierte um ihr Nest, als wäre es eine militärische Prozession. Alles, was ihr fehlte, dachte Bucky, waren Uniformstiefel und ein kleiner Schnauzbart. Während er sie betrachtete, krächzte und kreischte sie in einer Lautstärke, als *wollte* sie unerträglich sein. Er schlug gegen die Scheibe, wedelte mit den Armen, zischte, verzog das Gesicht, tat aggressiv seine Gegenwart kund, jedoch ohne Erfolg. Die Möwe starrte ihn auf eine Weise mit diesen unverschämten schwarzen Augen an, dass ihm ein Schauer über den Rücken lief. Die Botschaft war klar: Der bösartige Vogel lebte hier, und er, Bucky, würde bald schon wieder weg sein.

Er trat zurück und setzte sich auf sein Bett. Es bog sich unter ihm, und er fühlte sich krank, schlecht, ängstlich, nicht zu befriedigen, taub, wund, widerwillig, unter Hochspannung stehend und aufgeregt, vor allem jedoch erschöpft und ziemlich allein. Er verspürte immer noch Heißhunger, Verlangen, wonach, konnte er nicht mehr wirklich sagen.

Bucky knöpfte sein Hemd zu, legte eine Krawatte an und fummelte mit dem Knoten herum – all die dicken Finger, er hatte das nie richtig hinbekommen, hatte immer seine Frau gebraucht, die ihn präsentabel machte. Maybell hatte dafür gesorgt, dass er anständig gekleidet war, zu welcher Gelegenheit auch immer. Die Schuhe poliert, die Hemden gebügelt. Mode ist flüchtig, hatte sie oft gesagt, Stil ist zeitlos.

Er putzte sich die Zähne und spülte sich den Mund aus, nahm den Aufzug und geriet ins Wanken, als das Ding zwischen dem zweiten und ersten Stock bockte. Dinah und Hattie warteten auf ihn, beide wischten auf ihren Handys herum.

»Wann ist mein Auftritt noch mal?«, fragte er.

»Früh«, sagte Dinah. »Um neun. Danach verkünden sie die Gewinner des Tanzwettbewerbs, und die DJs legen zum letzten Mal auf, bis zur Sperrstunde.«

»Aha, und wann ist die?«

»Gegen fünf.«

»Ich weiß, was Sie denken, Bucky«, sagte sie.

»Und ich bin ziemlich sicher, dass nicht.«

»Klar weiß ich es. Sie denken: Es ist immer noch Zeit, ein Taxi zum Flughafen zu rufen und dreißigtausend Fuß hoch über der Erde zu sein, wenn ich an der Reihe bin.«

»Da sehen Sie's«, sagte Bucky. »Sie tun es schon wieder. Sie können wirklich meine Gedanken lesen.«

»Ich habe Ihnen doch gesagt, es ist eines meiner vielen Tausend versteckten Talente. Ein anderes ist, Getränke zu besorgen. Reichlich, wenn nötig.«

»Himmel, fangen Sie an.«

»Nicht hier, vor Ort. Gehen wir.«

*

Sie nahmen einen Seiteneingang.

Bucky hatte einen großen Raum für sich. Er war fensterlos, lag weit weg vom Saal und wirkte wie eine heruntergekommene, muffige Garderobe tief im Inneren eines Theaters. Es fehlte nur noch die Schminke, das sanfte Klirren von Champagnerflöten und leise Lachen beschwingter sich Küsse zuwerfender Schauspielerinnen und Schauspieler, die zwischen den Szenen hastig die Kostüme wechselten.

Dinah hatte dafür gesorgt, dass es Bier, Wein und vor allem auch Whisky und Brandy gab – guten Whisky und guten Brandy, weit besser als den rauen, billigen Rachenputzer, den er gewohnt war. Es gab auch kleine Snacks, Handtücher, sogar einen weißen Morgenmantel, den Bucky sich umlegte, als das Zittern und die Schmerzen zurückkamen.

»Bucky hat seine Medikamente abgesetzt«, erklärte Dinah Hattie sachlich. »Opioide. Eine langwierige Sache.«

»Himmel, Dinah, warum sagen Sie nicht, wie es wirklich ist?«

»Ist schon okay«, sagte Hattie. »Ich habe es mir schon gedacht.«

»Ach wirklich?«, sagte Bucky entnervt.

»Klar. So was gibt es bei uns auch.«

»Echt? Ich wünschte, dass hätten Sie früher gesagt. Und ich versuche die ganze Zeit, meinen kalten Entzug vor allen zu verbergen.«

»Es ist keine Schande, Bucky. Wir leben im einundzwanzigsten Jahrhundert, und alle sind oder waren schon mal von irgendwas abhängig.«

»Meine Rede«, stimmte Dinah mit ein und steckte sich ein Pfefferminz in den Mund. »Oder etwa nicht?«

»Ich nehme an, es hat keinen großen Sinn, Sie zu fragen, ob sie was dabeihaben?«, sagte er und sorgte dafür, nicht zu verzweifelt zu klingen.

»Nichts, was die Kraft der Musik und eine Sie anfeuernde Menge Ihnen nicht geben kann«, sagte Hattie.

»Oh, sind Sie sicher?«

»Sie hat recht«, sagte Dinah. »Sie schaffen das ohne, ich glaube an Sie. Wir beide tun das. Ich wette, Sie sind bald schon über den Berg. Im Übrigen brauchen Sie einen klaren Kopf, wenn Sie Hattie Ihre Geschichte erzählen.«

»Ich dachte, das hätte ich bereits.«

»Die ganze Geschichte.«

»Da komm ich nicht mit.«

»Wir haben uns überlegt, dass sie Ihre Biografie schreiben könnte«, sagte Dinah. »Ich meine, das ist alles einfach zu perfekt.«

»Meine Biografie?«

»Ein Buch. Über Ihr Leben.«

»Oder eine Dokumentation«, sagte Hattie. »Oder beides. Ich bin noch unentschieden.«

»Ihr zwei seid verrückt.«

»Wahrscheinlich, aber wie Dinah sagt, Ihre Geschichte ist absolut perfekt. Aus der Dunkelheit ...«

»... ins englische Scarborough?«

»Ich wollte sagen ›zu wahrer Größe‹.«

»Sie machen besser eine von den Flaschen da auf, Sweetie. Ich glaube, ich brauche einen ordentlichen Schluck.«

*

Sess nahm ihn einmal mit auf eine Angeltour. Es war sein erster College-Sommer, und vielleicht war es diese Erweiterung seiner Welt oder ein brüderlicher Instinkt, der ihn dazu brachte, Bucky aus dem Viertel zu holen, aus der Stadt, weg von allem, was er kannte, um ihm ein anderes Amerika vorzustellen, eines fern von den Straßen, dem Asphalt, der Hitze und dem Chaos. Was immer der Grund war, vielleicht wollte er auch einfach nur selbst gern fischen gehen – es war möglich, dass Bucky über die Jahre den Motiven seines Bruders im Lichte dessen, was folgte, zu viele Gedanken geschenkt hatte –, jedenfalls verkündete Sess eines Tages, dass sie am Wochenende einen Roadtrip machen würden.

Wer wusste, wo er das Zelt herhatte, Angelruten samt Ausrüstung und alles andere, was man zum Campen im Wald brauchte? Es war nicht viel, aber Sess war immer gut organisiert gewesen. Und so fuhren sie los, in aller Frühe an einem wolkenlosen, stickigen Samstagmorgen, ließen die Dämmerung hinter sich, und Gott sei Dank wusste sein Bruder, wie sie dort hinkamen, wohin sie wollten, denn jenseits der Stadtgrenze fühlte Bucky sich völlig verloren und hilflos. Es war ein anderes Land, grün und weit und ihm völlig fremd.

Irgendwo im Wald schlugen sie ihr Lager auf, auf einem Hügel über einem sanft dahinfließenden Fluss, von dem Sess gehört hatte, dass er »randvoll mit Lachs« sei, was Bucky ziemlich sicher zu dem Witz verleitet hatte, dass sie nach den dahintreibenden Dosen Ausschau halten sollten.

Er erinnerte sich an die Fliegen, und wie die Viecher sie gequält hatten – Wolken von ihnen hatten das Wasser überspannt und sich um ihre heißen Köpfe gesammelt. Und auch an den Geruch erinnerte er sich, den Geruch des Flusses. Wie ein großer nasser Hund hatte er gerochen, der sich heimlich in verrottendem Zeug gewälzt hatte.

Am Abend machten sie ein Feuer, wärmten Bohnen auf, tranken ein paar Bier, taten die Dinge, die Männer im Wald eben tun. An das Fischen selbst erinnerte er sich kaum, nur dass sich die Schnur ständig in Ästen und im Gebüsch verfangen und er den Großteil der Zeit damit verbracht hatte, komplizierte Knoten zu lösen. Auch ans Aufspießen von sich windenden Regenwürmern erinnerte er sich, und die fürchterliche Soße, die aus ihnen herausrann, und dass ihm alles so anstrengend und willkürlich vorgekommen war. Barbarisch, ehrlich gesagt. Sie fischten auch in einem Zufluss, fischten den ganzen Tag, wobei er sich nicht erinnern konnte, dass einer von ihnen auch nur irgendwas gefangen hätte, schon gar keinen kräftigen Lachs. Aber wie sein Bruder damals gesagt hatte: »Beim Angeln geht es um viele Dinge, aber nicht ums Fangen von Fischen, kleiner Bruder.«

»Ach, ja?«, hatte Bucky gelacht und sich gefragt, wann sie einpacken und in die Stadt zurückkehren würden. »Um was zum Beispiel?«

»Zum Beispiel, sich in der Kunst der Geduld zu üben«, antwortete Sess mit seiner warmen, festen Stimme. »Und mit seiner Umgebung in Verbindung zu treten. Zu lernen, dass es mehr in der Welt gibt als Hydranten, Schlangen an Bushaltestellen und Wohnblocktreppenhäuser. Die frische Luft zu atmen, die Bäume schätzen zu lernen, den Gesang der Vögel und wie sich die Laune des Flusses und seine Farben über den Tag hinweg ändern. Zeit mit deinem Bruder hier draußen zu verbringen, im Zelt und unter den Sternen.«

Es waren wertvolle Momente, die er aber erst später zu schätzen lernte, im nächsten April, um genau zu sein, und tatsächlich jedes Mal, wenn er sich Fliegen auf diese merkwürdige Art durch die Luft bewegen sah oder wenn ein Sommertag besonders stickig war, er jemanden über Detroit reden hörte, über Gefängnisse oder junge Männer, die von Polizisten auf der Straße erdrosselt worden waren, erst da lernte er den Wert solcher Momente zu schätzen.

Erst später, viel später, Jahrzehnte später, jetzt, da er ein alter Mann war, sah er wirklich, wie weise Sess gewesen war, weit über sein Alter hinaus, und was für ein großzügiges Geschenk er seinem jüngeren Bruder an jenem Wochenende gemacht hatte.

*

Durch den fernen, gedämpften Lärm der Musik, der durch die Eingangshalle schallte, einen mit einem dicken Teppich ausgelegten Flur entlang, eine Treppe und einen weiteren schmaleren Flur hinunter, bis er draußen vor die Tür traf, konnte Bucky das nahe Ticken einer Wanduhr hören. Das Ticken erhöhte seine Unruhe und ließ ihn sich wie einen zum Tode verurteilten Gefangenen fühlen, dessen Antrag auf einen Hinrichtungsaufschub gerade abgelehnt worden war. Die Henkersmahlzeit war gegessen, und jetzt war das Einzige, was noch zwischen ihm und dem elektrischen Stuhl lag, ein langer Fußweg und die langsam vergehende Zeit, das und die zweite, unvorhersehbarere Hälfte der Flasche Brandy, die er mit beiden Händen gefasst hielt.

So wie er es jedoch sah, war er selbst der Henker. Es lag allein an ihm. Jede Art von Sabotage, zu der es kommen mochte, würde von ihm ausgehen, wozu er, wie er wusste, mehr als fähig war. Das war das Problem.

Die Tür schwang auf, und Dinah platzte herein. Ihre Wangen glühten vor Anspannung, und klamme Strähnen ihres rotbraunen Haares klebten ihr auf der Stirn. In diesem Moment erschien sie Bucky nicht nur eindrucksvoll, sondern nobel – ein Ausdruck, der auf eine Frau gemünzt, eine Lady, von manchen für weniger positiv gehalten werden mochte als beispielsweise »hübsch«. Aber Bucky sah es nicht so. Nobel war begehrenswert. Hübsch sah allein das Äußerliche, Ästhetische, »nobel« drückte dagegen auch Stärke, Weisheit und so viel mehr aus. Das Hübsche verblich, brach, alterte, wurde faltig und schlaff, das Noble reichte tiefer. Bis in die Knochen, es lag in den Augen. Es war herrschaftlich, majestätisch.

»Himmelherrgott, Bucky, die Leute rauschen heute nur so rein. Der verdammte Laden ist rappelvoll. Das habe ich noch nie so erlebt. Und das allein wegen Ihnen.«

Hinter Dinah kam ein Pulk Stimmen und Körper den Gang heruntergerannt, und als sie die sturzbetrunkene Stimme ihres nichtsnutzigen Mannes darunter erkannte, knallte sie die Tür zu und schob den Riegel vor. Einen Moment später schon hörten sie lahme Fäuste gegen das alte Eichenholz draußen hämmern, und ein paar Leute wollten hereingelassen werden. Dann wurde es ruhig, und die Meute zog sich zurück. In der Garderobe war es still. Ohne natürliches Licht gab es keinen Hinweis darauf, welche Tageszeit es war, allein die Uhr tickte laut an der Wand, und der Geschmack des guten Brandys brannte hinten in Buckys Kehle.

»Ich habe mit Graham gesprochen«, sagte Dinah. »Die Musik steht, er kennt die Reihenfolge und ist bereit. Sie müssen sich keine Sorgen machen, wenigstens nicht deswegen.«

»Wie lange?«

»Wie lange was?«

»Bis ich dran bin.«

»Oh, so fünfzehn, zwanzig Minuten. Müssen Sie sich warm machen?«

»Warm machen? Mit Liegestütz und Kniebeugen, meinen Sie?«

»Die Stimme, und ja, auch Ihren Körper.«

Die Brandy-Flasche unter die Achsel geklemmt, streckte Bucky die Hände aus, die Handflächen nach unten. Sie zitterten beide.

»Sie wissen, ich habe das noch nie gemacht, Honey. Ich weiß es nicht.«

»Warum kommen Sie nicht mit nach oben, nur für eine Minute, und wir sehen uns den Tanzwettbewerb von der Seitenbühne an. Ist eine tolle Sache.«

Er schenkte ihr einen Blick, den sie nicht ganz verstand. »Dinah.«

Sie sah ihn an, wie er auf seinem Stuhl hing. Der oberste Knopf seines Hemds war bereits geöffnet, und die Krawatte saß schief. An einem seiner Turnschuhe hing der Schnürsenkel herunter.

»Ja, Bucky?«

»Danke, dass Sie diese Leute hier rausgehalten haben.«

»Aber mit Vergnügen. Ich meine, ehrlich, einer von ihnen war mein Mann, wenn er es auch wahrscheinlich nicht mehr lange sein wird.«

»Und danke auch für alles andere, was Sie an diesem Wochenende für mich getan haben.«

»Oh, das war doch nichts. Ich hab nur dafür gesorgt, dass Sie was zu essen und zu trinken bekommen.«

»Das stimmt nicht. Es war und ist viel mehr, als Sie denken. Himmel, Sie sind ein Engel, eine wahre Heilige. Genau wie meine Maybellene ein Engel und eine Heilige war. Ich meine, das müssen Sie sein, um es mit diesem traurigen alten Sack hier auszuhalten.«

»Einen traurigen alten Sack voller Soulmusik, die unbedingt rauswill, würde ich sagen.«

Sie schwiegen einen Moment lang.

»Ich mag Ihre Bluse«, sagte er. »Und den Rock.«

Dinah drehte sich im Kreis, und auch wenn sie es als Spaß meinte, fühlte sie doch Buckys Blick auf sich.

»Oh, danke.«

»Sie glauben wirklich, dass ich das schaffe, was?«

»Natürlich. Ich glaube an Sie. Aber jetzt richten wir erst mal Ihre Krawatte und schnüren die Schuhe richtig zu, und dann gehen wir nach oben, und Sie können den Kopf durch den Vorhang stecken und ein Gefühl für den Raum kriegen. Das hilft mit den Nerven, da bin ich sicher.«

Er erhob sich langsam von seinem Stuhl. Seine Füße schmerzten, seine Knie schmerzten, dic Hüften schrien. Die Schmerzen waren überall, ganz besonders in seinem Herzen, in seinem Herzen mehr als irgendwo sonst. Es war ein Schmerz, der über alles Körperliche hinausging.

»Sweetie, ich glaube, ich kriege einen Herzinfarkt.«

Dinah sah ihn einen Moment an. Sie studierte sein Gesicht.

»Könnte sein, aber wahrscheinlich nicht. Und wenn Sie es noch eine halbe Stunde hinausschieben könnten, wären wir Ihnen sehr dankbar.«

*

Als Maybell ihre Diagnose bekam, zerbrach etwas in Bucky, wie eine Vase, die auf einem harten Untergrund aufschlägt. Er war am Boden zerstört und schluchzte laut, ja, er schrie wie ein Neugeborenes, dem die Brust seiner Mutter genommen wird.

Seine Frau war tief betroffen, ihn so zu sehen. So hatte sie ihn noch nie erlebt, nicht, als seine Mutter gestorben war, und auch nicht, als sein Vater ihr sechs Wochen später folgte. Nicht, als in den späten Achtzigern ihre Wohnung komplett ausgeraubt worden war; die Möbel, den Teppich, ihre Kleider, sogar die ungewaschene Unterwäsche hatten sie mitgenommen, *alles*. Und auch nicht, als die Cubs in ihrer schlechtesten

Saison seit '66 hundert Niederlagen kassierten, nicht mal bei ihrem dramatischen Sieg über Cleveland, mit dem sie ein ganzes Jahrhundert ohne Titel beendeten. Nicht ein einziges Mal hatte sie ihn bei den verschiedenen Jahrestagen von Sess' Tod weinen sehen (wobei das genaue Datum immer unklar geblieben war) und auch nicht, als ihre geliebte Katze Rico unter dem Feuerwerkshimmel zu Thanksgiving davongelaufen und nie wieder aufgetaucht war – obwohl es Bucky so tief getroffen hatte, dass er wochenlang halb betrunken und so gut wie stumm geblieben war.

Und jetzt sie, nach wie vor voller Leben, aufrecht und trotz der Diagnose bei anständiger Gesundheit. Sicher, da war der Diabetes und die Arthritis und natürlich auch die Migräne, die sie immer öfter befiel, doch dafür gab es Tabletten, die Wunder der modernen Medizin, genau wie sie sich der Hüftprobleme ihres Mannes annahmen. Eine Reaktion wie diese jetzt hatte sie wirklich noch nie bei ihm erlebt. Als würde da etwas entfesselt, als brächen sich plötzlich jahrzehntelang unterdrückte männliche Emotionen Bahn. Männliche Tränen, besonders salzig.

So extrem und plötzlich kam der Zusammenbruch, dass es Maybell war, die *ihn* trösten musste. Dabei war er für gewöhnlich so stoisch, so verschlossen in seinem Umgang mit den zahllosen Hürden, die das Leben bereithielt. Aber dieses Mal schien er einfach zu verdammt müde, zu tief getroffen von allem. Erst als er sich trockengeheult hatte und das erstickte Nach-Luft-Schnappen und die erschöpften Seufzer zu einem Lachen über die verrotzte Absurdität seiner Vorführung wurde, hatte sie die Stereoanlage eingeschaltet – etwas Stevie zunächst, gefolgt von ein bisschen mehr Sly, Musik, zu der man einfach nicht weinen konnte –, und erst da vermochte Maybellene Bronco ihren Mann zurück auf die Beine zu holen, um mit ihm über den Teppich zu tanzen. An dem Abend sangen sie sich aus ihrem Elend heraus, tanzten dem Tod davon, so, wie sie es immer getan hatten, so, wie er es jetzt tun würde.

Und wenn er diesmal auch allein unterwegs war, war sie doch immer noch bei ihm, direkt hinter seiner Schulter, unsichtbar, aber doch deutlich spürbar.

*

Sie sahen von der Seitenbühne in den Saal, Bucky und Dinah. Sie stand ganz nahe bei ihm, damit sie beide die Tanzfläche überblicken konnten. Er roch ihren Schweiß und fand den Geruch durchaus angenehm. Es vertrieb etwas in ihm und erinnerte ihn an die Urkraft von Gerüchen. Ihr Ellbogen rieb an seinem. Die Zahl der Tanzenden nahm ab, da sich einer der Preisrichter zwischen ihnen hindurchbewegte und nach und nach immer mehr aus dem Wettbewerb eliminierte, indem er ihnen auf die Schulter klopfte. Am Ende blieben noch drei: ein rausgeputzter Dandy in seinen Fünfzigern, dessen Schritte und Drehungen von der beiläufigen Selbstvergessenheit eines Menschen zeugten, der sein ganzes Leben zu Northern Soul getanzt hatte. Ein weiterer Mann um die vierzig mit den Muskeln und der Körperbeherrschung eines professionellen Tänzers, ausgebildet in mehr als nur einer Disziplin. Und eine weit jüngere Frau, die sich mit wilder, freudiger Ungehemmtheit über die Tanzfläche bewegte.

Ein Song ging in den nächsten über. Der jetzt war ihm vertraut. Bucky erkannte ihn. Es war *You Shut the Door on Love (Didn't You)* von Pee-Wee Prentice. Er lehnte sich zu Dinah hin.

»Ich glaube, da habe ich im Background gesungen.«

Dinah legte eine Hand ans Ohr.

»Was?«

Er schüttelte den Kopf. Schonte seine Stimme. »Schon gut.«

Bucky ließ den Blick über die Leute rund um die Tanzfläche gleiten. Viele klatschten und feuerten die letzten drei an, während andere, ganz in der Musik verfangen, nicht aufhören konnten, selbst zu tanzen, weiter ihren Bewegungen folgten, einiges einstudiert, anderes frisch improvisiert, jeder tanzte auf seiner eigenen Insel im Meer der Musik.

Er sah eine Gestalt wie nicht dazugehörig am Rand der Menge entlanggehen. Seine Augen wurden immer schlechter. Er blinzelte. Es war Shabana. Sie hielt eine Cola mit einem Strohhalm in der Hand, sah sich um und schien genauso nervös, wie er sich fühlte. Als ihr Blick in seine Richtung ging, winkte er ihr zu. Sie lächelte und kam heran. Er holte sie auf die Seitenbühne.

»Sie haben es geschafft«, rief er gegen die Musik an. »Das ist toll.«

»Oh, mein Gott und Jesus Christus, Bucky. Es sind so viele Leute hier.«

»Ja, das stimmt. Erinnern Sie mich nicht daran.«

Shabana lehnte sich zu ihm vor, eine Hand über einem Ohr.

»Wollen die Sie wirklich alle singen hören?«

»Nun, nicht alle. Aber ich nehme an, ein paar schon, ja.«

»Ich wusste ja nicht, dass Sie so berühmt sind.«

»Himmel, ich bin nicht berühmt.«

»Aber natürlich. Erst haben Sie einen Hip-Hop-Hit und jetzt das. Ich sollte Sie um ein Autogramm bitten.«

»Yeah, klar ist er berühmt«, sagte Dinah. »Bucky, akzeptieren Sie's einfach, zumindest für diesen Abend. Und nervig bescheiden ist er auch. Hi, ich heiße Dinah.«

»Oh, entschuldigt«, sagte Bucky. »Mein Fehler. Shabana, das ist meine Freundin Dinah. Dinah, das ist Shabana.«

Die beiden lächelten und schüttelten sich die Hände. Bucky zog den Brandy aus der Tasche und bot an, Shabanas Cola damit zu verfeinern, aber sie schüttelte den Kopf.

»Sorry«, sagte Bucky. »Ich hab's vergessen.«

»Wann singen Sie?«, fragte sie.

Dinah antwortete für ihn. »In zehn Minuten.«

»Wie aufregend.«

»Ja«, sagte Bucky abwesend. »Aufregend. Zehn Minuten, das sind gerade noch zwei Drinks. Sollen wir?«

*

So zu sehen, wie der Sarg in die Erde hinabgelassen wurde. Die rauen Seile liefen durch die Hände der Friedhofsarbeiter, die ihn sanft auf das feuchte Lehmbett stellten, tief im Schatten der ewigen Erde. So allein.

An dem Tag vergoss er keine Tränen, wenigstens nicht öffentlich. Er war wütend, aber auch müde. Erschöpft von allem. Dem Tod so nahe zu kommen nahm einem alle Kraft. Das war etwas, was einem niemand sagte. Der Tod traf auch die Lebenden.

Es war eine kleine Sache, nicht größer als ihre Hochzeit. Ein paar verstreute Verwandte, die es noch gab, dazu eine Handvoll Gesichter aus der Nachbarschaft. So viele Leute waren bereits nicht mehr, zu viele zu früh gestorben. Und die, die noch lebten und gekommen waren, waren auch nicht mehr die Jüngsten. Das war mit das Schlimmste am Altwerden, das Gefühl, zurückgelassen worden zu sein, einer der Letzten zu sein, die die Party verließen, vielleicht auch das Gefühl, die Gastfreundschaft dieser Welt überstrapaziert zu haben. Dass die Menschen, die man kannte, verschwanden und immer weniger wurden. »Alt werden« war zudem ein seltsamer Ausdruck. Ist es irgendwann wirklich noch ein Werden, fragte sich Bucky, ein sich immer weiter formen und größer werden wie ein einzelner Baum, der noch steht und wächst, nachdem alle anderen um ihn herum von Stürmen entwurzelt oder der Kettensäge zum Opfer gefallen sind? Oder ist es nicht eher ein Eingehen, ein Verfallen, so wie ein verlassener Teich kippt, der nicht länger von Regen aufgefrischt wird und allen Sauerstoff verliert. Alle Lebensformen, denen er ein Zuhause bietet, ersticken nach und nach, und ein übler welker Geruch hängt über dem reglosen, immer bräunlicherem Wasser.

Das waren die Fragen, die Bucky in den Wochen nach der Beerdigung wachhielten, die ihn nach Tabletten und Whisky greifen ließen und dafür sorgten, dass er seine Rezepte in immer kürzeren Abständen erneuern ließ. Bald schon war Raymonds Gesicht das, das er am häufigsten sah, die Apotheke, der Schnapsladen und der Supermarkt für viele Monate die einzigen Orte, die er besuchte. Maybellenes Grab war nicht zu ertragen. Mehrmals kaufte er frische Blumen, konnte sich aber nicht dazu überwinden, sie zu dem leeren Marmeladenglas zwei Meter über der Stelle, wo sie lag, zu bringen. Für manche bestand der natürliche Impuls darin, die Nähe des Menschen, den sie verloren hatten, zu suchen. Elefanten, hatte er gelesen, begruben ihre Toten und waren zur Trauer fähig, Schimpansen hatte man dabei beobachtet, wie sie ihre Toten bewachten, sie waren dafür bekannt, sich in Gruppen zu treffen, sich zu umarmen und gemeinsam zu trauern. Für Bucky war es so ziemlich das genaue Gegenteil. Er wollte nicht an sie denken, wie sie da lag, so völlig allein in der tiefen, dunklen Erde. Es war zu schrecklich. Was verloren war, war verloren, und was übrig war, war übrig: Er, Earlon Bronco, war ebenfalls allein, aber er lebte und war nicht tot, und das war der Unterschied.

Und genau da, als er ganz unten gewesen war, hatte er die unerwartete Einladung bekommen, wieder zu singen.

*

Bucky sackte in sich zusammen. Zurück in der relativen Sicherheit der Garderobe, die ihn wie ein warmer Mutterschoß umfing, am Ende von Treppenstufen und langen, leeren Gängen, gaben seine Knie nach. Er sank auf seinen Stuhl, wobei er seine Brandyflasche fallen ließ. Sie landete auf dem weichen Teppich. Sein Puls raste, sein Herz war ein Presslufthammer.

Er fühlte sich sicher in seinem unterirdischen Versteck, als könnte ihn hier niemand finden. Die Vorstellung, auf die Bühne zu treten und zu singen, fühlte sich immer noch unmöglich an, so vollkommen hypothetisch, dass es ihm vorkam, als sähe er sich in einem Film zu. Ja, er war in einem Film gefangen, den niemand außer ihm sehen konnte. Alle lebten ihre Leben in der wirklichen Welt, aber er befand sich im Zentrum dieses merkwürdigen Films und verfolgte vollkommen hilflos, wie das Drama seinen Lauf nahm.

Dinah kam mit einem Glas Eiswasser.

»Hier. Trinken Sie was davon.«

»Brandy«, sagte Bucky.

»Nein, keinen Brandy. Wasser. Trinken Sie was. Und lutschen Sie einen Eiswürfel. Sie sehen überhitzt aus.«

Bucky tat, wie ihm geheißen. Das kalte Wasser rann seine Kehle herunter. Wie Seide bewegte es sich durch seinen Körper. Er zerbiss einen Eiswürfel.

»Und jetzt tief durchatmen.«

Bucky hob den Kopf. »Was?«

»Atmen Sie tief, tief durch. Durch die Nase ein und durch den Mund wieder aus. Kommen Sie, wir machen das zusammen.«

Wieder tat er, was sie sagte. Gemeinsam verlangsamten Bucky und Dinah ihren Atem. Ein durch die Nase – »halten Sie die Luft für einen Moment an« – und aus durch den Mund. Das machten sie zehnmal, bis Bucky spürte, wie seine blinde Panik nachließ, langsam zwar, aber sie ließ nach.

»Gut?«

»Nicht gut, nein«, sagte Bucky. »Aber besser.«

»Sie sind in fünf Minuten dran«, sagte Dinah. »Nun, tatsächlich in vier, aber ich denke, das ist nicht wichtig.«

Er sah von seinem Stuhl zu ihr auf.

»Ich kann das nicht, Dinah.«

»Ich glaube, doch.«

»Ich weiß nicht. Ihr Glaube scheint mir unangebracht.«

»Das klingt ein bisschen herablassend. Sie wissen nichts über meinen Glauben.«

»Tut mir leid, Sweetie.«

»Sie müssen sich nicht entschuldigen. Aber ich weiß, dass ich an Sie glaube, an Earlon Bucky Bronco, den Mann, der *All the Way Through to the Morning* geschrieben und aufgenommen hat. Sie sind immer noch derselbe.«

»Fühlt sich aber nicht so an.«

»Vielleicht nicht. Aber Sie sind es trotzdem noch. Waren es immer und werden es immer sein. Wenigstens, bis die Räder am Ende tatsächlich nicht mehr weiterwollen.«

»Das war in einer anderen Welt.«

»Das mag Ihnen so vorkommen, aber es ist immer noch dieselbe Welt, Bucky, und Sie befinden sich immer noch in ihr.

Vielleicht sind Sie nur auf diese Erde gekommen, um Ihre paar Songs zu singen. Nichts mehr. Nur, um eine Weile zu singen und den Menschen etwas Freude zu bereiten.«

»Was, wenn ich es versaue?«

»Das stört niemanden. Die sind alle auf Ihrer Seite. Sie einfach nur vor sich zu haben, darum geht es. Sie haben sich die Mühe gemacht. Sind von Chicago bis hierhergekommen, in unsere kleine nördliche Stadt an der Küste. Damit haben Sie die Leute schon für sich gewonnen.«

Bucky schüttelte müde seinen schweren Kopf.

»Ich weiß nicht, Mann.«

»Was wissen Sie nicht?«

»Diese ganze verdammte Sache. Diese ganze Northern-Geschichte.«

»Was ist damit?«

»Ich meine, bin ich das?«

»Also, die Sache ist die, Bucky, es geht in Wahrheit gar nicht um Sie. Für uns Hardcore-Fans geht es bei einem Weekender genauso sehr um das Event wie um die Musik und die Leute, die sie spielen. Es geht ums Schallplattentauschen, um Stylingtipps und Klatsch. Das mag oberflächlich klingen, aber es sind echte Freundschaften, die dabei entstehen, manchmal fürs Leben. Es ist die Gemeinschaft. Das gemeinsame Schwitzen, das ist nichts, was du zu Hause kriegst, egal wie du es anstellst. Und das alles zusammen schafft ein Gefühl von Vertrautheit, Sicherheit und Stabilität in einer unsicheren Welt, einer Welt, die, wenn man sie zu genau ansieht, einen wahrscheinlich in den Wahnsinn und in die Verzweiflung treibt. Wenigstens geht mir das so. Sie sind doch sicher nicht zu alt, um sich an das Bedürfnis zu erinnern, von Zeit zu Zeit alles um sich herum zu vergessen?«

»Klingt nostalgisch.«

»Vielleicht. Nostalgie spielt sicher eine Rolle. Aber ich sage Ihnen mal was: Sich in die Vergangenheit zurückzudenken, in eine Vergangenheit voller Musik, die sich ganz den großen Emotionen verschrieben hat, in der es um echte Gefühle geht, ist für manche hier einfach nur ein Spaß. Aber für andere ist es absolut lebenswichtig. Und wenn uns das für einen Moment in unbeschwerte, bessere Zeiten zurückbringt ... ist das wirklich so ein Verbrechen? Nostalgie ist dann schlecht, wenn sie die Gegenwart sauer werden lässt. Genau wie Sentimentalität. Und es ist natürlich nicht nur diese Art Musik, die das kann. Anderen Leuten geht es mit anderen Dingen so. Für einige von uns aber, für *mich*, ist Soul die Brücke zu dieser Vergangenheit, selbst wenn das Ganze nur so lange anhält wie der Song, der gerade läuft. Drei Minuten Freude sind besser als null Minuten Freude. Ich lass Sie da einen Moment drüber nachdenken.«

Wieder allein griff Bucky nach der Brandyflasche. Er stand auf, drehte den Verschluss herunter, zögerte und stellte sie langsam zurück an ihren Platz. Stattdessen trank er mehr Wasser und atmete tief ein und aus. Er begann vor sich hinzusummen, und aus dem Summen wurde eine Melodie, und der Melodie folgten Worte und denen eine Stimme. Er sang. Bucky sang zum ersten Mal seit langer Zeit wieder. Seit wie langer Zeit, wusste er nicht.

Er hielt inne, als sich die Tür öffnete. Dinah kam wieder herein.

»Okay?«

Er nickte.

»Bereit?«

»Ich meine, nein. Aber ich denke auch, ja?«

»Kommen Sie einen Moment her.« Dinah winkte ihn zur Tür. Er trat zu ihr. »Hören Sie. Können Sie das hören?«

Bucky lauschte. Von oben wummerte Musik herunter. Es waren die ersten Klavierakkorde von *Come on Train* von Don Thomas. Dinah legte eine Hand auf ihre Hüfte, nahm seinen Arm und schob ihn unter ihren.

»Festhalten«, sagte sie. »Ich bringe Sie, wohin Sie müssen.«

Während sie hinauf zur Seitenbühne gingen und die Musik lauter wurde, überschwemmten Bucky Erinnerungen an Maybellene. Der Song öffnete alle Schleusen. Es war, als blitzte sein ganzes Leben vor ihm auf, aber nicht auf die Weise, wie man sagte, dass es vor dem Tod noch einmal vor einem ablaufe. Nein, es fühlte sich geradezu beflügelnd an, wie ein Fest der guten Zeiten, die er und sie miteinander gehabt hatten. Ein Fest ihrer Liebe. Da war kein Bedauern, keine Trauer, kein Klagen. Nur ihre Liebe. Auch Dinah fühlte sich ganz von der Musik erfüllt. Sie hatte den Song sicher schon zehntausendmal gehört, aber so wie heute Abend noch nie. Nach allem, was Bucky darüber in Bezug auf sich und Maybellene erzählt hatte, unterstrich er die völlig trostlose Leere ihrer eigenen Ehe mit ihrem Totalausfall von einem Ehemann.

Alles lag klar vor ihr und hatte es schon immer: Wie viele Soulsongs sangen davon, dass die Männer schlecht sind, die Frauen das wissen und es dennoch irgendwie nicht über sich bringen, sie zu verlassen? Tief drinnen hatte sie das alles schon immer gewusst, natürlich hatte sie das. Dass der Soul in Sachen Liebe, Lust und Leid eine Autorität besaß, war schon in ihren Teenager-Jahren Teil seiner Anziehungskraft gewesen, doch erst jetzt gestand sie es sich mit völliger Klarheit ein und erkannte, was sie zu tun hatte.

Unversehens riss die Wolkendecke über ihr auf, und sie empfand eine wundervolle Leichtigkeit des Seins. Die Verschiebung, die sie zuletzt verspürt hatte, war Wirklichkeit. Ihre Ehe war tot und für beendet zu erklären. Der Soul ließ sie das begreifen, es war sein Geschenk, so wie er in Bucky Dankbarkeit für die andauernde Liebe hervorrief, die er für seine verstorbene Frau empfand.

Dinah spürte, wie eine Tür in ihr zuschlug. Aber vielleicht, nur vielleicht, öffnete sich auch eine andere.

Von der Seitenbühne aus sah Bucky den Saal voller tanzender, lächelnder Menschen. Hinter der Absperrung drängten sich bereits mehrere Reihen wartender Gesichter. Vorne in der Mitte sah er ein junges Paar, das sich lächelnd küsste, die beiden knutschten heftig. Auch sie waren verliebt.

Dinah lehnte sich zu Bucky hin. »Sind Sie so weit?«

Er steckte sich einen Finger ins Ohr und beugte sich näher zu ihr hin. »Was?«

»Ich habe gefragt, ob sie so weit sind. Sie sehen aus, als wären sie weit weg.«

»Ich habe nur an etwas gedacht.«

»An was haben Sie gedacht?«

»An etwas, das Sie gesagt haben.«

»Was habe ich gesagt?«

»Trauer ist der Preis der Liebe.«

»Habe ich das gesagt?«

»Ja, und ich habe gedacht, dass es so mit das Einzige ist, was jemand während der letzten zwölf Monate zu mir gesagt hat, das einen Sinn ergibt. Das und dass es vielleicht nicht so schlecht ist, von Zeit zu Zeit teilweise in der Vergangenheit zu leben. Gott weiß, wie sehr ich es lange vermieden habe.«

Bucky nahm einen Schluck Brandy, sah Dinah an, und sie ihn und zuckte aufgeregt lächelnd und voller Vorfreude leicht mit den Schultern. Sie nahm seine Hand. Sie drückte sie. Er erwiderte ihren Druck.

Der Song endete unter Applaus, und dann kam von irgendwo oben und überall eine Stimme. Es war, als meldete sich Gott selbst zu Wort.

»Ladies und Gentlemen, der Moment, auf den Sie alle gewartet haben, ist gekommen, der Mann, auf den Sie alle gewartet haben, der größte Soulsänger seiner Zeit ...«

*

Vom Körperbau her und da er nicht der ängstlichen Sorte angehörte, war Bucky der bessere Kämpfer als sein Bruder. Sess war ständig in dem einen oder anderen Buch versunken. Ihr Dad witzelte immer, Cecil würde alles lesen, was man ihm vorlegte. Romane, Zeitungen, Zeitschriften, Bedienungsanleitungen, Kochbücher, Landkarten, Cornflakes-Packungen – es war egal, solange es etwas zu lesen gab, war Sess interessiert.

Bucky war eher der körperliche Typ. Er wusste sich beim Football wie auch beim Basketball zu behaupten, wobei es eher die Musik und die Mädchen waren, die ihn anzogen. Und wenn es zu einer Auseinandersetzung kam, und dazu kam es oft, neigte Bucky eher dazu, auszuteilen und einzustecken, als sein älterer Bruder. Ein einziges Mal zog Cecil die Handschuhe in der Sporthalle des Viertels an und holte sich beim Sparring mit einem der Kids in seinem Alter eine blutige Nase. Danach nie wieder.

Bucky war größer und stärker und weigerte sich nachzugeben, wenn es zu einer Konfrontation kam. Deshalb war es so eine Tragödie. Hätte jemand eine Voraussage gewagt, wäre der junge Earlon der wahrscheinliche Kandidat dafür gewesen, wegen einer Dummheit im Knast zu landen, während Cecil Bronco Anwalt, Senator oder, wer wusste, vielleicht sogar Präsident werden würde, war doch allen klar, dass er das Wissen und den Fleiß dafür mitbrachte.

Nicht, dass Bucky zu Gewalttätigkeit neigte. Es war nur so, dass er Ungerechtigkeiten schlecht ertrug und daher oft mit einem blauen Auge rumlief. Was in ihrem Viertel zu der Zeit weit mehr geschätzt wurde als die Fähigkeit, Gedichte zu rezitieren, wissenschaftliche Gleichungen zu lösen oder sich an die Einzelheiten irgendeines obskuren Gesetzestextes zu erinnern. Sess Bronco würde es weit bringen, so er es denn unbeschadet aus dem Viertel schaffte. Das Überleben seines kleineren Bruders stand nie infrage. Der junge Earlon fing keinen Streit an, aber schlichtete oft. Und wenn er verlor, dann mit Stil und erhobenem Kopf. Dazu kam, dass er *singen* konnte, und wenn ein Mann einen Akkord in einem Doo-Wop-Stück hinbekam, einen Soulsong aus der Hitparade nachzusingen vermochte und am Sonntag in der Kirche der Vorsänger im Gospelchor war, dann war er der King. Sess brachte keine Melodie zustande. Er konnte nicht mal pfeifen.

Wäre es anders gewesen, säße *er* vielleicht heute hier in Scarborough anstelle von Bucky. Oder vielleicht wären sie zu zweit hier? Vielleicht hätten sie als »The Legendary Bronco Brothers« den Durchbruch geschafft. Weil sie mit Buckys Körperlichkeit und Cecils Köpfchen – wozu noch kam, dass sie beide gut aussahen und sich zu benehmen wussten – die Welt hätten erobern können und sollen.

Und so tat Bucky das hier heute nicht nur für seine geliebte Maybell, sondern auch für Cecil Bronco, der für immer der junge Mann an der Schwelle zu etwas ganz Großem geblieben war. So musste es sein. Das hier war das letzte Geleit, das Bucky seinem Bruder nie hatte geben können. Die Elegie, die er nie hatte lesen, das Klagelied, das er nie hatte singen können.

Er tat es für die Zukunft, die sein Bruder nie hatte erleben dürfen.

*

Bucky überließ seinen Beinen das Gehen. Sie trugen ihn hinaus auf die Bühne, ohne dass er es ihnen hätte verweigern können. Sie brachten ihn zum Mikrofon, ins Scheinwerferlicht, zu seinem Song.

Der Applaus verstummte, und ein langer Moment breitete sich um Bucky aus, eine Art Leere, in der alles oder auch gar nichts geschehen mochte. Genau das war sein Gedanke: *Ich frage mich, was jetzt geschieht.* Es war, als sähe er sich aus dem Publikum, von der Seitenbühne, von oben, gemeinsam mit den Göttern, und wäre so neugierig und voller nervöser Erwartung wie nur irgendeiner dort unten im Publikum. *Ich frage mich, was jetzt geschieht.*

Dann erklang der eröffnende Trommelschlag, hallte durch den Saal der Spring Gardens, und die Musik begann. Sie war weit lauter als erwartet, so laut, dass er eine winzig kurze Nanosekunde lang glaubte, jemand hätte eine Kugel in die Decke gejagt, und fast wäre er instinktiv auf dem Boden in Deckung gegangen – fast –, doch da tauchte die Musik schon in den Gitarrenriff des Intros von *Until the Wheels Fall Off.* Bucky tat einen Schritt vor, zog das Mikro aus der Halterung und erinnerte sich plötzlich an den Rat eines Tontechnikers, dessen Namen er lange schon vergessen hatte, mit seiner Stimme der warmen, elastischen Basslinie zu folgen und nicht dem 4/4-Schlagzeugtakt, der mit metronomischer Präzision auf die

Snare Drum gehämmert wurde, um Konsistenz, melodische Reinheit und Energie zu erzeugen. Der Rat war völlig unmittelbar wieder da, als bekäme er ihn zum ersten Mal, und unversehens erwachten noch weit mehr lange begrabene Erinnerungen des Siebzehnjährigen zu neuem Leben und umfingen ihn: betrunkene späte Abende im Gold Coin, der Pine Lodge und Bamboo City, besser bekannt als Fatback Freddie's. Der in der Luft hängende Rauch von Nelkenzigaretten, der Geruch der Pomade, die er damals benutzt hatte. Wie hieß die noch? King oder Prince oder so was in der Art? Duke? Ja, das war es: *Frauen lieben den Duke!* Die langen ernüchternden Fußmärsche zurück aus der Stadt und das frühmorgendliche Vogelgezwitscher, wenn er schließlich wieder zu Hause ankam, es war das schönste Geräusch überhaupt, wenn es eine gute Nacht mit den richtigen Leuten gewesen war. Clarence »The Frogman« Henry, Jamo Thomas und Sam und Dave das erste Mal in *The !!! Beat* im Fernsehen zu hören und zu sehen, und *Bonanza, Bonanza* verpasste er nie, auch wenn Sess sagte, es sei eine bescheuerte revisionistische Serie. Hoch auf Dächer zu klettern, sich völlig zuzurauchen, die Doors zu lieben und *Are You Experienced* und *Reach Out* von den Four Tops, das lief den ganzen Sommer auf jedem verdammten Sender. Die Erinnerung an Mädchen, die er längst vergessen hatte, Tina und Deborah und Kimberley, oh mein Gott, wie lange war es her, dass er zuletzt an die süße Kimberley gedacht hatte? Der alte Drahtesel, mit dem er in dem höllisch heißen Sommer damals Sachen für die Bäckerei ausgeliefert hatte, und Bier, reichlich schäumendes Bier aus eiskalten Flaschen, und Lachen und Songs und ein Plattenvertrag und neue Anzüge, neue Schuhe, und wie er Maybell kennengelernt hatte. Alles lag vor ihm.

Bucky schlang das Kabel um die andere Hand, damit auch die was zu tun hatte, ließ es einmal hochschnellen und in einer dramatischen Welle quer über die Bühne fahren – wie eine sich aufbäumende giftige Schlange. Die Menge brüllte zustimmend, und er sah in den vollgepackten Saal, nein, er sah nur die blendend weißen Lichter und die zu ihm hochblickenden Gesichter derer, die ganz vorn gegen die Bühne drängten. Er sah das junge Paar, Teenager vielleicht noch, das sich umarmte in reiner, unverfälschter Liebe, die es auch in seine Richtung schickte. Etliche andere um sie herum lächelten, schrien, und ein, zwei kniffen die Augen fest zusammen, wobei, was Bucky erst für Schmerz hielt, tatsächlich, wie er dann begriff, Ausdruck ungehemmter Emotionen war. Einer Frau strömten Tränen über die Wangen, während sie einen Arm wie aus Verehrung, Bewunderung, ja, wie erlöst in die Luft reckte. Ekstatisch, wahrhaft glückselig.

Die kollektive Energie der Menge, zusammen mit der treibenden Kraft des Songs, eines Songs, der für seinen Sänger und Komponisten über mehr als fünfzig Jahre mit Gefühlen von Bedauern, Enttäuschung und Ausgenutztwerden verbunden gewesen war, gab Bucky einen Adrenalinschub, der ihm einen so mitreißenden wie lustvollen Schauder den Rücken herauffahren ließ. Es war, als träfe ihn der Atem eines Fremden im Nacken und flüsterte ihm etwas zu. Er erbebte, blickte hinunter in die ersten Reihen und begriff, dass die im pulsierenden Lodern des Bühnenlichts bleichen cherubinischen Gesichter, die er dort sah, denen von Engeln auf der Treppe hinauf zum himmlischen Licht glichen.

Eine Bläsersalve signalisierte, dass die erste Gesangszeile nur noch einen Moment entfernt war, der durchdringende, schneidende Klang der Trompeten, Posaunen und Saxofone kam von so tief aus seiner Vergangenheit, als käme er aus einem anderen Leben, einer anderen Epoche, einer alternativen Welt, wobei er doch vor Jahren in Minuten im Sweet-Chariot-Studio aufgenommen worden war, und Bucky hatte das Gefühl, wie Rip van Winkle aus einem ein halbes Jahrhundert andauernden Schlummer gerissen zu werden, und der Fanfarenstoß der Bläser reichte, um ihn mit Haut und Haar zurück in die Gegenwart zu schicken. Diese Musik, dieser Song. Es war wie ein Stromstoß.

Bucky tat zwei knappe Seitwärtsschritte. Er räusperte sich, schloss die Augen, legte den Kopf in den Nacken, hob das Mikrofon an den Mund und begann zu singen.

Er spürte keinen Schmerz.

*

Hatten sie sich in der Kirche kennengelernt?

Bucky wusste, dass er sich einst an jede Einzelheit jenes ersten Treffens erinnert hatte – worüber sie gesprochen hatten, wie das Wetter an dem Tag gewesen war, und selbst noch was sie angehabt hatten. Jahrzehntelang hatte er das alles in seinem Gedächtnis festgehalten, doch seine Erinnerung war transparent geworden. Licht schien hindurch und ließ ihn alles infrage stellen.

Nein, jetzt erinnerte er sich. Es war tatsächlich die Kirche, in der er Maybellene zum ersten Mal gesehen hatte, doch das war lange bevor sie auch miteinander gesprochen hatten. Er sah es wieder vor sich, jetzt, als er sang, das Bild eines Mädchens mit einer Zahnlücke, zwei Jahre jünger als er, was einem mit sechzehn schon bedeutend vorkommen mag. Sie standen an, um Danke zu sagen und Pastor Presley die Hand zu geben. Sie war vor ihm und sah sich zu ihm um. Es war nur ein kurzer Blick, schon wandte sie ihr errötendes Gesicht wieder ab und spürte die Hitze adoleszenter Gefühle.

Zu ihrem ersten richtigen Zusammentreffen kam es erst Jahre später, als Bucky zu einem zähen jungen Mann geworden war, bruderlos jetzt, und Maybell eine Pflegekraft. Von da entwickelte es sich weiter, mit Milchshakes und Händchenhalten, Double Features im Kino und der langsamen Rückkehr des Lachens in sein Leben.

Sie hatte an der Vorstellung eines Gottessohnes, der auf die Erde herabgestiegen war, länger festgehalten als er, viel länger. Obwohl Maybell nicht lange nach ihrer Heirat aufgehört hatte, in die Kirche zu gehen, argwöhnte er, dass sie insgeheim bis ans Ende ihrer Tage gläubig geblieben war. Er hatte seinen Glauben an Gott, an Güte und Gerechtigkeit in jener Nacht in Detroit verloren, während die Religion für seine geliebte Frau stets etwas ganz Persönliches war. So einen Glauben, der einem in jungem Alter derart tief eingepflanzt worden war, konnte man nur schwer hinter sich lassen, besonders wenn es keinen konkreten Grund dafür gab.

Für sie als Paar war es die Musik, der sie ihren Glauben schenken und der sie huldigen konnten. Der Tanzboden wurde ihre Kirche, die Disco, das Radio. Das Wohnzimmer mit Plattenteller und Teppich ihre Pilgerstätte. Kleine runde Vinylscheiben enthielten das einzige Evangelium, das Bucky und Maybellene Bronco predigten, während sich um sie herum das Leben mit unaufhaltsamer Dynamik fortbewegte. Musik, das war ihre persönliche Kommunion, Gefühl ihr Glaube.

Die Musik füllte die Leerstellen, die das Leben hinterließ.

*

Die Garderobe war erfüllt von den begeisterten Stimmen und dem Klirren der Flaschen all derer, die sich in den fensterlosen Kellerraum gedrängt hatten. Hattie war da, Shabana, Graham Carmichael und die DJs Kath Bullard und Brian Waller. Dazu kamen einige Stammgäste einschließlich der beiden Männer und der Frau, die beim Tanzwettbewerb die ersten drei Plätze belegt hatten. Und dann gab es noch eine Handvoll jüngerer Weekender-Gäste. Russell Lake war an der Tür abgewiesen worden, hatte verdrossen gegen sie gehämmert und war schließlich auf der Suche nach einer gastfreundlicheren Runde in der Nacht verschwunden.

Ein Fotograf war ebenfalls anwesend, und der helle Blitz seiner Kamera fügte der triumphalen Stimmung zusätzlichen Glanz und noch mehr von dem Gefühl hinzu, Teil von etwas Besonderem gewesen zu sein.

Bucky saß auf einem Stuhl in der Ecke, vorgebeugt, die Unterarme auf die Schenkel gestützt und ein Handtuch um den Hals gelegt. Dinah kam mit zwei Flaschen Bier und gab ihm eine. Er hob sie in ihre Richtung, zwinkerte ihr zu, und sie tat es ihm nach. Sie tranken, ohne etwas zu sagen, bis Dinah das Schweigen zwischen ihnen mit einem langen, tiefen Baritonrülpser durchbrach. Sie setzte sich neben ihn.

»Nun denn.«

»Ja, tatsächlich.«

»Und?«

»Und ... was?«

»Wie fühlen Sie sich?«

»Ich weiß nicht.«

»Natürlich wissen Sie das, Sie Trottel«, sagte Dinah.

Bucky verzog das Gesicht in gespielter Verstimmung.

»Also, Dinah, wenn ich mich recht erinnere, haben Sie mich

in den letzten drei Tagen einen Trottel, einen Tropf, einen Triefel und einen Tölpel genannt. Noch irgendwelche Ergänzungen?«

»Oh, eindeutig. Das Wochenende ist noch längst nicht vorbei. Sie sollten das übrigens als Kompliment verstehen: Diese Ausdrücke sind bei mir für die besten Leute reserviert. Aber wie auch immer, lenken Sie nicht ab. Sie können mir nicht erzählen, dass sie nach diesem Auftritt nichts empfinden. Sie haben dem Laden so was von eingeheizt, Bucky. Dass das Dach noch drauf ist, grenzt an ein Wunder, sie großer, verdammter …«

Dinahs Blick ging auf der Suche nach dem richtigen Wort in die Ferne.

»Sie verdammter *alter Sack.*«

Sie stieß ihn mit der Schulter an, und er lächelte.

»Das habe ich, oder?«

Ein Joint tauchte in Buckys Hand auf, und er nahm einen Zug. Er hustete und gab ihn an Dinah weiter, die auf die Glut blies, inhalierte und ihn ebenfalls weiterreichte.

»Also, wie fühlen Sie sich? Kommen Sie, Mann, es ist doch nicht so, als wärt ihr Amerikaner zu schüchtern, um euch mitzuteilen.«

»Okay, gut, ich nehme an, mehr als alles, mehr noch als die Erleichterung und Befriedigung, und ein wenig betrunken und high zu sein, habe ich das Gefühl, *wach* zu sein. Zum ersten Mal seit langer Zeit fühle ich mich *wach*, Sweet Pea. Heute Morgen war ich so müde wie noch nie. Hundemüde. Und vor zwei Stunden hatte ich das Gefühl, unten in der Erde zu liegen, mit den Würmern als einziger Gesellschaft. Seit Monaten schlafwandle ich durch mein Leben. Ein ganzes Jahr oder länger schon. Und jetzt? Genau jetzt, in diesem Moment, fühle ich mich wach. Wundervoll, herrlich, *heftigst* wach.«

»Ausgezeichnet«, sagte Dinah, als Hattie und Shabana zu ihnen herüberkamen. Aus einem tragbaren Lautsprecher erklang ein Soul-Mix. »Ich bin froh, dass Sie nicht komplett geschafft sind, weil mir gerade eine ziemlich gute Idee gekommen ist.«

*

Der Abend war noch immer voller verschliffener Stimmen, überschwappender Drinks und illegaler Selbstgedrehter. Stimmen füllten alle Ecken. Es herrschte Siegesstimmung, ungläubige Erregung. Das Dutzend Leute in der Garderobe und all die, die oben durch die Türen zum Meer hin strebten, hatten einen wahrhaft historischen Moment miterlebt. Earlon »Bucky« Bronco hatte ein fulminantes Comeback hingelegt, es war nicht weniger als eine Wiederauferstehung gewesen. Er hatte die Essenz des amerikanischen Soul auf eine alte Bühne getragen, in ein altes Gebäude einer einst großen Stadt einer leidenden Nation. Denn obwohl England eine Insel inmitten tosender See war, was es selbst zu verantworten hatte, waren heute Abend, zumindest einen Moment lang, alle Sorgen, Schulden, Zweifel, Unzulänglichkeiten und Enttäuschungen vergessen gewesen, hatte Bucky diesen Menschen doch mit seinem Gesang sein eigenes heilendes Herz zu Füßen gelegt. Wer dabei gewesen war, würde die Magie dieses Abends niemals vergessen.

Shabanas Gesicht glühte, als sie zu Bucky trat.

»Oh, mein Gott«, sagte sie. »Sie können wirklich singen, Mann.«

Bucky verzog gespielt entrüstet das Gesicht.

»Sie meinen, Sie haben an mir gezweifelt, Shabana?«

»Ja, das habe ich wohl. Vielleicht ein bisschen. Weil, wissen Sie, Sie sahen nicht so aus, als ob Sie das in sich hätten.«

»Oh, einige hier wussten Bescheid, dass Sie es in sich haben«, sagte Hattie, die zu ihnen trat. »Nie den Glauben verlieren, richtig?«

»Was ist das mit euch und eurem Glauben hier oben im Norden?«, fragte Bucky.

»Oh, das ist so ein Soul-Ding«, antwortete Dinah. »Nennen Sie es eine Art Motto oder Mantra …«

Bucky nickte. »Gefällt mir.«

»Wie geht es jetzt weiter?«, fragte Shabana.

»Was meinen Sie?«

»Ich meine, wann ist Ihr nächster Auftritt? Das waren nur zwanzig Minuten.«

»Zwanzig Minuten sind alles, was ich noch unter der Haube habe.«

»Vielleicht wenn Sie ein paar weitere Songs einstudieren, etwas für Ihre, wie sagt man?, Kondition tun, vielleicht wäre dann …«

»Sie hat recht, wissen Sie«, sagte Dinah. »Shabana hat recht.«

Hattie nickte zustimmend.

»Vielleicht wäre dann was?«, sagte Bucky.

»Vielleicht könnten Sie dann öfter auftreten. Längere Sets. Mehr Geld. All das.«

»Ihr drei habt sie nicht mehr alle«, sagte Bucky. »Ich meine, das war wirklich nett hier, aber kommt schon.«

»Hey, die Sache mit dem Sampling«, sagte Hattie.

»Das hat er erzählt?«, sagte Shabana.

»Aber ja. Ich habe vor der Show heute ein paar E-Mails verschickt. Ich habe einen Freund in Berlin, der sich mit Copyright-Geschichten in der Musikbranche auskennt. Er ist Anwalt und denkt, es lohnt sich, sich das genauer anzusehen.«

»Himmel, ich kann mir keinen Anwalt leisten«, sagte Bucky.

»Müssen Sie auch nicht. Er macht das für mich. Für Sie. Für uns alle. Er geht der Sache auf alle Fälle nach. Und wenn was dabei rausspringt, und Berthold denkt, das könnte es, können Sie ihn bezahlen. Wussten Sie, dass sie den Song auch in einem Marvel-Film benutzt haben?«

»Welchen? *All the Way Through*?«

»Nein, den, der ihn gesampelt hat. *Honey Trap*? Da gibt es ebenfalls einen potenziellen Anteil an Lizenzgebühren. Die Sache ist die, dass da irgendwer irgendwo mit Ihnen Geld verdient. Und das ist nicht richtig.«

»Sie sollten auf Hattie hören«, sagte Dinah. »Und auf Shabana. Die stehen hinter Ihnen. Wir alle. Sie könnten auf Tournee gehen. Sie *sollten* auf Tournee gehen. International.«

»International? Ich bin bereits in England, oder?«

»Dann eben national. Ich wette, wir können ein paar Termine buchen, ohne Probleme. Sie müssen das Momentum nutzen. Ich kenne tausend Leute in der Szene. Doncaster. Carlisle. Grantham. Ipswich. Crawley. Margate. All die Hotspots. England liegt Ihnen zu Füßen, Bucky. Schottland auch und Irland und Wales.«

»Aber ich soll morgen zurückfliegen. Oder sogar heute noch.«

»Es ist ein offenes Ticket, Bucky. Sie können fliegen, wann Sie wollen. Was wartet auf Sie da drüben?«

Er überlegte.

»Glauben Sie wirklich, das könnte gehen?«

»Wissen Sie denn immer noch nicht, dass ich immer recht habe?«

»Ich denke, ich kapier's langsam, Sweetie, ja.«

»Also dann. Wenn Sie es heute Abend geschafft haben, schaffen Sie es auch wieder. Und werden bezahlt.«

»Das wäre schön. Über wie viel reden wir hier? Ich meine, was sind die Sätze?«

»Ich müsste mich umhören. Ich bin sicher, Graham, Hattie und noch ein paar können da helfen, aber angesichts der Tatsache, dass es nur einen Bucky Bronco gibt, der sein Comeback feiert, würde ich denken, dass ein paar Riesen pro Abend drin sein sollten.«

»Zwei?«

»Ich wüsste nicht, warum nicht.«

Hattie nickte. »Eindeutig. Und dann ist da noch Deutschland. Und der Rest von Europa.«

»Aber ich habe nur drei Songs.«

»Streng genommen sind es vier«, sagte Dinah. »Und da sie doppelt so gut sind wie alle anderen, denke ich, zählen sie doppelt. Nehmen Sie noch ein paar ausgewählte Coversongs für die alten Getreuen dazu, und Sie haben ein super Set. Eine halbe Stunde reicht. Höchstens vierzig Minuten. Sie müssen nur ausreichend in Form kommen und wie heute Abend alles geben, die Songs raushauen und gleich wieder verschwinden. Wir könnten einen Wagen bereitstehen haben. Abgang à la Elvis, und sie liegen, wo immer es ist, innerhalb von Minuten in Ihrem Bett.«

»Vielleicht könnten Sie ja auch ein paar neue Songs schreiben«, sagte Hattie. »Ich kenne so viele Musiker, die ihren rechten Arm dafür geben würden, mit Ihnen einen Song aufzunehmen.«

»Klingt mir etwas drastisch, besonders für Trompeter. Worüber sollte ich schreiben?«

»Worüber sollten Sie *nicht* schreiben?«, antwortete Dinah.

»Über das Leben und alles, was damit zu tun hat. Liebe, Lust und Leiden, das ganze Programm. Ich habe sogar schon einen Titel für einen Song für Sie.«

»Ach ja?«

»*Grief Is the Price of Love*.«

Bucky nickte und dachte über den Vorschlag nach.

»Sie sollten eindeutig auf diese Frauen hören, Bucky«, sagte Shabana. »Ich kenne mich im Musik-Business nicht aus, aber ich weiß, dass Sie singen können. Wenn Sie das können, ist der Rest unwichtig.«

Bucky sah von Shabana zu Dinah zu Hattie. Er dachte an Maybell. Er dachte an seine verstorbene geliebte Mutter, die immer zu ihm und Sess gestanden, die ihren Mann geliebt, die Familie zusammengehalten und sie immer in allem unterstützt hatte, was sie taten, sich aber nie von dem schlimmsten Schlag überhaupt erholt hatte – dass man ihr auf so ungerechte Weise ihren Erstgeborenen genommen hatte. Er dachte an die Trauer. Er dachte an den Preis der Liebe. Und er begriff, dass es das alles trotz allem immer noch wert war.

»Echte Engel, vom Himmel gesandt«, sagte er, »das müsst ihr sein. Himmel, es gibt keine andere Erklärung dafür.«

*

Die Nacht neigte sich ihrem Ende zu, und es wurde leerer in der Garderobe. Aus dem aufgeregten Stimmengewirr war ein trunkenes, zufriedenes Gemurmel geworden.

»Was war die andere Idee, die Sie noch hatten?«

Dinah sah auf die Uhr an der Wand.

»Es ist ziemlich spät.«

»Stimmt.«

»Sehr spät.«

»Stimmt.«

»Und wir scheinen beide nicht allzu müde.«

»Eher aufgedreht.«

»Sie wollen also noch nicht unbedingt zurück ins Hotel?«

»Ausnahmsweise mal nicht«, sagte Bucky. Er hielt eine offene Flasche Brandy in der einen Hand, eine Plastiktasse in der anderen. »Nein. Wer weiß, was für ein Wahnsinn da wieder auf mich wartet. Ich werde das Majestic so schnell nicht vergessen, das ist mal sicher.«

»Und ich hab's auch nicht eilig, nach Hause zu kommen«, sagte Dinah.

»Okay.«

»Es dauert nicht mehr lange, bis die Sonne aufgeht.«

»Das ist eine der Sicherheiten im Leben, Sweetie. Aber ich fürchte, ich kann Ihnen nicht ganz folgen.«

»Nun, ich dachte, wo es schon so spät ist, oder so früh, je nachdem, wie man es sieht, könnten wir zwei vielleicht gehen und ein kurzes Bad nehmen.«

»Ein Sonnenaufgangsbad?«

»Ja, ein bisschen schwimmen.«

»Oh, *verflucht*, nein.«

»Warum nicht, Bucky? Ein Bad im Meer ist nichts im Vergleich zu einem Auftritt vor einer betrunkenen Menge Soulfanatiker. Nichts im Vergleich dazu, zum ersten Mal öffentlich aufzutreten.«

»Honey, ich bin betrunken und ein bisschen bekifft, aber ich bin nicht sicher, ob es reicht, um zum Engländer zu werden.«

»Wenn Sie schwimmen gehen, sind sie beides nicht mehr. Dann sind Sie im Hier und Jetzt. Und glauben Sie mir, es gibt nichts Besseres.«

»Manchmal schon. Manchmal ist später besser. Oder nie!«

»Was ist los, vertrauen Sie mir nicht?«

»Klar traue ich Ihnen, aber kaltes Wasser ist kaltes Wasser, und auch wenn Sie eine sehr fähige Person sind, bin ich doch ziemlich sicher, dass Sie daran nichts ändern können. Im Übrigen ist es gefährlich.«

»Gefährlich? Warum?«

»Ich meine, ein Mann könnte ertrinken da draußen, nicht wahr? Oder, entschuldigen Sie, auch eine Frau.«

»Nicht, wenn Sie stehen, dann nicht. Wenn Sie Angst bekommen, strecken Sie die Füße aus und stehen auf. Es ist ganz einfach. Sie müssen nur im Flachen bleiben, wo Sie sich sicher fühlen. Dazu kommt, dass die Haie und Alligatoren um diese Zeit schlafen. Und hinterher fühlen Sie sich wunderbar.«

»Ich fühle mich schon jetzt ziemlich gut. Nicht unbedingt wie neu, aber eindeutig besser als seit einer langen Zeit.«

»Sie werden sich sogar noch besser fühlen. Und die Schmerzen und Gebrechen? Sie werden sie kaum mehr spüren.«

»Auf der Bühne habe ich sie auch nicht gespürt. Die zwanzig Minuten lang habe ich sie komplett vergessen. Wann geht die Sonne überhaupt auf?«

»So gegen sieben. Aber wir könnten uns etwas frisch machen und vorher schon am Strand sein. Dann sind wir im Wasser, wenn sie aufgeht.«

»Ich dachte, das Schwimmen wäre das Frischmachen?«

»Oh, Sie wissen schon, was ich meine.«

»Brauchen wir nicht irgendwelche Sachen dafür? Das richtige Badezeug und so?«

»Es klingt für mich, als suchten Sie nach Ausreden, mein Junge. Alles, was ich brauche, ist ein Badeanzug, und den habe ich für genau diese Gelegenheiten immer dabei. Und Sie brauchen nur Ihre Shorts. Es sei denn, Sie bevorzugen den natürlichen Weg.«

Bucky sah sie von der Seite an und zog die Brauen zusammen.

»Mit nacktem Hintern, meinen Sie?«

Sie lächelte.

»Oh, ich sehe, Sie haben was eingeworfen, Dinah.«

»Hören Sie. Ich gehe jetzt schwimmen. Sie müssen ja nicht mit ins Wasser kommen. Aber Sie könnten zumindest das Badetuch und den Brandy für mich halten.«

»Abgemacht, Sweetie.«

*

Es war noch nicht hell unten am Strand. Draußen, da, wo die Wellen sanft gegen die Küste schlugen, erinnerte das Meer an einen Wackelpudding, unter dessen Oberfläche fantastische Kräfte waberten. Es war, als wollte es sich auf ewig in sich selbst zurückziehen.

Unter dem Handtuch, das sie fest um sich geschlungen hielt, wechselte Dinah mit beeindruckendem Geschick in ihren Badeanzug. Sie brauchte kaum mehr als ein paar Sekunden.

Bucky sah sie von der Seite an und hob skeptisch eine Braue. Hatte sie wirklich vor, in diese grenzenlose Wassermasse zu steigen?

Dinah hüpfte von einem Bein aufs andere, schlang die Arme um sich und rieb sich den mit Gänsehaut überzogenen Körper.

»Sehe ich da Zweifel?«, fragte er.

»Ganz und gar nicht. Ich warte nur auf Sie.«

»Verspüren Sie nicht wenigstens ein kleines bisschen Angst, oder zumindest etwas Widerwillen?«

»Aber sicher. Alles andere wäre unnatürlich.«

»Und doch tun Sie es.«

»Ich meine, mich zu erinnern, dass auch Sie fünf Minuten vor Ihrem Auftritt Angst hatten.«

»Das könnte eine Untertreibung sein.«

»Und was war dann?«

»Was dann war? Ich bin raus auf die Bühne und habe getan, was ich getan habe. Getan, was ich konnte.«

»Und Sie waren umwerfend. Wirklich, wirklich umwerfend.«

Ausnahmsweise einmal nahm Bucky das Kompliment an. Es tat ihm gut.

»Und die Moral von der Geschichte ist«, fuhr sie fort, »den Widerwillen zu überwinden, die Angst, die *blanke, verdammte Panik*, ist der halbe Triumph. Der Weg ist das Ziel. Und damit endet die Lektion.«

Er seufzte und lächelte und schüttelte den Kopf. Es war ein Wochenende der Unwirklichkeit gewesen, doch dem würde er jetzt ein Ende setzen. Er hatte das Gefühl, es sich schuldig zu sein.

Es war angezogen schon kalt genug. Doch der letzte Schluck Brandy, das Gras, die Tabletten und das Adrenalin strömten immer noch durch sein System, ermutigten ihn, und nicht zum ersten Mal an diesem Abend, in dieser Nacht stellte Bucky fest, dass ihn sein Körper dahin trug, wohin sein Geist sich nicht traute. Bevor er sich dessen bewusst wurde, knöpfte er bereits sein Hemd auf, öffnete den Gürtel und bückte sich, um die Schnürsenkel seiner Turnschuhe zu lösen. Und stand in seinen Shorts da.

Er zitterte leicht und fühlte sich demaskiert, verletzlich, aber auch merkwürdig befreit, als wäre das alles bedeutungslos und Verlegenheit ein Fremdwort. Selbst der Tod schien weit weg und war ganz sicher nichts, wegen dem es sich Sorgen zu machen lohnte. Bucky griff nach dem Brandy und nahm einen letzten Schluck. Er fuhr sich über die Lippen und gab die Flasche stumm an Dinah weiter, die es ihm nachtat. Sie sagte nichts dazu, dass er im Begriff war, mit ihr zu kommen, nur für den Fall, dass es auszusprechen, das nunmehr Unvermeidbare zu benennen, ihn einen Rückzieher machen lassen könnte.

Der Sand war weich und kalt unter seinen Füßen. Er fuhr ihm zwischen die Zehen, und war ihm das Gefühl auch nicht vertraut, so war es doch nicht unangenehm. Bucky trat einen Schritt zurück und sah zu, wie sich der Fußabdruck vor ihm langsam selbst auslöschte. Schon nach Sekunden sah es aus, als hätte er nie dort gestanden.

Dinah atmete ein paarmal lang und tief ein.

»Das hilft«, sagte sie, und Bucky machte es ihr nach. »Je länger man im Übrigen wartet, desto schwerer ist es hineinzugehen. Also los.«

Bevor Bucky noch etwas sagen konnte, ließ sie ihr Handtuch fallen und rannte geradewegs ins Wasser. Dinah blieb nicht stehen, als es ihr über die Füße und Waden stieg, über die Knie, die Taille. Sie watete einfach weiter und glitt schließlich hinein, tauchte ganz unter. Einen Moment lang blieb sie verschwunden und kam dann ein Stück weiter draußen wieder an die Oberfläche. Sie warf das Haar zurück.

Bucky atmete tief durch. Ein durch die Nase, aus durch den Mund. Amerika lag hinter ihm. Er fühlte es im Rücken. Es war Teil von etwas, das bereits verblich – der Vergangenheit. Die Vergangenheit führte nie irgendwohin, sie tauchte auf und verblasste wieder, genau wie sein Fußabdruck. Wie Zaubertinte. Aber die Zukunft, die war anders. Plötzlich enthielt sie Möglichkeiten, hatte Potenzial. Sie war nicht länger ein Nichts oder ein Strudel. Das Sein war nichts, das es einfach nur zu ertragen oder zu durchleben galt. Nicht zwangsläufig. Die Erkenntnis traf Bucky mit der Wucht der ein, zwei Schneestürme, die er in besonders grausamen Wintern in Illinois erlebt hatte.

Dinah winkte ihm aus dem Meer zu.

»Himmel noch mal«, sagte er. »Ich muss den verdammten Verstand ver ...«

Aber noch bevor er den Satz beenden konnte, rannte er auf das ruhige Wasser zu, rannte wirklich, richtig, wie er seit Jahren nicht gerannt war. Der dichte Ballast seines Körpers wiegte sich von Seite zu Seite, um dem plötzlichen Energieausbruch Raum zu geben, und seine Hüften schrien auf, doch ihr Protest blieb ungehört, da Geist und Körper völlig voneinander getrennt schienen. Bucky wurde von einer Kraft vorangetrieben, als surrte ein Motor in ihm, über den er keinerlei Kontrolle besaß. Die Nordsee kam näher, er würde hineinlaufen, und das war's, keine Diskussion, kein Überlegen. Und dann war er im Wasser, und das Wasser war kalt, natürlich war es kalt, aber etwas trieb ihn dazu, sich vom Grund abzustoßen und dem salzigen Meer zu überlassen, das ihn trug und die Schwerkraft vorübergehend aussetzte. Er schwamm. Er schwamm im Meer.

»Ich schwimme«, rief Bucky entzückt. »Ich schwimme im Meer!«

»Ja, das tun Sie«, lachte Dinah. »Wie fühlt es sich an?«

»Es fühlt sich ...«, er mühte sich, das richtige Wort zu finden. »Es fühlt sich an wie ...«

Dinah wartete, sie wollte die Offenbarung, die er gerade erfuhr, nicht stören.

»Es fühlt sich an wie Fliegen«, sagte er, während ihm das Wasser gegen den Mund schwappte. »Wie Musik.«

*

Ein Morgennebel zog über das Meer, so leicht wie die Zuckerwatte drüben bei den Spielhallen, die bald schon wieder ihre Tore öffnen würden, für einen neuen Tag. Auch Bucky empfand eine Leichtigkeit wie seit langer Zeit nicht. Seit Jahrzehnten. Und es war nicht nur eine körperliche Leichtigkeit, nein, auch sein Geist war wie schwerelos, voller Schwung und unbelastet.

Sie schwammen weiter hinaus, und er gab sich dem Strom der Gezeiten hin. Er war ihm ausgeliefert, aber es war nicht unangenehm. Etwas Wasser spritzte in seinen Mund, und er schmeckte Salz, Sand und Tausende Jahre Zerfall und Zersetzung all der einst lebenden Dinge, die dem Meer seinen Geschmack gaben.

Von hoch oben stieß eine Möwe herab und kreiste über ihnen, flog tiefer, ließ sich dann jedoch von einer Brise davontragen, stumm und ehrfürchtig in genau dem Moment, als die Nacht zum Tag wurde. Endlich einmal ließ sie Bucky in Ruhe.

Dinah drehte sich auf den Rücken. Ein ätherisches Leuchten lag auf ihrem Gesicht, eine weiche Röte, und mit dem zurückhängenden nassen Haar konnte Bucky wieder ihre ganze Kraft und Schönheit sehen. Auch er drehte sich auf den Rücken. Seine runzligen Zehen ragten aus dem düsteren Wasser, klein, schrumpelig und eingedreht, wie ungekochte Shrimps.

»Sie haben es geschafft, Bucky. Sie haben es geschafft. Es ist gar nicht so kalt, oder?«

»Nun ... doch, das ist es. Am Anfang wenigstens. Aber jetzt fühlt es sich irgendwie nicht mehr so schlimm an. Es ist fast so, als würde mir warm. Als überzeugte mein Geist meinen Körper davon.«

»Ich bin stolz auf Sie«, sagte sie. »Und ich bin stolz darauf, Sie kennengelernt zu haben.«

»Himmel, Dinah«, sagte er, als wollte er eine große Sache verkünden. Er hielt einen Moment inne und fuhr schließlich fort: »Und ich bin stolz darauf, Sie kennengelernt zu haben. Sie sind wirklich die Art Frau, wegen der ein Mann seinen Verstand verlieren kann. Sie sind anders, etwas Seltenes. Ein rares Original. Genau wie ich. Aber irgendwie kommen wir gut miteinander aus, oder? Verdammt, das tun wir.«

»Wie die A- und B-Seite einer Single.«

»Amen.«

Sie trieben eine volle Minute dahin, und der Tag wurde heller, das erste bisschen Sonnenlicht stahl sich über den Horizont, schwach, doch mit jedem Moment deutlicher.

»Was ist jetzt mit Ihrem Flug nach Hause?«

Bucky spritzte sich Wasser über das Gesicht, den Kopf. Er lächelte.

»Ich bleibe.«

»Sehen Sie mal«, sagte Dinah. »Da hinter Ihnen.«

Bucky drehte sich um.

»Was um alles in der Welt ...?«

Nicht weit von Ihnen, etwa zehn Meter oder so, war der schwarze Umriss einer Kreatur zu erkennen, die aus dem Wasser emporgestiegen war und sie intensiv anstarrte.

»Was ist das? Ein Hund?«

»Eine Robbe, Sie Trottel.«

»Was macht die hier?«

»Was denken Sie, was sie macht? Wahrscheinlich das Gleiche wie wir, allerdings ein bisschen anmutiger. Sie kommen oft morgens her. Sie sind ziemlich an Menschen gewöhnt.«

Die Robbe blähte die Nüstern. Bucky lächelte und winkte ihr vorsichtig zu. Tropfen hingen ihr in den Barthaaren, und die schwarzen Augen ließen auf verwunderte Verwirrung schließen. Sie hatte keine Angst. Hinter Dinah war ein Schnauben zu hören, und eine zweite Robbe tauchte aus der Düsternis auf.

»Oh, hallo«, sagte sie.

Dinah und Bucky traten Wasser, die Robben ebenfalls. Bald schon würde die heiße, zähflüssige Sonne aufgehen. Weit draußen schob sie sich über den Horizont, wärmte das Wasser und verkündete einen neuen Tag.

Buckys Blut pumpte durch seinen Körper.

Er hörte sein Herz.

Dank

Für ihren Rat, ihre Klugheit und ihre Freundschaft möchte ich meiner Agentin Jessica Woollard danken. Dank auch an Clare Israel, Emmanuel Omodeinde und alle bei den David Higham Associates. Bei Bloomsbury: Dank meiner ausgezeichneten Lektorin Allegra Le Fanu für ihren unschätzbaren Beitrag und Greg Heinemann für seine Illustrationen. Dank auch an Paul Baggaley und Ben McCluskey.

Dank für ihren Input und ihre frühe Ermutigung, diesen Roman zu schreiben, an Geoff und Dorothy Myers, David Atkinson, Elliot Rashman, Rowan Aust, Nickie Sault und Zaffar Kunial. Dank, wie immer, an Carol Gorner und den Gordon Burn Trust, die mich in ihrem Haus haben arbeiten lassen, und an Richard und Helen Myers, die das ebenfalls getan haben. Und an Kathryn Myers, meine Rund-um-Organisatorin.

Ganz besonderer Dank gebührt meiner Frau Adelle Stripe, dem menschlichen Schweizer Armeemesser, nicht nur für ihren musikalischen Input, sondern auch für ihre endlose Unterstützung.

—

»Einer der interessantesten und ruhelosesten Erzähler seiner Generation«

DAILY MAIL

Mehr von Benjamin Myers bei DuMont

OFFENE SEE

272 Seiten / Auch als E-Book

Der junge Robert weiß, dass er wie alle Männer seiner Familie Bergarbeiter sein wird. Doch er sehnt sich nach der Weite des Meeres. Ausgezeichnet als »Lieblingsbuch der Unabhängigen«, erzählt Benjamin Myers eine zeitlose und zärtliche Geschichte über die Bedeutung und Kraft menschlicher Beziehungen.

DER PERFEKTE KREIS

224 Seiten / Auch als E-Book

In einem schicksalhaften Sommer beschließen die Freunde Redbone und Calvert, einen perfekten Kornkreis zu erschaffen, und kommen dabei ihrem Land, seinen Bewohnern und ihren eigenen Träumen näher.

DER LÄNGSTE, STRAHLENDSTE TAG

272 Seiten / Auch als E-Book

Die vornehmlich männlichen Protagonisten in Bejamin Myers' oft aufwühlenden Erzählungen kämpfen ums nackte Überleben, oft mit gescheiterten Lebensentwürfen und ihrer Vorstellung vom Mannsein.

CUDDY

512 Seiten / Auch als E-Book

›Cuddy – Echo der Zeit‹ verbindet Poesie und Prosa, verschiedene Textarten und reale historische Begebenheiten und spannt dabei einen Bogen über die Epochen zu einem außergewöhnlichen Roman.